JN316301

# 歯周病学の迷信と真実

## その論文の解釈は正しいか？

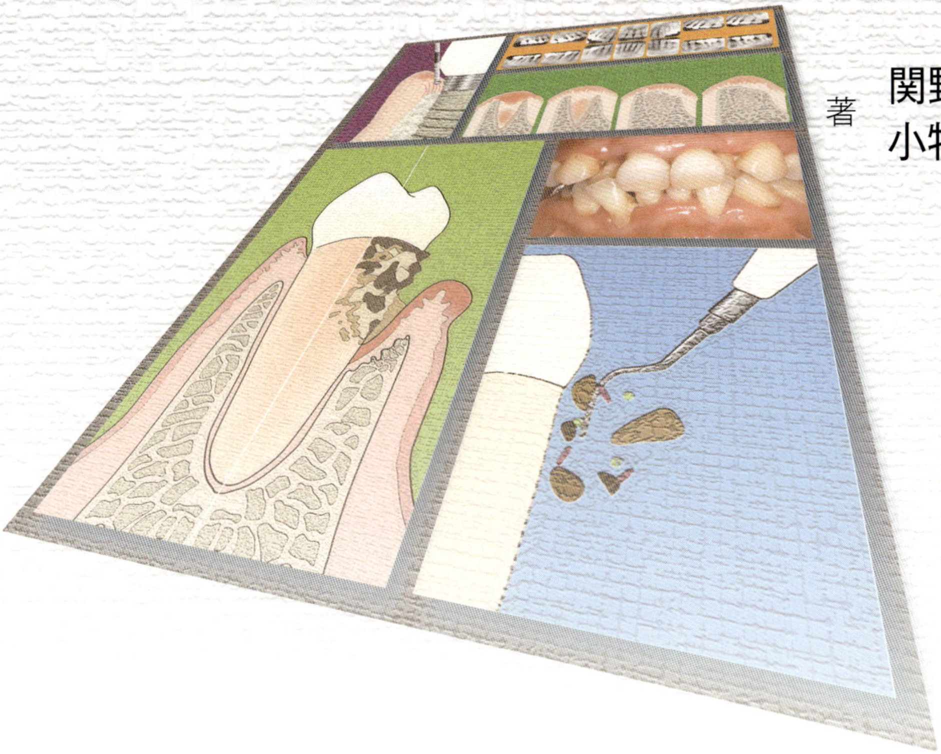


著 関野 愉
小牧令二



クインテッセンス出版株式会社　2012

Tokyo, Berlin, Chicago, London, Paris, Barcelona, Istanbul, Milano, São Paulo, Moscow, Prague, Warsaw, Delhi, Beijing, Bucharest, and Singapore

## はじめに

ある日の講演会で、聴講者からこのような質問を受けた。

「部位特異性の歯周炎がプラーク由来であるという根拠はあるのですか？」

そのとき筆者は、「歯周病自体が部位特異性の性質を持っているということですから、根拠はいくらでもあります」と答えたのだが、釈然としない意味不明の質問であった。その質問の意味は、ある誤解から生じたものであることが後になってわかるのだが……。

＊　＊　＊

大学を卒業してすぐに、筆者は当時奥羽大学の教授に就任したばかりの岡本浩先生のもとで歯周病学を学び、臨床のトレーニングを受けた。岡本教授は Jan Lindhe 教授のもとに日本人のみならず外国人として初めて留学し指導を受けたかたで、日本にスカンジナビアの歯周病学の考えかたを最初に導入し、広めた人物でもある。また、ご自身の留学後にも亘理滋先生、米山武義先生、花村裕之先生、弘岡秀明先生、竹内泰子先生など、日本において臨床の最前線で活躍する多くの歯科医師をイエテボリ大学に送り込んでいる。その岡本教授の教えは、国家試験勉強のための歯周病学しか学んでこなかった筆者にとって、驚きの連続であった。学生時代の勉強は、ただ単に教科書に書いてあることを覚えるだけだったわけだが、岡本教授から教わったいわゆる『科学的根拠に基づいた考えかた』は、当時の筆者にとって新鮮で、とても説得力があり、また興味深いものであった。

このときから筆者は、『疑問に思ったことは論文を調べて確認する』ということを習慣とするようになっていた。そして、ある程度の経験を積んでスキルや知識を身につけてくると、『科学的根拠に基づいた考えかた』がいかに日本で定着していないかということに気がつくようになった。多くの歯科医師が、学生時代に習った『教科書に書いてある』ことを、まだそのまま信じていたのだ。それは筆者が 1999 年にイエテボリ大学に留学し、2006 年に帰国した後でもほとんど変わっていなかった。たまに、論文ベースで話をまとめているようにみえても、ミスリーディングされている場合が多かった。さらに、現代歯周病学の多くの学説は欧米からきているわけだが、これが日本語に翻訳される過程で、さまざまな誤解を生じていることもわかった。

その典型例の１つが、最初に書いた歯周炎の『部位特異性』である。歯周炎は歯面、すなわち部位ごと（site level）に進行状況が異なるということを表す用語である『部位特異性』が、『ほとんどの歯で歯周炎は進行していないが、１歯あるいは数歯だけ進行している場合を部位特異性』というように誤解されていたのである。“site”という言葉は『部位』と訳されるが、日本語で部位というと、前歯部、臼歯部のような一歯単位を示す用語のように誤解しやすい。しかし英語でいう“site level”とは『歯面レベル』のことを指しているのであって、一歯単位の意味を表す場合は“tooth level”のように言うべきである。そこから「歯周炎には部位特異性とそうでないものがあって、部位特異性のものは咬合が原因」のような、科学的根拠とはまったくかけ離れた話がドグマチックに信じられるようになったと考えられる。そして日本では、学会という場でも誤解された用語に基づいて普通に議論が行われているのである。

＊　＊　＊

本書においては、おそらく日本において多く信じられているであろう、『迷信』あるいは『ドグマ』ともいえる事項をピックアップして、科学的根拠に基づいて考えるとそれらが正しいのかどうか、考察している。これらはわれわれにとっては『あたりまえ』の話なのだが、多くの歯科医師にとっては『驚き』かもしれないし、人によっては『怒り』を感じる場合もあるかもしれないが、重要なことは、自分の信じる学説を意地でも押し通すことではない。歯科学はあくまで患者の健康のためにあるので、自分が信じていたことと違うことを言われたとしても、客観的になって、何が真理か判断する必要があるはずである。本書がそのため手助けになれば幸いである。

著者代表

関野　愉

# CONTENTS

## Chapter 1
## 診査・診断に関する迷信



## Chapter 2
## 基本治療に関する迷信

## Chapter 3
# 咬合と歯周病に関する迷信



## Chapter 4
# 歯周外科手術に関する迷信



## Chapter 5
# 再生療法に関する迷信

## Chapter 6
## 角化歯肉の意義に関する迷信



## Chapter 7
## 再評価、メインテナンス（SPT）に関する迷信



## Chapter 8
## 他科と歯周病に関する迷信

## Chapter 9
## 歯周炎患者への補綴に関する迷信



## Chapter 10
## インプラントに関する迷信



## COLUMN

# 著者紹介

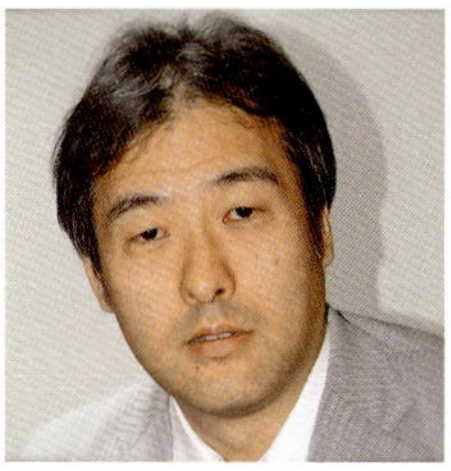

**関野　愉　（せきのさとし）**
日本歯科大学生命歯学部歯周病学講座・准教授

**【略歴】**
1991年　日本歯科大学新潟歯学部卒業
1996年　奥羽大学歯学部歯周病学大学院修了、博士号取得
1996年　奥羽大学歯学部歯科保存学第一講座助手
1999年　スウェーデン・イエテボリ大学歯周病学講座留学
2003年　アメリカ・フォーサイス歯科研究所留学
2005年　イエテボリ大学大学院修了、博士号取得
2006年　東北大学歯学部予防歯科大学院研究生
2006年　日本歯科大学生命歯学部歯周病学講座・講師
2011年　日本歯科大学生命歯学部歯周病学講座・准教授

**【所属学会など】**
日本歯周病学会（専門医・指導医）

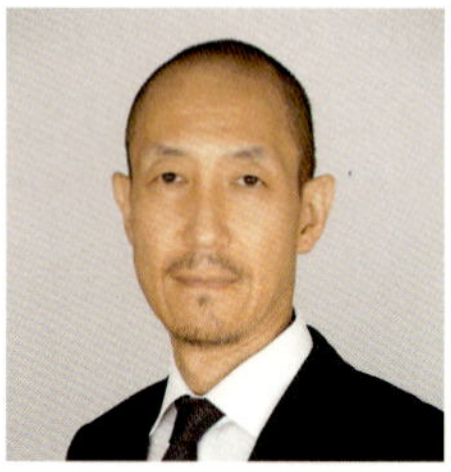

**小牧令二　（こまきれいじ）**
岐阜県瑞穂市・美江寺歯科医院・院長

**【略歴】**
1981年　愛知学院大学歯学部卒業
1986年　美江寺歯科医院開設

**【所属学会など】**
The International Association of Dental Traumatology
日本歯周病学会
日本口腔インプラント学会
日本抗加齢医学会（専門医）
日本顎咬合学会（咬み合わせ認定医）
日本臨床歯周病学会
スタディーグループ“PEG”

# CHAPTER 1

## 診査・診断に関する迷信

# 迷 歯周病はエックス線写真で検査可能である

エビデンスで検討すると…

# 真 エックス線写真のみで歯周病を検査することはできない

### ●歯周病はエックス線写真で検査可能なのか？

歯周治療における診査では、基本的には問診・視診・触診・エックス線写真検査が行われる。おもに炎症の有無はプロービング時の出血（BOP）で、進行の程度はプロービングデプスによって検査される。またエックス線写真検査では、デンタル規格撮影（全顎）とバイトウイングが用いられることが一般的である。近年はエックス線写真のデジタル化でパノラマエックス線写真も精度が高くなってきているが、長期にわたり経過を観察して過去との比較が必要な歯周治療においては、毎回同じ断層面を撮影することが難しいパノラマエックス線写真ではなく、規格的なデンタルエックス線写真撮影が必要になる。なお、歯科用コーンビームCTは現時点では診断の基準がはっきりしておらず、歯周治療に一般的に用いられる状況にはない。

上述のとおり歯周病の診査は種々の検査を組み合わせて行われるが、残念なことにエックス線写真のみで歯周病の検査を終えている歯科医院が散見される。たしかにエックス線写真はきわめて多くの情報を私たちに提供してくれるが、はたしてエックス線写真だけで歯周病の検査が可能なのだろうか？

ここでは、デンタルエックス線写真とバイトウイングだけで歯周病の検査が可能かどうかを検証したい。

### ●歯周組織の炎症と歯槽硬線

Greenstein ら（1981）は、エックス線写真上の歯槽硬線と歯周組織の臨床的パラメータの関係を調査している。その結果は、エックス線写真平行法およびバイトウイングのいずれにおいても、歯槽硬線の有無と臨床的パラメータには相関関係はみられなかった。これは、エックス線写真から歯周病の有無を判断することができないことを示している。

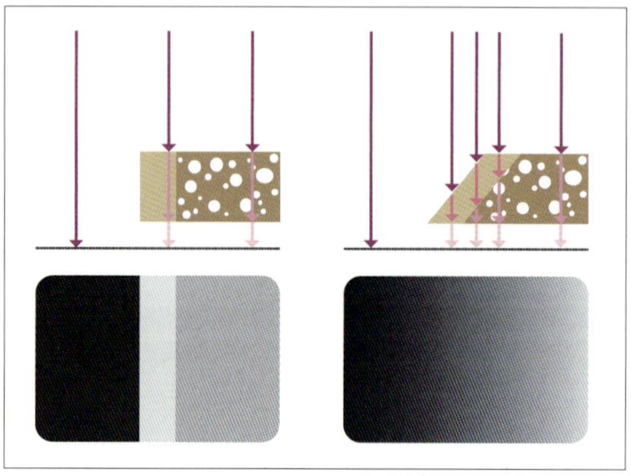

**図1-1-1**　接線効果。（左）皮質骨などの連続した組織がエックス線の主線と平行に存在すれば、フィルム上には白く強調されて写る。（右）主線が連続した組織の方向とずれると、フィルム上ではぼやけてしまう。

エックス線写真に写る歯槽硬線は、三次元の物体を二次元のフィルム上に投影する際に生じる接線効果によって、エックス線の主線の方向と平行に存在する皮質骨の連続がフィルム上に白く写しだされたものである（**図1-1-1**）。そのため、頬舌的に厚みのあるところでは多少の骨の破壊がみられても白く写ってしまうこともあれば、健康な皮質骨が存在しても頬舌的な厚みがなかったり、エックス線の主線と歯間部が頬舌的・近遠心的にわずかにずれてしまうことで、歯槽硬線がはっきり写らないことがあることを認識しておかなければならない。

### ●サポーティブペリオドンタルセラピー（SPT）時のエックス線写真の意義

Rams（1994）らの調査では、SPT 受診中の36か月の観察期間において、歯槽硬線が確認できなかったものに対する『再発あり』の陽性的中率は3.2％と低く、歯槽硬線が確認できたものに対する『再発なし』の陰性的中率は97.7％と高い値だったとしている。つまり有病率が低い SPT 時では、歯槽硬線が見えることで『歯周組織が安定している』ことの指標にすることはできるが、歯槽硬線が見えないことで再発を予測することはできない。

### ●エックス線写真が映すものは何か？

エックス線写真から多くの情報が得られることは周知の事実であろう。では、そこに映し出されている像は何を表しているのだろうか？　歯周病の患者においては、そこに映し出されている骨像は歯周炎によって破壊された骨像である。病気により変化した結果であり、現在の炎症そのものを反映しているわけではない。

なお、二次元のエックス線写真とプロービングデプスを組み合わせることで、三次元の骨形態を想像することができる。時には偏心投影を併用することで、さらに多くの情報を得ることができる。被曝量を考えエックス線写真撮影は極力少なくする必要があるものの、患者に有益ならば必要な枚数を正しく撮影すべきであろう。

## 歯槽硬線と歯周組織の状態の関係

Greenstein G, Polson A, Iker H, Meitner S. Associations between crestal lamina dura and periodontal status. J Periodontol 1981;52(7):362-366.

**【研究の目的】**

エックス線写真上の歯槽硬線と、歯周組織の臨床的パラメータとの関係を評価すること。

**【研究デザイン】**

横断研究

**【研究対象者】**

21～45歳（平均31歳）の90名（女53名、男37名）の下記の歯面。

**歯面**：第二大臼歯と第三大臼歯を除く2,198歯面（1人平均24.3歯面）の歯間部。

**デンタルエックス線写真平行法による検査歯面**：歯が重なり判読できなかった113歯面を除く、総数2,083歯面（同23.1歯面）。

**バイトウイングによる検査歯面**：総数1,440歯面（同16歯面）のうち、欠損歯と判読不能の歯面を除く、総数1,074歯面（同11.9歯面）の歯間部。

**【評価方法】**

**臨床的パラメータ**：対象歯の近遠心部の頬舌側の4点において、①肉眼的炎症（歯肉の色）、②BOP（25g圧の電子プローブ使用）、③4mm以上のポケット（50g圧の電子プローブを使用）、④アタッチメントロス（手用プローブを使用）を計測。

**エックス線写真**：規格化された全顎デンタルエックス線写真平行法とバイトウイングを撮影し、暗室においてライトボックス上で歯間部の歯槽硬線の有無を診査した。

**【おもな結果】**

**臨床的パラメータ**：①肉眼的炎症は75.9%で、1,582歯面（1人平均17.6歯面）、②BOPは46.3%で966歯面（同10.7歯面）、③4mm以上のポケットは12.4%で259歯面（同2.9歯面）、深さの平均は4.6mm（4～8mm）、④アタッチメントロスは63.4%で1,321歯面（同14.7歯面）、平均1.4mm（0～8mm）であった。

**エックス線写真**：平行法では2,083歯面中258歯面で歯槽硬線が確認でき、1,825歯面で確認できなかった。バイトウイングでは1,074歯面中118歯面で歯槽硬線が確認でき、956か所で確認できなかった。

**臨床的パラメータとエックス線写真との関係**：歯槽硬線の有無におけるそれぞれの臨床的パラメータを比較したが、すべてにおいて有意差はみられなかった（**表1-1-1**）。

**表1-1-1**　エックス線写真上の歯槽硬線の有無に対する臨床的パラメータ陽性の割合（%）

| 撮影法 | 平行法 | | バイトウイング | |
|---|---|---|---|---|
| 歯槽硬線の有無 | 有 | 無 | 有 | 無 |
| 肉眼的炎症 | 67.7 | 70.1 | 81.9 | 72.5 |
| BOP | 49.3 | 43.1 | 49.6 | 47.3 |
| 4mm以上のポケット | 10.5 | 11.3 | 14.1 | 15.9 |
| アタッチメントロス | 53.1 | 57.4 | 58.8 | 61.4 |

## 歯周病の活動性の予測に対するエックス線写真上の歯槽硬線の有用性

Rams TE, Listgarten MA, Slots J. Utility of radiographic crestal lamina dura for predicting periodontitis disease-activity. J Clin Periodontol 1994;21(9):571-576.

**【研究の目的】**

成人型（慢性）歯周炎患者の治療後のメインテナンス期間中における、エックス線写真上の歯槽硬線と、局所の再発の予測との関係を評価する。

**【研究デザイン】**

後ろ向き縦断研究

**【研究対象者】**

Listgartenらの研究（1989年および1991年）に参加し、中等度、重度成人型歯周炎の治療後36か月間、3か月毎にメインテナンスを受けた患者51名。

**【評価方法】**

メインテナンス開始時の臨床パラメータをベースラインとし、6か月毎に行った検査で、3mm以上ポケットの増加、または2mm以上のアタッチメントロスかつ2mm以上のポケットの増加が認められた歯面を再発歯面とした。

メインテナンス開始時のエックス線写真（バイトウイング）上で歯間部の歯槽硬線の有無を観察し、再発との関係を評価した。

**【おもな結果】**

歯槽硬線がみられた303歯面は18か月まで再発がみられなかった。1,809歯面中36か月間で再発した部位は55（歯槽硬線あり7、なし48）歯面であった（**表1-1-2**）。歯槽硬線の確認できる歯面の歯周組織の安定に対するオッズ比は2.6倍、再発に対しては0.4倍であった。

**表1-1-2**　歯槽硬線がみられないことで36か月間の再発を予測した場合の検査特性

| | |
|---|---|
| 有病率 | 3.0% |
| 感度 | 87.3% |
| 特異度 | 16.9% |
| 陽性的中率 | 3.2% |
| 陰性的中率 | 97.7% |

### 2つの論文から言えること・わかること

Greensteinらの論文からは、エックス線写真上の歯槽硬線の有無のみで歯周病を診断することはできないことがわかる。一方Ramsらの論文からは、陰性的中率が高いことから歯槽硬線が観察されれば再発がないことの指標となるが、有病（再発）率が低く検査の陽性（観察されない）率が高いため陽性的中率は低くなり、歯槽硬線が観察されないことで再発を予測することはできないことがわかる。

# 迷　歯周病は細菌が原因なので細菌検査が必要である

エビデンスで検討すると…

# 真　細菌検査は必要な検査とは言えない

### ●細菌が原因だから、細菌検査をしなくてはならない？

歯周病の原因は細菌性プラークである。したがって「その検査や診断に細菌検査を行うべきだ」との意見はもっともらしく感じられるであろう。実際に *Porphyromonas gingivalis* に代表されるような歯周病原性細菌といわれるものが何種類か同定されている。しかしそれらの歯周病原性細菌がポケットから検出されたら、それでその部位が歯周炎と診断できるのだろうか？　そしてその診断結果は、臨床的にどのような価値があるのだろうか？

まず検査の有効性を評価するためには、どのような研究論文を読めばよいのだろうか？　たとえばSocranskyら（1991）の論文ように、ほとんどの研究で細菌と歯周炎との関係が示されている。しかし歯周病と特定の菌種との関係を示した研究の多くは断面調査であり、このようなデザインでは、関連性は示せても因果関係はわからない。つまり、『ポケットが深いから菌が繁殖したのか』『菌の存在によりポケットが発症したのか』あるいは『ポケットと菌の存在に関する共通の要因があるのか』判断できないのである。したがって断面調査で関連がみられるだけでは、細菌検査を行うことの根拠にはなり得ない。

次に、なんらかの歯周治療（たとえば抗菌療法）の効果に関する研究で、パラメータの1つとして細菌検査を行い、治療結果と関係がみられたという類いの研究はどうだろうか？　簡単に言えば、「治療をしたらポケットやプロービング時の出血（BOP）の減少がみられ、それに伴ってある特定の菌が減った、あるいは消失した」というような内容のものである。このような研究も、細菌検査の必要性を示すものではない。なぜなら、これはあくまでも治療の結果と相関がみられたという相対的なデータでしかないからである。つまり、『最初の状態からどう変化したか』『ポケットやBOPと相関したか』という比較対象があってはじめて意味が出てくるデータであり、細菌検査単独で診断ができることを証明するものではない。

こういう研究において細菌検査が行われている理由は、あくまで記述的あるいは臨床パラメータをある程度裏づけたいということでしかない。

### ●細菌検査の意義を見い出せる研究は、まだみられない

それでは、どのようなデザインならば検査の有効性を評価できるのであろうか？　その答えの1つは縦断研究である。つまり、細菌の存在と疾患の進行との関係を経時的に追跡して観察する手法である。

たとえばHaffajeeら（1991）、Ramsら（1996）、Tranら（2001）は、特定菌種の存在または閾値以上のレベルでの検出とアタッチメントロスまたはポケットの深化との関係を報告している。しかしこれらの研究では、患者単位での分析しか行われていない。歯周炎は部位特異性の疾患なので、診断のためには部位単位のデータが得られなければ、検査としての実用性が証明されたとは言えないのである。

Byrneら（2009）は部位単位での分析を行い *Porphyromonas gingivalis* と *Treponema denticola* の閾値以上のレベルでの検出とアタッチメントロスとの関係を報告している。この研究では、分析法がケースコントロールデザインで、『後ろ向き』である。つまり『すでに進行したポケット内で細菌が検出されていた部位が多かった』という分析である。しかし臨床はつねに前向き、すなわち『これから将来どうなっていくのか』を考えて行わなければならない。したがって分析法も前向きなもの、つまり『細菌が検出された部位で、その後どのくらい歯周病が進行するか』という分析が、より臨床に則している。Wennströmら（1987）は、このような分析を行った結果、「特定菌種の存在でアタッチメントロスを予測することはできなかった」と結論づけている。

### ●有用性と実用性の両面からみても、細菌検査の必要性には疑問符が灯る

上述のとおり、適切にデザインされた研究では細菌検査の有用性は証明されていない。そもそも現状で行われているサンプリング法は、ポケット内の菌叢を正確に反映するのだろうか？　たとえば、キュレットを使用してサンプリングする場合、歯肉から出血が起こり、大量の菌がサンプリングの過程で流されてしまう。ペーパーポイントもバイオフィルムの比較的表層に存在する菌しか採取できず、さらに滲出液が存在すれば水を吸うことで軟化してしまい、ポケット底部まで十分到達できない可能性もある。また、口腔内常在菌は900種にも及ぶといわれ、その多くはまだ同定すらされていない未知の細菌である。

さらに問題なのは、その実用性である。現在確定診断に使われているBOPやプロービングデプスなどのパラメータと比較すると、明らかにコストや時間がかかり、実用的でないと言えるだろう。

## *Actinobacillus actinomycetemcomitans*、*Bacteroides gingivalis*、*Bacteroides intermedius* は、アタッチメントロスの予測因子になり得るか？

Wennström JL, Dahlén G, Svensson J, Nyman S. Actinobacillus actinomycetemcomitans, Bacteroides gingivalis and Bacteroides intermedius: predictors of attachment loss? Oral Microbiol Immunol 1987;2(4):158-162.

**【研究の目的】**

臨床的に炎症が存在する部位における以下の細菌

- *Actinobacillus actinomycetemcomitans* (*A.a*) *1
- *Bacteroides gingivalis* (*P.g*) *2
- *Bacteroides intermedius* (*P.i*) *3

の存在で、将来のアタッチメントロスが予測できるか検討する。

**【研究デザイン】**

前向き観察研究

**【研究対象者】**

31～73歳の重度歯周炎患者で、動的治療後3～6か月に1回のメインテナンスを続けている30名。

**【観察方法】**

BOP がありプロービングデプス(PPD) が6mm 以上の44部位のプラーク指数(PlI)、歯肉炎指数(GI)、BOP、PPD、臨床的アタッチメントレベル(CAL) を、ベースライン検査(BL) 後3か月に1回、1年間測定した。また歯肉縁上のみプラークコントロールを継続した。

ベースラインおよび12か月後に歯肉縁下よりサンプルを採取し、*A.a*、*P.g*、*P.i* を培養した。

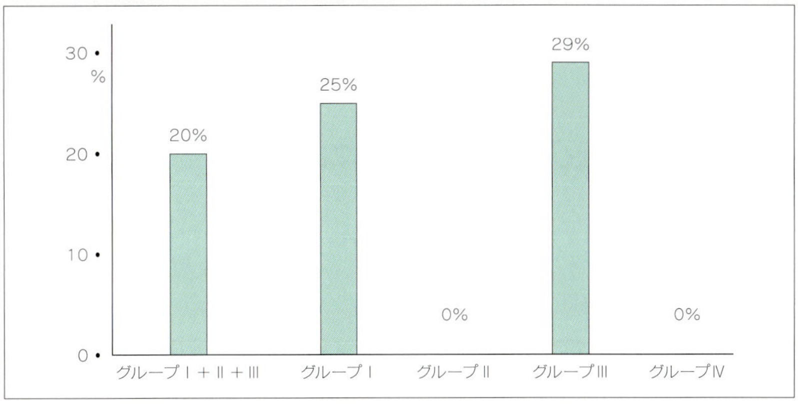


**図1-2-1**　各グループにおいて、2mm 以上のアタッチメントロスが生じた頻度。

**【評価方法】**

以下の4つのグループに分けて評価した。

**グループⅠ**：*A.a* が検出された9名の12部位

**グループⅡ**：*P.g* のみが検出された6名の6部位

**グループⅢ**：*P.i* が総菌数の5%以上にみられた6名の7部位

**グループⅣ**：上記3菌種がみられなかった19部位

**【おもな結果】**

3菌種のいずれかがみられたグループ(Ⅰ、Ⅱ、Ⅲ)の2mm 以上のアタッチメントロスは、12か月後で20%にしか認められなかった。

グループⅠにおいては12か月後にアタッチメントロスが認められた3部位で *A.a* が検出されたが、生じなかった部位では3部位で検出されなかった。

グループⅡにおいては、12か月後には2部位で *P.g* が検出されなくなっていた。

グループⅢでは、12か月後には *P.i* は2部位で検出されなくなり、*P.g* が2部位で検出された。

グループⅣでは、2mm 以上のアタッチメントロスは認められなかった。12か月後には5部位で *P.i* が検出された。

*1 現在は *Aggregatibacter actinomycetemcomitans* (*A.a*)
*2 現在は *Porphyromonas gingivalis* (*P.g*)
*3 現在は *Prevotella intermedia* (*P.i*)

### この論文から言えること・わかること

この3種類の細菌の存在により、アタッチメントロスの予測をすることは困難である。しかしこれらが存在しない場合には、アタッチメントロスが起こらない確率が高い。つまりこれらの細菌検査は、『陽性的中率は低いが、陰性的中率は高い』方法と言える。これは後述するプロービングによるデータ(**105ページ参照**)と同様であるが、検査にかかる時間や操作の煩雑性などを考えると、細菌検査は実用的な検査とは言えない。

### 論文を正しく理解するための用語解説

**陽性的中率**　検査で陽性と出た人のうち、実際に病気に罹患している人の割合。たとえば特定の細菌が検出されたポケットのうち、アタッチメントロスが生じた割合。

**陰性的中率**　陰性と出た人のうち、病気に罹患していない人の割合。たとえば特定の細菌が検出されなかったポケットのうち、アタッチメントロスが生じなかった割合。

**感度**　実際に病気に罹患している人のうち、陽性と出た人の割合。たとえばアタッチメントロスが生じたポケットのうち、特定の細菌が検出された割合。

**特異度**　病気に罹患していない人のうち、陰性と出る割合。たとえばアタッチメントロスが生じなかったポケットのうち、特定の細菌が検出されなかった割合。

# 迷 唾液検査や血液検査は歯周病の検査に有効である

エビデンスで検討すると…

# 真 臨床の現場でそれらを行う必要性はない

## ● IL-1は歯周病検査に使える？

近年、唾液中の細菌、炎症マーカーなどの検査あるいは血液中の菌に対する抗体価検査、遺伝子などの研究が盛んに行われている。学会の症例報告でもこれらの検査結果が並べられている場合があり、日常臨床のルーティンとして取り入れている臨床医も少なくないようである。はたしてこれらの検査は、歯周病検査にどれだけ有用なのだろうか？

たとえば血液サンプルからのマーカーとして話題になったものに、インターロイキン1（IL-1）の遺伝子多型がある。Kornman（1997）の研究では、対象者を以下の3つのカテゴリーに分類し、被験者の指から血液を採取して、IL-1遺伝子多型と歯周病の重篤度の関連性を分析した。

①mild患者：3mmを超えるポケットと15%を超える骨吸収がない被験者

②moderate患者：50%以上の骨吸収が隣接面の4部位未満で、全顎の平均骨吸収量が17～28%の被験者

③severe患者：50%以上の骨吸収が隣接面のうち7部位以上、全顎の骨吸収量が平均34%を超える被験者

結果、非喫煙者においてsevere患者の60%以上、moderate患者の30%以上にIL-1B遺伝子多型がみられたが、mild患者では約20%にしかみられなかった。この研究では、このような特異的な遺伝子マーカーと歯周炎に対する感受性とのあいだに関連がみられたとしている。

## ●部位特異性疾患である歯周病に、血液検査などが使えるのだろうか？

Kornmanの研究結果を受け入れる前に、考えなければいけないことがある。それは、この結果の臨床的意義である。単に被験者単位でこのようなマーカーと歯周炎の重篤度関連がみられたからといって、この検査を臨床において行う意義があるのだろうか？

なぜ筆者がこのような疑問を感じたのかというと、歯周炎という疾患が『部位特異性』という性質を持っているからである。すなわち、歯周病はすべての歯のすべての部位で同じように進行するのではなく、歯によってあるいは部位によって進行のしかたがまったく違うのである。

たとえばHaffajeeら（1983）は、22名の歯周炎患者のアタッチメントレベルの変動を1年間観察し、その閾値により2.8～5.1%でアタッチメントロスが生じたことを報告した。さらにアタッチメントロスの量は2～5mmと、部位により異なっていた。また Okamotoら（1988）の日本人一般市民を対象にした断面調査においても、Lindheら（1989）の2年間の縦断研究においても、アタッチメントロスの頻度は歯種あるいは歯面によって異なることが報告されている。これらの研究結果からわかるとおり、歯周炎は歯や部位により進行程度が異なる『部位特異性』の疾患なのである。

特定された原因菌の検査に基づいて処方された抗菌薬により治癒するような感染症であれば、患者単位での診断で十分であろう。しかし歯周炎の場合は、部位ごとにメカニカルな治療を行うのが基本である。当然ながら診断も部位ごとに行わなければならない。しかし唾液や血液からのデータは、部位ごとの状況を示すものではない。これを踏まえると、おのずと唾液や血液からのデータの扱いも一考すべきではないだろうか。

## ●スクリーニング目的ならば有用？

それでは唾液検査や血液検査は、どのような場合に有効なのであろうか？

その答えは、『スクリーニング』である。すなわち、集団を対象とした検診で、歯周疾患を持っている可能性が高いかどうかを見極める場合での適用である。このような場面では、4～6点法で全歯面をプロービングすることは現実的ではなく、簡易で短時間で行われる検査として唾液検査や血液検査が有効と考えられる。

しかし、当然のことながら臨床においてスクリーニングを行う必要はない。臨床では見落としがあってはいけないので、行うべき検査はつねに精密検査である。さらに、そもそも来院する患者はなんらかの主訴を持っているので、その症状や口腔内の視診、エックス線写真による検査で、スクリーニングはほぼ自然にできてしまうであろう。

またスクリーニング検査として唾液検査や血液検査を行う場合には、それぞれの論文における歯周炎の重症度の基準をチェックする必要がある。これは、論文により患者の重症度の分類が異なっている場合が多いからである。たとえば上述のKornman（1997）の研究では、3mmを超えるポケットおよび50%以上の骨吸収を示す部位数で分類しているが、Ramseierら（2009）による唾液中のバイオマーカーと歯周炎との関連を示した研究では、4mmを超えるアタッチメントロスが30%を超えるかどうかで分類している。スクリーニング法の選択や実施にあたっては、その点にも注意すべきである。

## 未治療の成人における歯周炎の進行部位

Lindhe J, Okamoto H, Yoneyama T, Haffajee A, Socransky SS. Periodontal loser sites in untreated adult subjects. J Clin Periodontol 1989;16(10):671-678.

**【研究の目的】**

一般市民において、2年間でアタッチメントロスを起こした部位やヒトの特徴を分析する。

**【研究デザイン】**

前向き縦断研究

**【研究対象者】**

20～70代の茨城県牛久市在住の無作為抽出された一般市民265人。

**【観察方法】**

被験者1人につき、年1回ずつ3回にわたり歯周組織検査が行われた。検査は第三大臼歯を含む全部の歯で行われた。プラークスコアが4歯面ずつ、プロービングデプス(PPD)、アタッチメントレベル(CAL)、プロービング時の出血は6歯面ずつ測定された。

**【分析方法】**

2年間で2mmを超えるアタッチメントロスを起こした部位を分析する。

**【おもな結果】**

2年間で265人中104人(約40%)で、少なくとも1部位で2mmを超えるアタッチメントロスが起こった。アタッチメントロスは20歳代の多くで起こらなかったが、年齢があがると頻度が高くなり、60～79歳では50%に生じた。

部位別に見ると、265人の約30,000歯面中、198歯面(0.7%)にしかアタッチメントロスは生じなかった。単根歯で97部位、大臼歯で101部位に生じ、単根歯ではそのうち58部位、大臼歯では73部位で隣接面部に生じた。**図1-3-1**に、歯種別および歯面別のアタッチメントロスの頻度を示す。アタッチメントロスの頻度は、高齢者、大臼歯、隣接面で高かった。また、ベースライン時にPPDが4mm以上の部位では、4mm未満の部位よりも頻度が高かった。40歳以上では、ベースライン時にCALが6mmを超えていた場合に頻度が高かった。

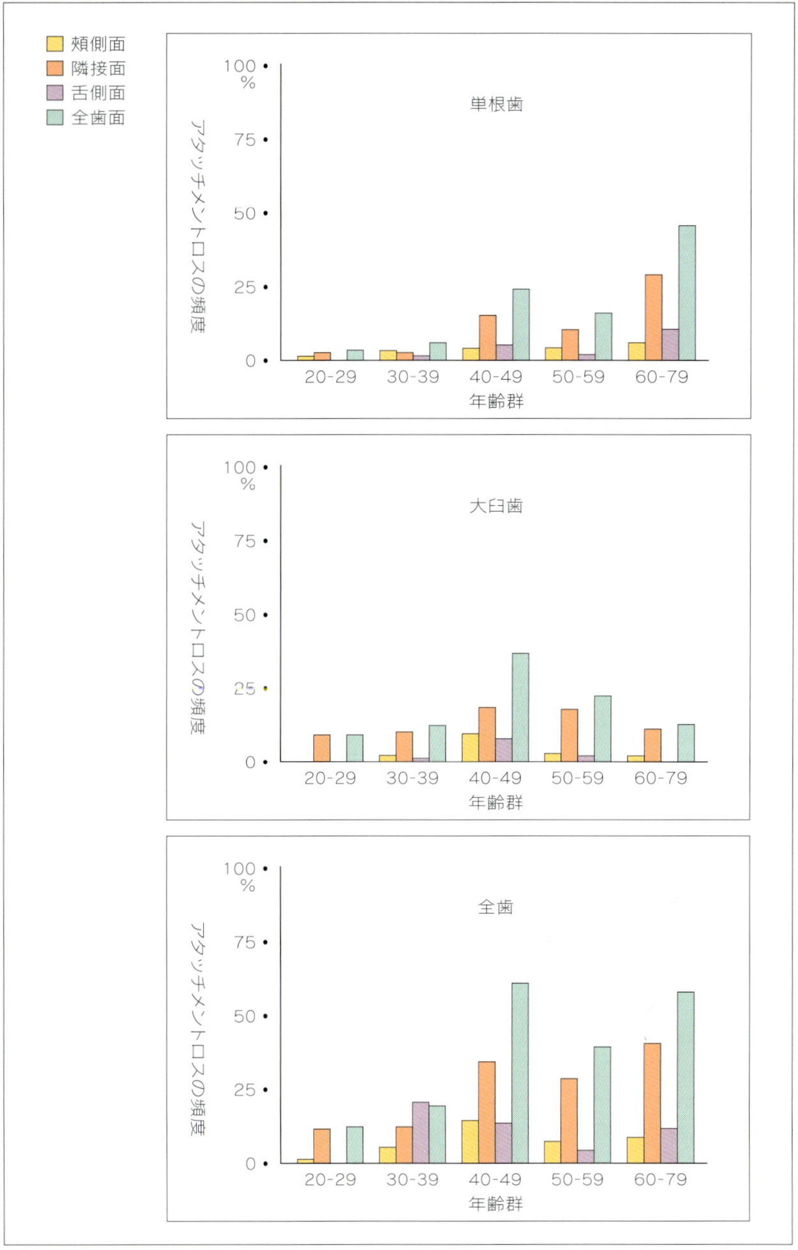


**図1-3-1** 2年間で2mmを超えるアタッチメントロスが生じた部位の割合(%)。歯種や歯面によって頻度が異なる。

### この論文から言えること・わかること

歯周炎は患者単位での感受性も重要であるが、歯によって、さらに歯面によっても進行状態が異なる部位特異性の疾患である。すなわち、進行する歯面としない歯面があり、さらに進行した場合でも、その程度は歯面によりさまざまである。したがって臨床においては患者単位の検査ではなく、部位ごとの状態を調べる必要がある。

当然のことながら、唾液検査や血液検査は患者単位のことしかわかからないため、臨床で行わなければいけない理由は今のところ見当たらない。

これらの検査は、集団検診時のスクリーニングに用いるべきであろう。

# 迷 急速破壊性(侵襲型歯周炎)と慢性歯周炎の鑑別は重要である

エビデンスで検討すると…

# 真 臨床的には特に重要でない

**●原因菌が特定されつつあるならば、確定診断は可能なのか？**

急速破壊性歯周炎(侵襲型歯周炎 Aggressive Periodontitis、AgP)は、以前は若年性歯周炎あるいは早期発症型歯周炎と呼ばれていた。慢性歯周炎(ChP)と比較すると若い時期に発症することが多く、進行が速いのが特徴である。現在の名称は、1999年に行われた国際会議において『この病型がいかなる年齢でも生じうる』などの理由から、以前の名称から変更された経緯がある。その国際会議のコンセンサスレポートにて、AgPは次ページ**図1-4-2**のように特徴づけられた。これからすると、特徴的な臨床所見のほかに、細菌学的および免疫学的な特徴が付け加えられている。これをそのまま受け入れると、臨床では確定診断のために細菌検査や抗体価測定が必要とも考えられるが、はたして現実的にはどうだろうか？

Mombelliら(2002)は、AgPとその細菌学的データの分析が行われた臨床研究論文を集めて、『歯周病原性細菌の有無により慢性歯周炎と急速破壊性歯周炎の鑑別が可能か』というシステマティックレビューを発表した。このレビューでは断面調査および縦断研究のデータが収集され、*Aggregatibacter actinomycetemcomitans* (*A.a*)、*Porphyromonas gingivalis* (*P.g*)、*Prevotella intermedia*、*Tannerella forsythensis*、*Campylobacter rectus* のいずれかが検出された場合に、その結果からAgPとChPを患者レベルで鑑別できるかどうか分析が行われた。しかし結果は、「特定の菌の存在によってAgP患者を鑑別できる可能性は限られている」というものであった。

他方、Picolosら(2005)は限局型AgP患者15名、広汎型AgP患者19名、限局型ChP患者11名、広汎型ChP患者12名を対象にしてそれぞれの6mm以上のポケットから歯肉縁下プラークを採取し15菌種の分析を行い、さらに血液を採取してそれぞれの菌種に対する血清抗体価の測定を行った。そしてそれぞれの血清抗体価を菌数で割り、感染比(infection ratio)を計算した。しかし分析の結果、すべてのグループで感染比に差異がみられなかった。すなわち血清抗体価を用いた手法でも、AgPとChPを鑑別できなかった。

これらからもわかるように、現状は分類学的な記述とエビデンスにギャップがあるという、臨床家からするとやや困惑するような状況なのである。

**●AgPもChPも治療法は変わらない**

臨床的に重要なことは、『AgPとChPで治療法が違うのか』という点である。たとえばAgPにかかわる細菌がChPと異なるならば、抗菌薬の効果も違うかもしれない。Haffajeeら(2003)によるシステマティックレビューにおけるメタアナリシスでは、AgPの場合、ChPと比べて抗菌薬の効果が高いという結果になっている。しかしこの結果をよくみてみると、この分析に含まれているLopezら(2000)の論文データが、他の論文データと比較して飛び抜けて高い効果が得られていることがわかる。実はLopezら(2000)の研究は、メインテナンス時に抗菌薬を単体でくり返し使うという用法がなされ、機械的インスツルメンテーションが併用された他の研究とかなりデザインが異なっていた。また「抗菌薬単体での使用が機械的なインスツルメンテーションと併用した場合より効果的である」というLopezらの結果はロジカルではなく、この研究にはバイアスが含まれていると考えられる。そしてこのメタアナリシスからLopezらのデータを除くと、AgPもChPもほとんど変わらない結果になってしまう。

さらに最近の研究で、AgPに対する抗菌薬の効果を疑問とする結果が得られているHellerの研究(2011)も公表されている。またGraetzら(2011)は、AgPの治療後に予後不良と判断された歯のメインテナンスを15年以上継続した場合、ChPの場合と歯の喪失率に差がないという結果を報告している。この研究ではAgP患者のわずか30%にしか抗菌薬は処方されていなかった。そしてその30%の患者でも抗菌薬が本当に必要だったかどうかは不明である。

以上の結果から、たとえAgPであっても、やはりChP同様に機械的なプラークコントロールを中心とした治療を選択すべきであると言える。

**●細菌学的・免疫学的に鑑別する臨床的意義はほとんどない**

AgPであってもChPであっても基本的な治療方針に違いはなく、したがってこれらを細菌学的あるいは免疫学的に鑑別する臨床的意義はほとんどないと考えられる。上述の国際会議におけるコンセンサスレポートでも、「診断は臨床的、エックス線的データおよび病歴などに基づくべきで、基礎的な検査は役に立つかもしれないが、重要ではないだろう」と記述されている。

## 慢性歯周炎と急速破壊性（侵襲性）歯周炎の感染パターン

Picolos DK, Lerche-Sehm J, Abron A, Fine JB, Papapanou PN. Infection patterns in chronic and aggressive periodontitis. J Clin Periodontol. 2005;32(10):1055-1061.

**【研究の目的】**

慢性歯周炎（ChP）と急速破壊性歯周炎（AgP）の血清中のいくつかの細菌に対するIgGのレベルを調べ、それらに違いがあるか分析する。

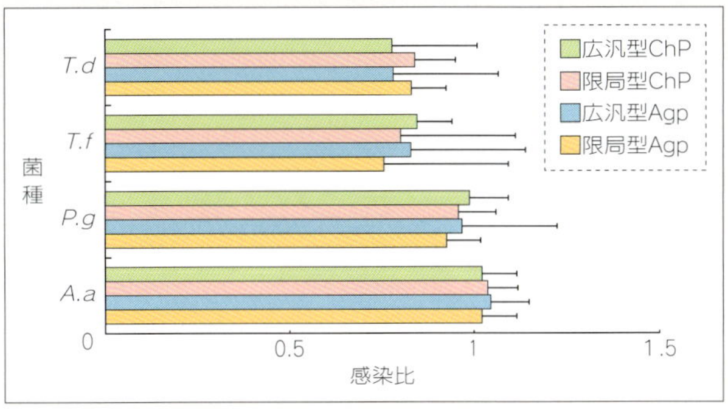


**図1-4-1**　分析された菌種について、どの疾患においても感染比に差異がなかった。

**【研究デザイン】**

観察研究、断面調査

**【研究対象者】**

臨床所見およびエックス線写真所見から、

- 限局型ChPと診断された患者11名
- 広汎型ChPと診断された患者12名
- 限局型AgPと診断された患者15名
- 広汎型AgPと診断された患者19名

が対象とされた。

**【観察方法】**

すべての患者のプロービングデプス（PPD）6mm以上の3部位から歯肉縁下プラークが採取され、チェッカーボードDNA-DNAハイブリダイゼーション法により、以下の15菌種の同定および定量が行われた。

①*A. actinomycetemcomitans*（ATCC 43718）
②*P. gingivalis*（ATCC 33277）
③*Tannerella forsythia*（ATCC 43037）
④*Treponema denticola*（ATCC 35404）
⑤*Fusobacterium nucleatum*（ATCC 10953）
⑥*Prevotella intermedia*（ATCC 25611）
⑦*Prevotella nigrescens*（ATCC 33563）
⑧*Campylobacter rectus*（ATCC 33238）
⑨*Eubacterium nodatum*（ATCC 33099）
⑩*Streptococcus intermedius*（ATCC 27335）
⑪*Micromonas micros*（ATCC 33270）
⑫*Eikenella corrodens*（ATCC 23834）
⑬*Capnocytophaga ochracea*（ATCC 33624）
⑭*Veillonella parvula*（ATCC 10790）
⑮*Actinomyces naeslundii*（ATCC 49340）

また血液5mlを採取し、15菌種に対する血清抗体価が計測された。

**【評価方法】**

各菌種の菌数および菌に対する抗体価（ng/ml）を対数変換したうえで、各グループにおいてそれぞれの菌数に対する抗体価を菌数で割った感染比を計算し、比較が行われた。

**【おもな結果】**

血清抗体価および感染比に関して、4種類の疾患のあいだに差異はみられなかった（**図1-4-1**）。

### この論文から言えること・わかること

**図1-4-2**に示すように、分類学上は限局型AgPと広汎型AgPは免疫学的に特徴があるとされている。したがってこの研究において計算された『感染比』すなわち抗体価に対する菌数の割合は、理論上、限局型AgPでは高く、広汎型AgPでは低くなるはずである。しかしながら研究結果はその理論を支持しなかった。したがって血液検査や細菌検査をしても、それぞれの病態の把握や鑑別は困難ということであり、臨床においては臨床検査やエックス線写真検査、病歴などで診断をするのが現実的である。

**●急速破壊性歯周炎**
- 歯周炎の存在を除いて患者は健康。
- 急速なアタッチメントロスと骨破壊。
- 家族内集積性がある。

**（二次的特徴）**
- 細菌性沈着物の量が歯周組織破壊の程度と一致しない。
- *A.a* または集団によっては *P.g* の存在比率の上昇。
- 貪食細胞の異常。
- マクロファージ反応性の亢進した表現型。
- 疾患の進行が自然に停止する可能性がある。

**●限局型急速破壊性歯周炎**
- 思春期前後に発症。
- 感染因子に著明な血清抗体反応。
- 第一大臼歯と切歯に限局した隣接面アタッチメントロスが、少なくとも2本以上の永久歯にみられ、うち1歯が大臼歯で、切歯と第一大臼歯のほかは2歯までが罹患。

**●広汎型急速破壊性歯周炎**
- 通常30歳以下でみられるが、それ以上の年齢の患者もいる。
- 感染因子への血清抗体反応が弱い。
- アタッチメントロスと歯槽骨の破壊がきわめて周期的である。
- 第一大臼歯と切歯以外で、少なくとも3歯以上にアタッチメントロスがみられる。

**図1-4-2**　AgPと、限局型および広汎型AgPの特徴。

# 迷 プロービングにより細菌の感染が起こる

エビデンスで検討すると…

# 真 プロービングをすると一時的な伝播は起こるが、細菌の定着は起こらず感染は成立しない

### ●感染と伝播の違い

まず用語について整理をしたい。『感染 infetion』とは微生物が宿主の部位に侵入・定着し、その後増殖する過程を言う。また単に微生物が他の部位に移った状態を『伝播 transmission』という。臨床上問題が大きいのは感染である。伝播が起こっても、その部位に微生物が定着しなければ疾患を起こすことはないからである。まずこの概念を念頭におく必要がある。

この項では、プロービングにより細菌の感染が起こるかどうか、つまり感染したポケットにプロービングをした後に、そのプローブを他の部位に挿入した場合、感染を起こし疾患を発症させる可能性があるかどうかを論じていく。

### ●たしかにプローブに細菌は付着する。しかし……

まずプロービングすることにより、プローブ先端はどの程度汚染されるのだろうか？　Papaioannou ら（1996）は目盛りが深く刻まれているタイプのプローブ先端と平滑なプローブ先端を対象にしてプロービングを行い、どの程度細菌が付着するか、ペーパーポイントの場合と比較して検証した。その結果、ペーパーポイントでは運動性桿菌やスピロヘータが約50％付着したのに対し、プローブでは約10〜20％であった。さらに嫌気培養による分析では、ペーパーポイントではプローブよりも総菌数が多く検出された。また、*Aggregatibacter actinomycetemcomitans*（*A.a*）や *Porphyromonas gingivalis* などの歯周病原性が疑われている菌種の検出頻度は、プローブとペーパーポイントで同様であった。これらのことから、この研究者らはプロービングすることでプローブ先端に菌が付着することを証明した。なお Holt ら（2004）も、同様の報告している。

このように、プロービングをするとプローブ先端に細菌が付着することは明らかであるが、ここで問題となるのは『プローブに付着した細菌が、他の部位に感染するかどうか』ということである。Christersson ら（1985）は、*A.a* が検出されたポケットにプローブを挿入した後、深さ3mm 未満の健康な部位にプローブを挿入したところ、その部位から1週後には *A.a* が検出され伝播が起こったことが確認されたが、3週後以降には検出されなくなったと報告している。すなわち、感染は成立しなかったのである。

### ●感染するならば、もっと報告がされているはず

以上の結果から、現在のところプロービングにより細菌が他のポケットに移った結果、その部位の歯周炎を悪化させる可能性はほとんどないと考えられる。これは、菌叢が確立されている部位に一時的に単独で他の菌が伝播したとしても、新たな感染は成立しにくいと解釈できる。他の菌種などについての検証はなされていないが、多くの長期的臨床研究のほとんどで何度もくり返しプロービングが行われているが、プロービングにより歯周炎が悪化したとの報告はまったく存在しない。

もちろん明らかにプローブ先端に視覚できるほどの量のプラークが付着しているような場合はアルコールガーゼなどで拭いとる必要はあろうが、正しくプロービングを行っている限りは、まず問題は生じないであろう。

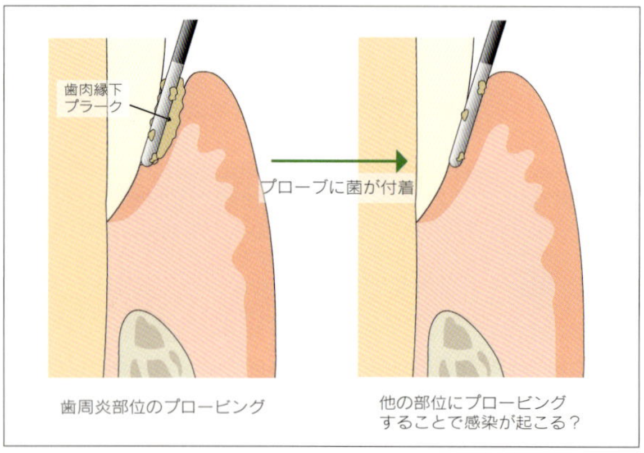


**図1-5-1**　プロービングによりポケット内の菌がプローブに付着し、他の部位に感染させてしまう可能性はないだろうか？

## 限局型若年性歯周炎患者における *Actinobacillus actinomycetemcomitans* の伝播と集落化

Christersson LA, Slots J, Zambon JJ, Genco RJ. Transmission and colonization of Actinobacillus actinomycetemcomitans in localized juvenile periodontitis patients. J Periodontol 1985;56(3):127-131.

**【研究目的】**

限局型若年性歯周炎の病変に埋入することにより、プローブが *A.a* により汚染されるかどうか、また日常行われているプロービングにより、感染したポケットから健康な部位に *A.a* が伝播するかどうか、さらに伝播した *A.a* が健康な部位にどれくらいの期間残るかを観察する。

**【研究デザイン】**

非ランダム化比較研究

**【研究対象者】**

エックス線写真で第一大臼歯または切歯に骨吸収を認め、6mm 以上のポケットと3mm 以下のポケットを有する12歳、18歳、20歳の限局型若年性歯周炎患者3名。

**【介入方法】**

若年性歯周炎患者のポケットをランダムに選択し、ペーパーポイントによりサンプリング後、*A.a* の培養を行った。*A.a* 検出部位にプロービングを行い、プローブ先端に付着したプラークを採取、培養を行った。またプロービング後に汚染したプローブを同じ患者の健康な部位に挿入した。そのプロービング前後にもサンプリングを行った。その後、その部位の洗浄を行った。

プロービングは16部位に対しては弱い力で行い、9部位に対しては出血が起こるまでの力で行われた。また、健康な部位にプロービングした後に、そのプローブを健康な他の部位に挿入した場合を対照群とした。

プロービング前3週間からプロービング後12週間、毎週すべての部位からプラークのサンプリングが行われ、*A.a* の培養が行われた。

この操作による副作用や合併症はまったくみられなかった。

**【評価方法】**

プロービングの前後に *A.a* が検出された部位を記録する。

**【おもな結果】**

プロービング後、プローブ先端から *A.a* が検出され、*A.a* が検出されなかった健康部位からも検出されるようになったが、3週間後には検出されなくなった（**表1-5-1**）。

**表1-5-1** プロービングの前後に *A.a* がポケットから検出された割合（%）

| | 2週前 | 1週前 | プロービング時 | 1週後 | 2週後 | 3週後 | 12週後 |
|---|---|---|---|---|---|---|---|
| プロービング（弱い力） | 0 | 0 | 0 | 50 | 12.5 | 0 | 0 |
| プロービング（強い力） | 0 | 0 | 0 | 88.9 | 11.1 | 0 | 0 |
| 対照群 | 0 | 0 | 0 | 0 | 0 | 0 | 0 |

## プロービング後のプローブ汚染

Holt LA, Williams KB, Cobb CM, Keselyak NT, Jamison CL, Brand VS. Comparison of probes for microbial contamination following use in periodontal pockets of various depths. J Periodontol 2004;75(3):353-359.

**【研究目的】**

プローブのデザインによる菌の伝播の可能性の違いを評価する。

**【研究デザイン】**

2因子ブロックデザイン

**【研究対象者】**

3mm 以下の浅いポケット、または4mm 以上の深いポケットを有する18歳以上の健常者120名。

**【介入方法】**

4種類の形状の異なるプローブを0、1、2、3、4mm 以上の別々のポケットに挿入した。

**【評価方法】**

プローブ先端に付着した菌を血液寒天培地にて培養後、総菌数、黒色色素産生菌数を計測した。またプローブ先端を走査型電子顕微鏡にて観察した。

**【おもな結果】**

総菌数、黒色色素産生菌数、電子顕微鏡所見では、プローブのデザインの違いによる差はみられなかった。しかし1～3mm のポケットにプロービングを行った後にプローブから検出された菌数は、好気培養では112,072～7,853,00CFU、嫌気培養では201,300～558,818CFU、黒色色素産生菌数は76,100～196,727CFU に対し、4mm 以上の部位では、好気培養では1,169,666～2,064,777CFU、嫌気培養では645,750～790,888CFU、黒色色素産生菌数は76,100～423,444CFU で、深いポケットのほうが菌の付着が多いことが示された。

### 2つの論文から言えること・わかること

プロービングによりポケットからポケットへの一時的な菌の伝播は起こりうるが、菌叢が確立している部位に一時的に菌が伝播してもそこに長くは定着せず、感染は成立しにくいと考えられる。日常臨床においてプローブ先端があきらかにプラークに汚染された場合は拭い取るべきであると思われるが、通常は菌が感染することはないと考えられる。

## 迷 糖尿病患者の歯周病は治らない

エビデンスで検討すると…

## 真 徹底したプラークコントロール主体の歯周治療で改善する

### ●今後増加することが予想される糖尿病を患った歯周病患者

糖尿病は近年、わが国においても増加傾向のある生活習慣病であり、700万人以上が罹患し、さらに予備群を混ぜると1,500万人以上いると考えられている。したがって臨床においても、糖尿病を患った患者が来院する機会が増えつつある。さらに、「糖尿病患者の歯周病は治らない」と考える歯科医師も少なくない。たしかに糖尿病は歯周病のリスクファクターであり、歯周病を悪化させる要因である。また治療に対する反応も、健康なヒトに比べて悪いのではないかとも思える。

### ●糖尿病がなぜ歯周病の悪化に関係するのか？

まず考えるべきことは、患者の『糖尿病のコントロール』状態である。なぜなら、歯周炎と関係があるのは、特にコントロール不良の糖尿病患者と考えられるからである。また全身的な合併症が進行している場合も、歯周病の悪化に影響していると考えられる。

糖尿病のコントロールが不良な場合では、その宿主の抵抗性への影響から、ポケット内の細菌叢にも影響が生じる。たとえば *Capnocytophaga*、*Prevotella intermedia*、*Porphyromonas gingivalis*、*Aggregatibacter actinomycetemcomitans*、スピロヘータや運動桿菌などの割合が高まるともいわれている。またコントロール不良の糖尿病は、好中球の機能低下、歯肉溝滲出液中のインターロイキン1βやプロスタグランディンE2の増加、AGEの生成など、宿主へ影響を与える。さらに糖尿病患者では、線維芽細胞によるコラーゲン合成の減少、コラゲナーゼによる分解の増加、創辺縁部に存在するコラーゲンのグリコシル化、リモデリングの欠損、新たに合成された架橋不良のコラーゲンの急速な分解などにより、創傷治癒が障害されると考えられている。

このように特にコントロール不良の糖尿病は、歯周炎を悪化させたり歯周治療の反応を悪くする可能性がある。実際に、疫学的には歯周炎と糖尿病の関連性を示唆したものが多い。

### ●糖尿病患者に対する歯周治療の成績

実際に糖尿病患者の歯周治療の成績はどうだろうか。Tervonen と Karjalainen（1997）は、患者を

①1型糖尿病でコントロール良好
②中等度にコントロール
③コントロール不良
④健康

に分け、非外科的歯周治療の効果を比較・検討した。4群でプラークコントロールに違いはみられなかったが、4mm以上のポケットの頻度はコントロール不良の患者でもっとも多く残存した。しかし、この研究では治療前の段階ですでに4mm以上のポケットの頻度がコントロール不良の糖尿病患者でもっとも高く、また治療後、すべてのグループでポケットの頻度が増加傾向にあることから、メインテナンスの質に問題があるとも考えられる。

他方、Westfelt ら（1996）は、コントロール不良の患者も含めた糖尿病患者を対象に、歯周治療を施しメインテナンスを5年間継続した結果を報告した。その結果、糖尿病患者と健康な患者で歯周病の予後に違いがないことが観察された。

### ●糖尿病患者であっても、通常の歯周治療と何も変わることはない

糖尿病は歯周炎のリスクファクターで、特にコントロール不良な場合は歯周病の悪化と関係するが、厳密なプラークコントロールの徹底を主体とした歯周治療により、健常者と同様に治癒すると考えられる。重要なのは、やはり徹底した動機づけとプラークコントロールであると言えよう。

近年は歯周病をコントロールすることにより糖尿病が改善するとの考えかたもあり、このようなトピックも動機づけに利用すると有効かもしれない。

### 論文を正しく理解するための用語解説

**・1型糖尿病**

膵臓のランゲルハンス島でインスリンを分泌するβ細胞が破壊され、身体のなかのインスリンの量が絶対的に足りなくなって起こる。子どものうちに始まることが多く、以前はインスリン依存型糖尿病と呼ばれていた。

**・2型糖尿病**

インスリン分泌低下によるものと、肝臓や筋肉など細胞がインスリン作用をあまり感じなくなる（感受性の低下）ために、ブドウ糖がうまく取り入れられなくなって起こるものがある。生活習慣が関係している場合が多い。わが国の糖尿病の95％以上はこのタイプである。

## 糖尿病患者における歯周治療の効果：5年後の結果

Westfelt E, Rylander H, Blohmé G, Jonasson P, Lindhe J. The effect of periodontal therapy in diabetics. Results after 5 years. J Clin Periodontol 1996;23(2):92-100.

**【研究目的】**

5年間注意深く観察した糖尿病患者において、糖尿病でない患者よりも歯周炎の再発の頻度が高いかどうかを検討する。

**【研究デザイン】**

前向き観察研究

**【研究対象者】**

46〜65歳の、上顎と下顎に少なくとも10歯ずつ残存している中等度から重度の歯周炎患者。性別、年齢、歯周炎の重篤度が一致している2つの群を対象とした。

**実験群**：糖尿病患者20人(1型14人、2型6人)

**対照群**：糖尿病でない患者20人

糖尿病患者は発症後10年以上、クレアチニン量が150u Mol/l 以上とし、$HbA_{1c}$5.4%未満の場合は糖尿病でないと判断された。また実験群のうち11名が、対照群では10名が喫煙者であった。実験群において、観察期間中の平均 $HbA_{1c}$ が10%を超えるコントロール不良者は2名であった。なお網膜症、腎症、神経症は、併発していないか、またはごく軽度のものであった。

**【観察方法】**

歯周基本治療終了3か月後にベースライン検査(BL)が行われ、その後3か月に1回のプラークコントロールプログラムが観察期間中継続された。BL 検査の6か月後、2度目の検査が行われ、5mm を超えるプロービングデプス(PPD)がみられた場合には、ウィドマン改良法フラップ手術が遂行された。

12、24、60か月後に再検査が行われた。

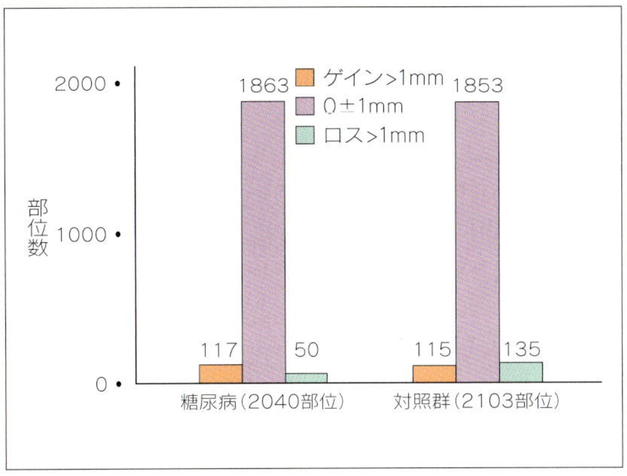


**図1-6-1a**　実験期間中に1mm を越えるアタッチメントロスが起こった部位数。

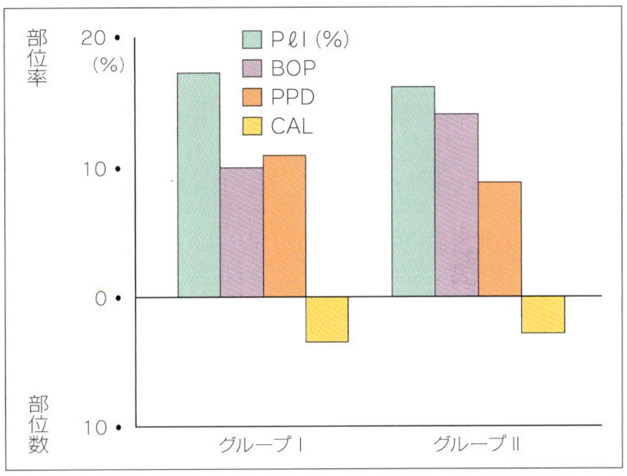


**図1-6-1b**　網膜症、腎障害、神経障害が見られた患者(グループ1)と、それらの障害がない患者(グループ2)における実験期間中の PII、BOP、PPD の1mm を超える改善(%)、および1mm を超えるアタッチメントロスの平均部位数。

**【評価方法】**

各検査において、現在歯数、プラーク指数(PII)、プロービング時の出血(BOP)、PPD、プロービングアタッチメントレベル(PAL)が4点法にて記録された。

**【おもな結果】**

観察期間中、実験群において $HbA_{1c}$ に変化はみられなかった。また2名で網膜症、2名で神経症がやや悪化した。実験群および対照群で各1名、観察期間中に死亡した。

実験群においては観察期間中に10歯が抜去され、2根がヘミセクションにより抜去された。対照群ではそれぞれ7歯、3根が抜去された。両グループにおいて60か月後の検査における平均 PII は約9%、BOP は約8%であった。PPD4mm 以上および7mm 以上の部位の頻度は、両群で同様に減少した。ポケットが深化した部位およびアタッチメントロスが起こった頻度も、両群で有意差がみられなかった(**図1-6-1**)。

また、$Hb1A_{1c}$ の値と歯周炎のパラメータとのあいだに相関はみられず、合併症がある患者とない患者とのあいだでも臨床的パラメータに差異はみられなかった。

### この論文から言えること・わかること

糖尿病であっても『歯周病が治癒しない』『歯周病の治癒が悪くなる』とは言いきれない。しかしこれは、『水準の高い、プラークコントロールを主体とした歯周治療を徹底する』ということが大前提である。

### 論文を正しく理解するための用語解説

**・ヘモグロビン $A_{1c}$($HbA_{1c}$)**

高血糖状態が長時間続いた場合に、血管内の余分なブドウ糖が赤血球のヘモグロビンと結合してできるグリコヘモグロビンの一種で、糖尿病と密接に関係している。日本の基準では、6.5%以上(JDS 日本糖尿病学会値では6.1%以上)の場合に糖尿病型と診断される。

# 迷 予後不良の歯を残すと、隣在歯も歯周病が進行する

エビデンスで検討すると…

# 真 歯周病が進行しても、そこから波及した炎症が隣在歯のアタッチメントロスを起こすことは証明されていない

### ●論文的には相反する結果が示されている

歯周炎は根面に付着したプラークが原因で発症し、進行する。つまりプラークが付着した歯肉辺縁に炎症が起こり、そこから組織が破壊されていくのである。そして歯周炎が進行すると、最終的には歯が脱落する。

炎症はプラークから約1～2mmの範囲で歯肉に波及しているが、ここで生ずるのは『隣在歯との距離が近い場合は、炎症が波及し、隣在歯にアタッチメントロスを起こすのではないか』という疑問である（**図1-7-1**）。たしかに臨床上、歯周病が進行した歯を抜去したら隣在歯のポケットが消失したり、動揺が治まったりしたことを経験しているが……。

Grassiら（1973）は、抜歯後の隣在歯の状態を長期的に評価した結果、プロービングデプスやアタッチメントレベルの改善がみられたものの、エックス線写真上で歯槽骨には変化がなかったことを示した。また Machteiら（1989）は、エックス線写真上で50％以上骨が吸収し、スルー＆スルーの根分岐部病変がみられたためにホープレスと診断された歯を抜歯した場合、平均4年後の隣在歯の骨吸収が抜歯しなかった場合より少なかったことを報告した。これらの結果は、『ホープレスと考えられる歯は抜いたほうが隣在歯の予後がよくなる』との考えを支持するものである。

他方 DeVoreら（1988）は、75％以上の骨吸収、8mmを超えるポケット、3級の根分岐部病変などの症状があったためにホープレスと診断された歯に歯周外科手術を行った後、平均3.5年間経過観察し、これらの歯の保存は隣在歯に悪影響を及ぼさなかったことを観察した。さらに8.4年間観察を続け、同様の結果を得ている。また Machtei と Hirsch（2007）は、70％以上の骨吸収を起こした歯に歯周外科手術を行った場合と抜歯した場合とで隣在歯の状態を比較した結果、ホープレスと診断された歯の保存は悪影響を及ぼさないことを報告した。

このように研究者によって異なった結果が得られているのはなぜだろうか？ 1つ考えられる理由は、ホープレス歯を保存した場合の隣在歯のエックス線写真あるいはプロービングによる『見かけ上の歯周病の進行』である。たとえば、隣在歯との距離が近い歯の歯周病が進行すると、見かけ上は隣在歯まで骨吸収が波及しているように見えるかもしれない。しかし実際には、その歯の歯周組織は傷害されていない可能性もあろう。また、研究によってはホープレス歯の歯周病がさらに進行した所見が報告されていることから、ホープレス歯そのものの影響というよりも、その部位の歯間部のプラークコントロールに問題があった可能性も否定できない。一方、メインテナンスが遂行されているホープレス歯の隣在歯に骨吸収の進行がみられなかったという所見は、その歯のプラークコントロールが良好だったためかもしれない。これは裏をかえせば、歯周治療が遂行されていないホープレス歯の隣在歯に骨吸収が多くみられたという研究結果は、ホープレス歯周囲の炎症の影響というよりも、プラークコントロールが影響した可能性がある。

### ●戦略的抜歯は正しいのだろうか？

従来から、『ホープレスな歯は抜いたほうが隣在歯のためによい』との考えかたがあり、そこから『戦略的抜歯』という思想が生まれ、さらにはそれが『歯周病が進行したら骨がなくなるので、早く抜歯してインプラントを入れたほうがよい』との考えかたにもつながっている。しかし上述の結果から考えると、ホープレス歯を放置した場合はある程度影響を及ぼすかもしれないが、歯周治療およびプラークコントロールを主体としたメインナンスが遂行されている限り、隣在歯の歯周組織に影響を与えないと考えられる。したがって、『インプラントを入れるための早期の抜歯』が正しい考えとは言えなくなっている。

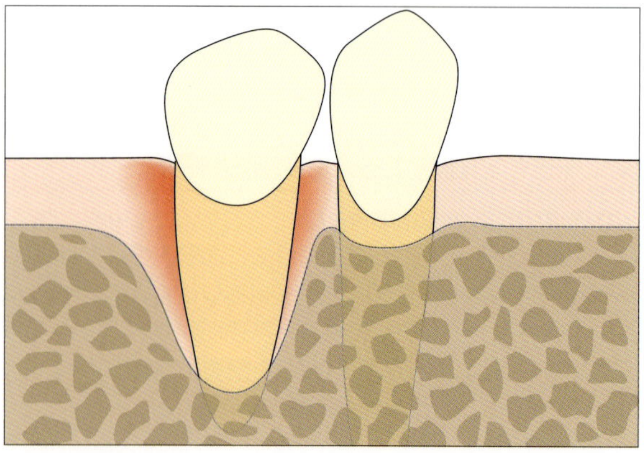

**図1-7-1** 進行した歯周炎は隣在歯に波及するのだろうか？

## ホープレス歯の保存が歯周外科手術後、隣在歯の隣接面の骨に及ぼす影響

Machtei EE, Hirsch I. Retention of hopeless teeth: the effect on the adjacent proximal bone following periodontal surgery. J Periodontol 2007;78(12):2246-2252.

**【研究目的】**

ホープレスと判断された歯を歯周外科手術により保存することが、隣在歯の骨に影響を及ぼすかを検討する。

**【研究デザイン】**

後ろ向き研究

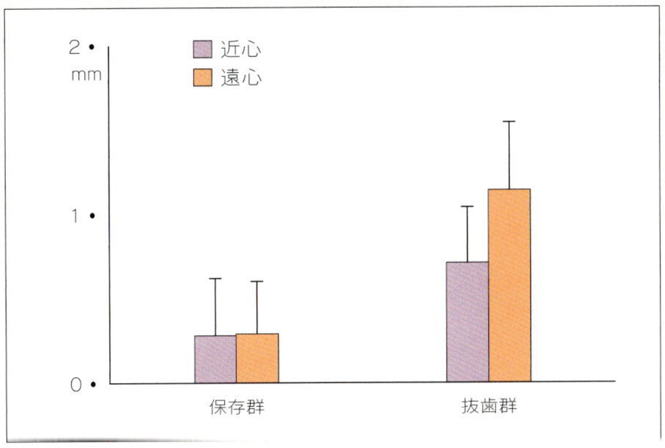


**図1-7-2**　ホープレス歯を保存した場合と抜歯した場合の、その近心部または遠心部に生じた骨添加(mm)。

**【研究対象者】**

1990年から2003年に撮影されたエックス線写真からピックアップされた、少なくとも1歯はホープレス(70%以上の骨吸収)で隣在歯が存在し、術後24か月以上経過後(2〜13年)に再度エックス線写真が撮影されていた慢性歯周炎患者93名(110歯)。

すべての患者に歯周基本治療が行われ、6mmを超えるプロービングデプスが残存した場合にフラップ手術が行われた。その後3〜6か月に1回のメインテナンスが継続された。

**【評価方法】**

**保存群**：50人の患者の57歯は、歯周外科手術時に保存を決めた。

**抜歯群**：43人の患者の53歯は、歯周外科手術時に抜歯した。

それぞれの歯の骨辺縁から根尖までの距離をエックス線写真上で測定した。

**【おもな結果】**

術前の骨吸収量(mm)および率(%)は、保存群と抜歯群で同様であった。また術前のホープレス歯の近心および遠心部の歯槽骨の量も差異がなかった。術後の骨吸収量および率も、保存群および抜歯群の両隣在歯において差はみられなかった。

保存群のホープレス歯の骨の添加は、術後平均0.82mmみられた。抜歯群の遠心部の骨の添加率は保存群よりも有意に大きかったが、保存群においても平均0.28〜0.29mm、1.5〜1.88%の骨の添加がみられた。

## ホープレスと診断された歯を保存した場合の隣在歯の歯槽骨の吸収

Machtei EE, Zubrey Y, Ben Yehuda A, Soskolne WA. Proximal bone loss adjacent to periodontally “hopeless” teeth with and without extraction. J Periodontol 1989;60(9):512-515.

**【研究目的】**

重度のアタッチメントロスを起こした歯の戦略的抜去後の隣接歯の歯周組織への影響を、歯を保存した場合と比較することにより検討する。

**【研究デザイン】**

後ろ向き研究

**【研究対象者】**

平均年齢45±6.1歳の患者129名の、ホープレス(エックス線写真上で隣接面部または根分岐部(3級)の歯槽骨の高さを50%以上喪失している歯)と診断され、2年以上経過後に再び当該部位のエックス線撮影が行われていた145歯とその隣在歯。観察期間中、歯周治療は行われなかった。

**【評価方法】**

**保存群**：ホープレスと診断されたが、観察期間中保存された71名の82歯とその隣在歯。

**抜歯群**：ホープレスと診断され抜去された58名の63歯とその隣在歯。

ホープレス歯およびその隣在歯の骨吸収の割合(%)をScheiの骨吸収メジャーにより計測した。

**【おもな結果】**

ホープレス歯における年間の骨吸収量は3.42%であった。またホープレス歯の隣在歯の年間骨吸収量は保存群では3.12%、抜歯群では0.23%であった。多根歯では保存群で3.86%、抜歯群で0.36%、単根歯では保存群で2.78%、抜歯群で−0.27%の年間骨吸収量であった。ホープレス歯を保存した後、歯周治療を行わない場合は、その隣在歯の歯周組織破壊が生ずる可能性があるので、そのような歯は抜去することが望ましいと結論づけられた。

### 2つの論文から言えること・わかること

後ろ向き研究、エックス線写真のみによる評価という限界はあるが、これらの研究結果を見るかぎり、ホープレスと診断されても、歯周治療が遂行されメインテナンスが継続される限りにおいては、その保存により隣在歯の骨吸収が起こる可能性は低い。したがって、早期の戦略的抜歯という考えかたには慎重になるべきであろう。

# COLUMN

## そのポケットは、本当に歯周病が原因？

- 歯根破折
- 根尖病変の排膿路
- パーフォレーション
- 智歯による７番遠心の損傷

偶発的アタッチメントロス。

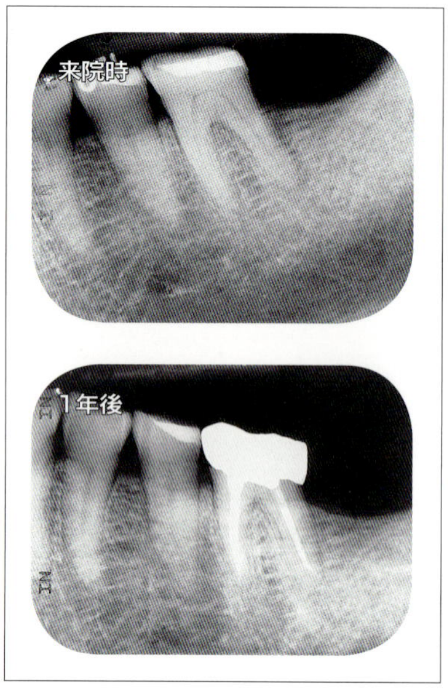


⌈6に疼痛を訴え来院。遠心１点のみに６mm のポケット、BOP ＋、エックス線写真上で遠心根根尖から歯頸部にかけ境界不明瞭な陰影がみられる。感染根管処置後ポケットは消失し、１年後のエックス線写真上で歯根膜は正常に回復。

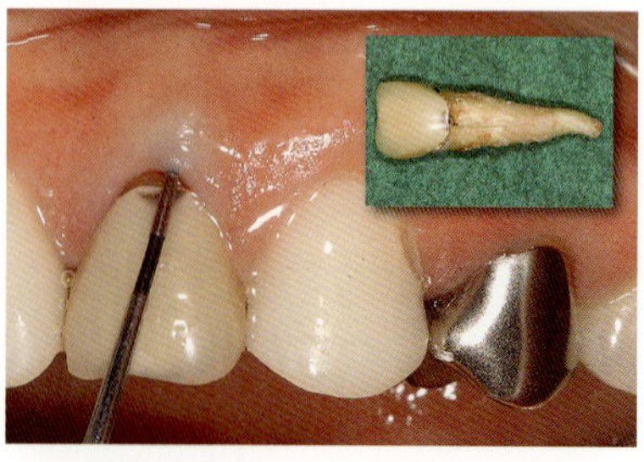

⌊2補綴物脱離で来院（補綴物は仮着中）。頬側１点のみに６mm のポケット、BOP ＋。抜歯後、肉眼でも破折線が観察できる。

歯周治療ではプロービングは重要な検査で、なかでも炎症の有無を表す出血と進行の程度を表す深さは歯周病の診断の重要な指標となろう。しかしこれらの検査のみに頼れば誤診しかねない。ここでは、一般的な歯周炎と鑑別診断が必要となる偶発的アタッチメントロスについて考えてみよう。

偶発的アタッチメントロスには左に示したものなどが挙げられる。

**『歯根破折』**はすぐにポケットが形成されるわけではなく、破折線に沿って感染が広がることでポケットが形成される。一般的に患者が症状を訴え来院する時には、すでにポケットが形成されていることが多い。臨床的な特徴は、プローブは１点のみ、あるいは対称な２点で、幅が狭く深く挿入される。エックス線写真で破折線を確認することは難しく、ポスト装着歯ではポケット底部がポストの先端と一致することが多い。破折後長期に経過した症例ではポケットの幅が広がり、エックス線写真上は歯槽硬線が消失し根周囲に陰影が広がり、さらに経過すると破折が確認できるようになる。経過に関わらず、多くの場合は抜歯となる。

**『根尖病変の排膿路』**は、歯根膜腔から歯肉溝に作られ、排膿路に沿ってプローブが挿入される。臨床的特徴は、無髄歯で起こりプローブが１点のみ幅が狭く深く挿入される。エックス線写真上では根尖部に病変がみられ、ポイントを挿入して造影を行えば先端が病変まで到達する。早期に感染根管治療を行い奏効すれば、歯周治療を行う必要はない。しかし長期に経過すれば歯周組織に感染が広がり、歯周炎との合併症となり難治性となる。

**『パーフォレーション』**は、根管治療時に根管壁を誤って穿孔した状態で、歯根膜に感染が広がる。臨床的特徴は、歯髄処置済歯で起こり、根分岐部やコーンケーブ、グルーブなどの部位によくみられる。これらは歯周病の好発部位でもあり鑑別が難しい。通常のエックス線写真上で不明確な場合は、造影や偏心投影によって確認できることもある。穿孔部位によって、治療法や予後に違いがある。

**『智歯による７番遠心の損傷』**は、水平智歯の歯冠部が７番遠心に接触することでアタッチメントを損傷し、智歯抜歯後７番遠心に深い歯肉溝が形成される。抜歯後にプラークコントロールが適切に行われれば、抜歯窩に骨が回復し、新付着は起こらないものの長い上皮付着によってプローブは挿入できなくなる。しかし不適切なプラークコントロールでは歯周病が進行し、ポケットが形成される。

すべての項目について共通することは、

- 口腔内全体を評価し、１歯のみが進行しているような場合
- 歯周炎が進行しやすい部位ではないところに、深いポケットが存在する場合

などであり、歯周病にかかわるいくつかの所見や検査結果に互いに矛盾がある場合は、偶発的アタッチメントロスを疑う必要がある。

歯周病の診断を行うにあたっては、既往歴を含めた丹念な問診、口腔全体を観察してから局所へと焦点を絞って行く習慣、プロービングとデンタル規格撮影、また時として偏心投影によりフィルム上の2D の情報から3D をイメージする能力を身につける必要がある。プロービングによる出血と深さだけで診断を行えば、大切なことを見逃してしまうであろう。常に正確な診査・検査を心掛け、必要なデータの収集を怠らないようにしなければならない。

なお、CT や細菌検査などの付加的な検査は、プロービングやデンタル撮影によって診断できない場合に、事前確率を高めた上で用いるものであり、ルーティーンに行うことは診断学上誤診につながることから、推奨されない。　（小牧令二）

# CHAPTER

# 2

## 基本治療に関する迷信

# 迷 動機づけは位相差顕微鏡を使って最初に1回行えばよい

エビデンスで検討すると…

# 真 基本治療〜サポーティブペリオドンタルセラピーを通して、くり返し行っていかなければならない

**●その動機づけは、永遠？**

歯周治療を成功させるためには、患者自身によるプラークコントロールが必須である。そのためにはブラッシング方法の技術指導も重要だが、それを患者に毎日継続的に実践させるための『動機づけ』も必要になる。動機づけの有効な手段として、プラーク細菌を患者自身に確認してもらうために位相差顕微鏡などを使用することはよく知られていて、実際に顕微鏡やモニタを装備しているユニットに患者を招き、時間をかけて動機づけが行われていることも多い。

動機づけは、教科書的には『ブラッシング指導前に行うこと』とされている。しかしこの動機づけ、永遠に持続するわけではない。実際、臨床で来院毎に患者に染め出しを行うと、口腔衛生状態が悪くなっている場合がある。そのとき患者は「すいません、今日は急いでいて歯磨きをしなかったもので」と言い訳したりする。動機づけのときに、あれほどプラークについて説明したにもかかわらずである。つまり患者は、この時点でプラークが細菌の塊であることを忘れ、『プラーク＝食渣』と認識してしまっているのである。

また、プラークスコアは低いものの歯肉に炎症が随分みられるような場合もある。これは普段はブラッシングを適切に行っておらず、来院する直前だけ磨いている場合に多くみられる状況である。この場合は、当初は動機づけが効いて『歯周病を治すために』ブラッシングをしていたはずなのが、いつのまにか『先生に言われるから直前だけ磨こう』という意識に変わってしまっているのである。

これらの臨床経験からも、動機づけは1回だけではどうも不十分であろうことが推測できよう。

**●手法よりも回数のほうが効果に差が出る**

動機づけの純粋な効果を研究から検討するのは困難である。なぜなら多くの場合ブラッシング指導も同時に行われており、得られた効果が動機づけだけのものなのか、ブラッシング指導による技術的なものなのか、判断できないからだ。ゆえに動機づけとブラッシング指導の両方を含んだ介入研究を参考にするのが現実的となる。

『どのような方法で行うか』については、Limら(1996)が歯科衛生士による個人指導、教則用ブックレットによる指導、口腔衛生法ビデオによる指導、これらを併用した指導の比較研究を行っている。その結果、すべての方法で口腔衛生は改善したが、方法により違いはみられなかった。さらにTedescoら(1992)は、位相差顕微鏡を使った口腔衛生指導も、使わなかった場合と差がないことを示した。

Emlerら(1980)の研究では、動機づけを含んだブラッシング指導がくり返し行われた場合の効果が検討された。その結果、歯の健康に関する講義とブラッシング指導を4回くり返したグループは、1回しか行われなかったグループや講義やなにも行われなかったグループと比較して、口腔衛生状態の改善が大きかったことが示された。同様に、Ishikawaら(1995)は成人を対象にした研究で、被験者全員に位相差顕微鏡にてプラーク細菌を観察させた後、ブラッシング指導を3回行ったグループと1回しか行わなかったグループにわけて観察を行った結果、歯肉の発赤と腫脹は3回行ったグループで顕著に改善したのに対し、1回しか行わなかったグループでは1年間変化がなかった。この研究においては、両方のグループで位相差顕微鏡による動機づけが最初に行われていたことから、臨床所見の違いに影響を及ぼしたのはブラッシング指導とその回数であると考えられた。

**●継続的に行ってこそ意味がある**

以上から、動機づけの効果は方法による違いはなく、それぞれの患者に合った方法で行うことが重要である。

もちろん位相差顕微鏡も便利な手段ではある。しかし動機づけにおいて重要なことは、歯周炎の原因や病態、口腔衛生の重要性、そして『ブラッシングを行わなかったらどうなるのか』などを十分理解させ、自分がおかれた状況に興味をもたせることである。

動機づけを実践するにあたっては、歯科医院側からの一方的な説明に終始するのではなく、『患者が内容を理解しているのか』『興味をもっているのか』『1回得られた理解や興味が薄らいではいないか』を、治療の進行と並行してつねに気に留めるべきである。そのためには、やはり1回や2回だけでなく、基本治療〜サポーティブペリオドンタルセラピーを通してくり返し行っていかなければならないことは明らかである。

さらに心がけなければいけないことは、歯科医師も常日頃から患者の口腔衛生に関心を持っていなければならないということである。歯周外科や補綴治療に入ると、つい口腔衛生がおろそかになりやすく、その時期にはあまりブラッシングのことを強調しなくなりがちである。ここで患者の意識はそれらの治療に向いてしまい、歯磨きはそれほど重要ではなくなったと思ってしまうかもしれない。ゆえにこれらの治療を行っているときでも、患者に対して口腔衛生の重要性を意識させ続ける工夫が必要であろう。

## 口腔の健康、行動の報告、認識力に関する社会認知的介入の効果

Tedesco LA, Keffer MA, Davis EL, Christersson LA. Effect of a social cognitive intervention on oral health status, behavior reports, and cognitions. J Periodontol 1992;63(7):567-575.

**【研究の目的】**

社会認知理論に基づいた口腔衛生指導の効果を検討する。

**【研究デザイン】**

ランダム化比較試験

**【研究対象者】**

バッファロー、メトロポリタン地区在住21～65歳の一般市民167名。

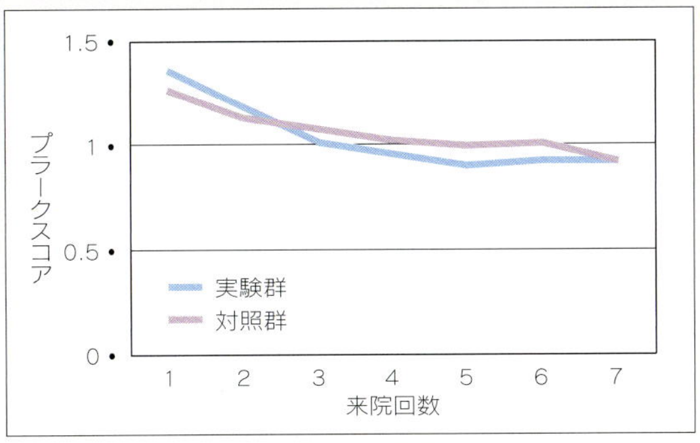


**図2-1-1** 口腔衛生指導を位相差顕微鏡を使ってくり返し行った場合と、使用せずにくり返し行った場合の比較。効果に差異はなかった。

**【介入方法】**

すべての被験者は14か月間で7度来院した。最初と2回目の来院時には検査を、2回目から5回目の来院時には介入が行われた。被験者は以下の2群にランダムに振り分けられた。

**実験群**：2回目の来院時に歯ブラシとデンタルフロスによる口腔衛生指導が行われ、それに加え位相差顕微鏡とビデオモニタにより患者に歯肉縁下プラーク細菌を観察させ、その後の来院時に前回との違いをプラーク、歯肉炎の状況と照らし合わせて患者にフィードバックした。

**対照群**：2回目の来院時に歯ブラシとデンタルフロスによる口腔衛生指導が行われ、その後の来院時に口腔衛生状態と歯肉炎がどれだけ改善したかフィードバックされた。

**【評価方法】**

最初の来院時から1か月おきに5回、その後は3か月後、9か月後の計14回、プラーク指数(PlI)と歯肉炎指数(GI)が記録された。

**【おもな結果】**

PlI および GI は両群において改善がみられたが、群間では差がなかった(**図2-1-1**)。

## くり返し強化された口腔衛生の重要性について

Emler BF, Windchy AM, Zaino SW, Feldman SM, Scheetz JP. The value of repetition and reinforcement in improving oral hygiene performance. J Periodontol 1980;51(4):228-234.

**【研究の目的】**

学童に対しくり返し強化された歯科教育プログラムの重要性を評価する。

**【研究デザイン】**

非ランダム化比較研究

**【研究対象者】**

11～13歳の学童61名。

**【介入方法】**

ケンタッキー州ルイズビル近郊の小学校において、研究対象となった学童を3つグループ分け、それぞれ異なる介入を行った。

**グループ1**：対照群。歯科に関する講義などは一切行われなかった。

**グループ2**：非強化群。研究開始後最初の診査時にのみ歯の健康に関する講義を行い、個々にブラッシング指導を行った。

**グループ3**：強化群。歯の健康に関する講義と個々に対するブラッシング指導を、最初の診査時、1.5週後、3週後に行い、8週後にも最後の講義が行われた。

**【評価方法】**

研究開始時(0週)、1.5、3、8、20、52週後に合計6回、PHP スコアにより口腔衛生状態の診査が二重盲検法により行われた。

**【おもな結果】**

グループ1では、最初の診査時にはスコアが約3.5で、2度目の診査時にはやや改善したが、その後スコアは増加し、6回目の最終診査時には後戻りしていた。グループ2では、2回目の診査時にはグループ1と比較して大きな改善がみられたが、3回目以降はスコアが増加した。

他方、グループ3では2回目の診査時に大きな改善がみられ、4回目の診査時まで維持された。最終診査時には後戻りがみられたが、グループ1、2と比較するとスコアは低かった。

**PHP スコアとは**

6|・|6の頬側、1|・|1の唇側、|6・6|の舌側を対象に、各歯面を近心1/3、遠心1/3、頬側面の根尖側1/3、中央1/3、歯冠側1/3の5区画に分けて染め出し、各区画の染色された部位数の和がスコア値となる。

### 2つの論文から言えること・わかること

動機づけにより、患者に疾患や口腔衛生の必要性などを理解させることは歯周治療において必須であるが、一般的にその方法に差はなく、個人にあった方法で行うべきである。

重要なことは、歯周治療を通してくり返し行うことである。

# 迷 歯周病は薬で治る

エビデンスで検討すると…

# 真 機械的なプラーク除去を主体とした治療法でないと治らない

## ●バイオフィルムには抗菌薬は効かない

歯周病はプラーク細菌の感染により引き起こされる慢性の炎症性疾患である。したがって『抗菌薬は有効なのでは？』との考えが出てくるのは必然であろう。しかしここで考えなければいけないのは、プラークが『バイオフィルム』という構造を持っていることである。

バイオフィルムは『細菌の集団を含んだ基質が固体に付着しているもの』と定義される。この構造のなかの細菌は、細菌単体で存在している場合と比べて、抗菌薬に対して数百倍も抵抗性が増すと考えられている。ということは、抗菌薬を飲んだり注入しただけでは、バイオフィルム内の細菌を駆逐することは困難ということになる。したがって抗菌薬は、デブライドメントを行ってバイオフィルムの構造を機械的に破壊すると同時に投薬しないと、効果は期待できないということになる（**図2-2-1**）。

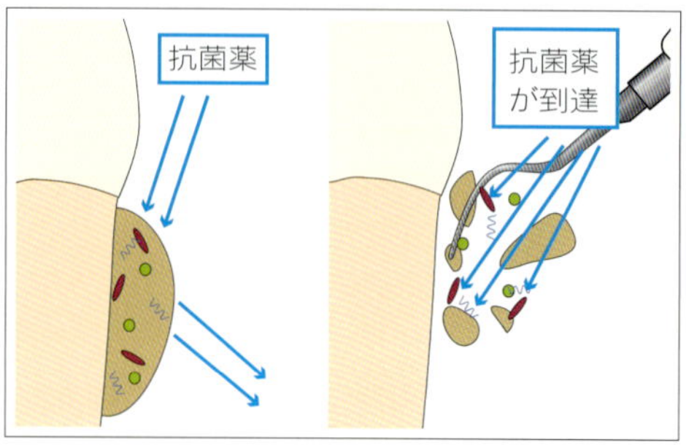


**図2-2-1**　プラークはバイオフィルムという構造を持っており抗菌薬は浸透できない。しかしデブライドメントにてバイオフィルムの構造を機械的に壊しながら抗菌薬を投与すれば、効くかもしれない？

## ●システマティックレビューで検証

抗菌薬を歯周治療に応用した研究は多数あり、とてもすべての文献を網羅して論ずることはできないが、近年システマティックレビューが発表されているので、代表的なものを紹介する。

**＜局所投与＞**

Hanes と Purvis（2003）は、歯肉縁下デブライドメントと局所投与（クロルヘキシジンチップ、ドキシサイクリン、メトロニダゾール、ミノサイクリン、テトラサイクリン）を併用した場合、デブライドメントのみの場合と比較してプロービングデプス（PPD）が0.06～0.51mm 多く改善し、臨床的アタッチメントレベル（CAL）は－0.40mm から0.39mm の変化があったとしている。最大でも約0.4mm の CAL が得られたという結果だが、この数値に、はたして臨床的意義があるのだろうか？

近年 Bogren ら（2008）は、テトラサイクリンの局所投与とデブライドメントを併用した後、3年間追跡した研究で、デブライドメントのみの場合との差がみられたのは3か月後までで、それ以降は差がなくなったことを示した。このことから、今のところ抗菌薬の局所投与の効果はごくわずかで、さらに短期間しか効き目が持続しないことが言えるだろう。抗菌薬を使用するとしたら「急性症状のように短期間効果が得られればいい」という状況であろう。

**＜全身投与＞**

Haffajee ら（2003）のシステマティックレビューにおいて、メトロニダゾール、アモキシシリン＋クラブラン酸、ペニシリン、テトラサイクリン、ドキシサイクリン、クリンダマイシン、アモキシシリン＋メトロニダゾール、スピラマイシンについてデータの分析が行われている。これによると、抗菌薬の全身投与をデブライドメントと併用した場合、デブライドメントのみの場合と比較して0.27mm 多く CAL が得られるという結果が得られた。そして急速破壊性（侵襲型）歯周炎（以下 AgP）の場合には、対照群と比べ多く CAL が得られるという結果になっている。

このレビューの結果を読み込むと、メタアナリシスに含まれている Lopez ら（2000）の研究結果が平均値を大きく引き上げていることがわかる。原著を読み込むと、他の研究はスケーリング・ルートプレーニング（SRP）または歯周外科と投薬が併用されているのに対して、Lopez らの研究では抗菌薬投与のみがメインテナンス期間中4回行われていた。機械的な治療を併用した場合よりも投薬のみが行われたほうが高い効果が得られるとは考えにくく、この論文がシステマティックレビューに加えられたのが適切かどうか疑問である。

## ●抗菌療法は第一選択にはなりえない

以上の研究結果からも、抗菌療法の臨床的効果は微妙と思われる。患者によって、あるいは部位によっては抗菌薬がよく効く場合があるのかもしれない。しかしながらほとんどのケースは機械的な治療を徹底すれば治癒するし、抗菌薬が必要なケースがあるとしても、それを事前に確認する方法は今のところ存在しない。さらに副作用の問題や費用対効果を考えると、すくなくとも抗菌薬の投与は第一選択とはなり得ないのが現状である。

## サポーティブペリオドンタルセラピー(SPT)でのドキシサイクリン局所投与の3年の治療結果

Bogren A, Teles RP, Torresyap G, Haffajee AD, Socransky SS, Wennström JL. Locally delivered doxycycline during supportive periodontal therapy: a 3-year study. J Periodontol 2008;79(5):827-835.

**【研究の目的】**

SPT 期間中の機械的デブライドメントに局所除放性ドキシサイクリンを投与した場合の長期的な効果を、臨床的、微生物学的に評価する。

**【研究デザイン】**

ランダム化比較研究(マルチセンター)

**【研究対象者】**

中等度～重度の慢性歯周炎の治療を受け1年以上 SPT を継続し、少なくとも4歯に PPD5mm 以上がみられる128名。

**【介入方法】**

**実験群**：65名に対して、研究開始時、1年後、2年後に PPD5mm 以上の部位に手用スケーラーまたは超音波スケーラーによりデブライドメントが行われた後、8.8%ドキシサイクリン含有ジェルが注入された。その後1週間は0.1%クロルヘキシジンによる洗口が指導された。

**図2-2-2** 抗菌薬の局所投与と SRP を併用した場合、SRP のみの場合と比較して術後3か月は有意に改善する傾向がみられるが、6か月経過以降は差がなくなってしまう。

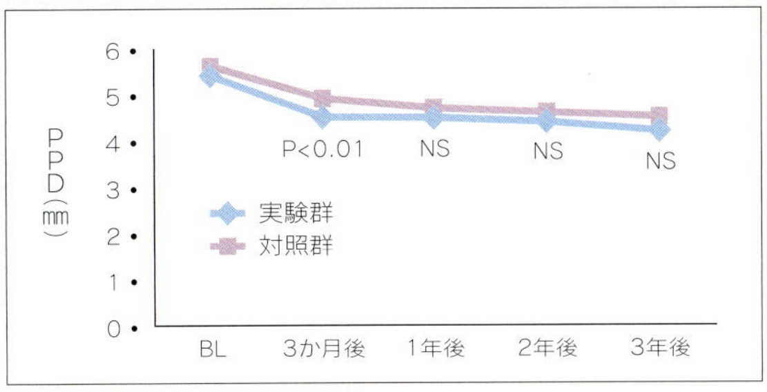


**対照群**：他の63名には機械的デブライドメントのみが行われた。

**【評価方法】**

研究開始時、3か月後、1年後、2年後、3年後に、プラーク、プロービング時の出血(BOP)、PPD、歯肉辺縁の位置(GM)の計測が行われた。PPD と GM から相対的にアタッチメントレベルが計算された(RAL)。

すべての検査時に全部の歯から歯肉縁下プラークを採取し、チェッカーボード DNA － DNA ハイブリダイゼーション法により、細菌学的検査が行われた。

**【おもな結果】**

研究期間中プラークスコアについては両グループで差異がなかったが、3か月後の検査時では実験群では対照群と比較して BOP の頻度が低く、PPD が小さく、RAL のゲインが多く得られ、統計学的有意差がそれぞれみられた。しかしその後の検査では差がみられなくなった(**図2-2-2**)。

細菌学的には、2年後の検査時に3種類の菌数が実験群より対照群で多かったが、他の検査時には差がみられなかった。

## 広汎型急速破壊性(侵襲型)歯周炎の細菌叢への機械的デブライドメントと抗菌薬全身投与の併用効果

Heller D, Varela VM, Silva-Senem MX, Torres MC, Feres-Filho EJ, Colombo AP. Impact of systemic antimicrobials combined with anti-infective mechanical debridement on the microbiota of generalized aggressive periodontitis: a 6-month RCT. J Clin Periodontol 2011;38(4):355-364.

**【研究の目的】**

広汎型急速破壊性(侵襲型)歯周炎(以下 AgP)に対する機械的デブライドメントとアモキシシリン、メトロニダゾールの全身投与による臨床的および細菌学的効果を検討する。

**【研究デザイン】**

ランダム化比較試験(ダブルブラインド)

**【研究対象者】**

18～39歳の AgP 患者35名。

**【介入方法】**

動的治療開始前に、全対象者にプラークスコアが20%以下になるように口腔衛生指導が行われ、その後全顎の歯肉縁下デブライドメントとクロルヘキシジン(CHX)によるポケット洗浄が行われた。その後45日間、CHX 洗口と CHX ジェルによる舌ブラッシングが指導された。その後1週間以内に1／4顎ごとの SRP、CHX によるポケット洗浄を実施し、さらに以下の介入がなされた。

**実験群**：18名にアモキシシリン500mg とメトロニダゾール250mg を1日3回、10日間処方。

**対照群**：17名にプラセボを同様に処方。

3か月後のフォローアップ時に、口腔衛生の強化と歯肉縁上プラークと歯石の除去、BOP がある4mm よりも深いポケットの再治療が行われた。

**【評価方法】**

ベースライン(治療完了時)、3か月後、6か月後に臨床検査(プラーク付着の有無(PL)、PPD、CAL、BOP およびチェッカーボード DNA － DNA ハイブリダイゼーション法による細菌検査が行われた。

**【おもな結果】**

両群において PPD、CAL、PL、BOP の有意な改善が認められたが、実験群と対照群とのあいだには効果の差はみられなかった。また治療後に PPD の深化およびアタッチメントロスが生じた部位に関してはいくつかの菌の数が多かったが、群間で明らかな違いはみられなかった。

### 2つの論文から言えること・わかること

抗菌薬の効果は、局所投与・全身投与いずれもわずかであり、歯周治療の第一選択とする臨床的意義は見当たらない。

# 迷 基本治療において、歯肉縁下の治療が始まったらブラッシング指導はしなくてよい

エビデンスで検討すると…

# 真 歯肉縁下の治療が開始された後も、ブラッシング指導は継続して行う必要がある

### ●プラークスコアが20%になれば、ブラッシング指導は終了？

歯周治療を成功させるためには、患者自身によるプラークコントロールの水準を上げることが必須なので、まずはブラッシング指導が徹底して行われる。何度かくり返し指導が行われ磨けるようになれば、次のステップとして歯肉縁下デブライドメントが開始される。その後、再評価の結果に基づいて、必要ならば歯周外科へと治療は進む。

このように歯周治療は、治療計画に基づいて段階を踏んで進めていくものである。しかしこの治療の『段階』を、そのまま形式的にとらえて実践している場合が多いと思える。すなわち、プラークスコアが20%以下になればそこでブラッシング指導を『終了』し、スケーリング・ルートプレーニング(SRP)や歯周外科を行っていく段階ではブラッシング指導を行わない場合が多いのである。はたしてそのようなマニュアル的な進めかたで、歯周治療は成功するのだろうか？(**図2-3-1**)。

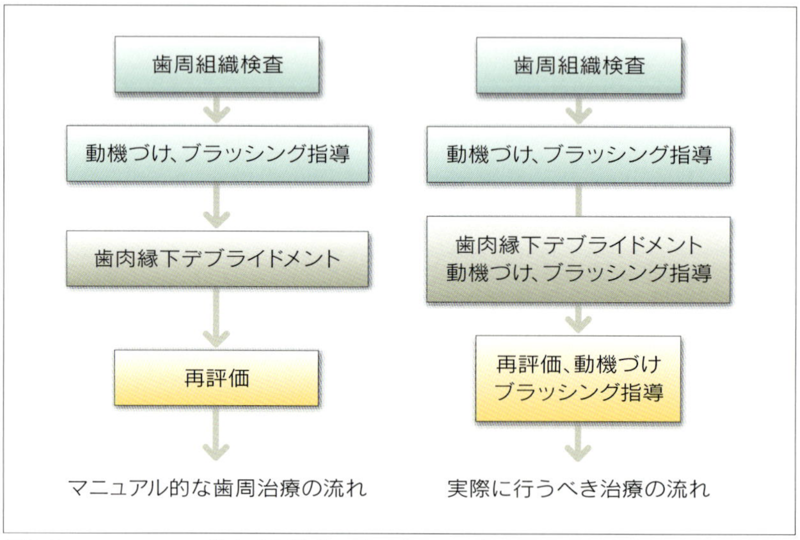


**図2-3-1**　マニュアル的な歯周治療の流れだけで、歯周治療は成功するのだろうか？

### ●2つの研究が語る、継続の意義

Magnusson ら(1984)は、深いポケットに対して SRP を行った後に、プラークコントロールを継続した場合と継続しなかった場合の効果を比較した。歯周炎患者に対して研究開始時にブラッシング指導を行った後、全顎の SRP が行われ、その後16週間、実験群の患者にはブラッシング指導と PMTC が2週間に1度、徹底して行われた。他方、対照群の患者にはその間ブラッシング指導が行われなかった。その結果、実験群では対照群よりもポケットが大きく改善し、ポケット内の細菌叢にも差異がみられた。

また Smulow ら(1983)も同様に、SRP 後にブラッシング指導を継続しないと、継続して行った場合と比較して、臨床的および細菌学的に効果が低くなることを確認している。

これらの研究から、SRP の治療成績は歯肉縁上プラークコントロールの水準に大きく左右されることが言える。すなわち患者自身で適切なブラッシングが行われていなければ、思うような治療効果が得られない、ということである。上述の Magnusson ら(1984)の研究においては、対照群の患者に対しても1回ブラッシング指導が行われている。にもかかわらず SRP 遂行後、対象となった歯面のほとんどにプラークが付着していた。このことが意味するのは、「ブラッシング指導は続けて行わなければならない」ということである。

### ●ブラッシング指導の目的は、技術的なことだけではない

おそらくブラッシングの技術的なことについては、最初の数回で指導を終えることができるかもしれない。しかし重要なことは、習得した技術を使ったブラッシングを患者自身に継続させることである。ゆえにブラッシング指導は、歯肉縁下の治療開始後もくり返し続けて行う必要があり、その目的は技術的なこと以上に『モチベーションの維持』にあると言える。たとえば、最初のうちは染め出しを行っていたのに、ある時から染め出しを行わなくなってしまったら、患者はもう「ブラッシングは重要ではなくなった」と思ってしまうかもしれない。そういったことも、考慮しておかなければならないだろう。

「開業医ではそんな時間はない」という意見があるかもしれない。しかし、たとえば毎回プラークスコアを記録しなくても、染め出しをして患者に鏡をみせて磨き残し部分を指摘するだけでも動機づけの効果はあるので、工夫次第で時間の短縮は可能なのではないだろうか。

## 歯肉縁上プラークの除去が、深いポケット内の嫌気性菌に及ぼす影響

Smulow JB, Turesky SS, Hill RG. The effect of supragingival plaque removal on anaerobic bacteria deep periodontal pockets. J Am Dent Assoc 1983;107(5):737-742.

**【研究の目的】**

歯肉縁上プラークコントロールのみで、深いポケットの歯肉縁下の嫌気性菌をコントロールできるかどうか検討する。

**【研究デザイン】**

非ランダム化比較研究

**【研究対象者】**

23〜56歳の進行した歯周炎患者14名。

**【介入方法】**

以下の4群に振り分けられた。

**グループ1**：研究開始時に、歯肉縁下および歯肉縁上プラークを除去し、その後20日間、週に5度、歯肉縁上プラークを除去。

**グループ2**：歯肉縁上プラークのみを除去し、その後20日間、週に5度、歯肉縁上プラークを除去。

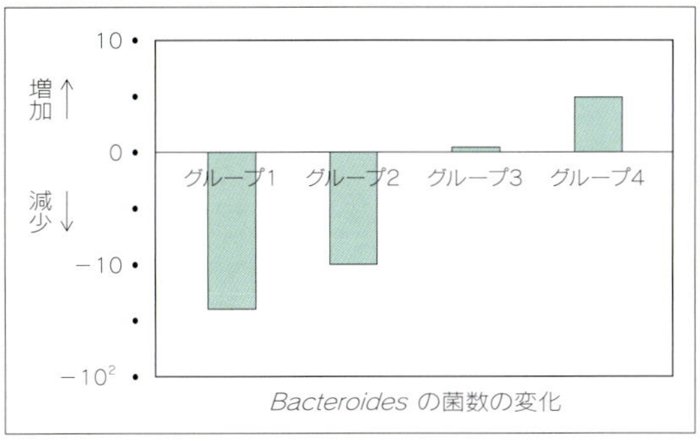


**図2-3-2**　グループ3は、歯肉縁下スケーリングが行われたにもかかわらず歯肉縁上プラークコントロールがくり返し行われなかったため、歯肉縁下細菌叢に改善がみられなかった。

**グループ3**：研究開始時に、歯肉縁下および歯肉縁上プラークを除去し、その後20日間治療はしない。

**グループ4**：21日間治療を行わない。

**【評価方法】**

介入前後に細菌検査のためのサンプリング、およびプラーク指数、歯肉炎指数を測定した。

**【おもな結果】**

*Bacteroides*、スピロヘータ、通性および偏性嫌気性菌の検出頻度はグループ1、2でもっとも減少し、グループ3および4では増加した。スピロヘータの菌数はグループ1でもっとも減少し、以下グループ2、3、4の順であった。通性および偏性嫌気性菌数および *Bacteroides* の菌数はグループ1、2で減少したが、3、4では増加がみられた（**図2-3-2**）。

## 専門家による継続的な歯肉縁上プラークコントロールが歯肉縁上・縁下細菌叢に及ぼす影響

Ximénez-Fyvie LA, Haffajee AD, Som S, Thompson M, Torresyap G, Socransky SS. The effect of repeated professional supragingival plaque removal on the composition of the supra- and subgingival microbiota. J Clin Periodontol 2000;27(9):637-647.

**【研究の目的】**

専門家による歯肉縁上プラーク除去を毎週行うことの、歯肉縁上および縁下の細菌叢に及ぼす影響を分析する。

**【研究デザイン】**

フォローアップ研究

**【研究対象者】**

歯周治療のメインテナンスを受けている成人18名。

**【介入方法】**

研究開始時（BL）、3、6、12か月後に細菌学的検査と臨床的検査が行われた。BL 検査後、SRP が行われ、その後3か月間、週1回の専門家によるラバーカップと研磨材およびデンタルフロスによる歯肉縁上歯面清掃がくり返し行われた。

**【評価方法】**

全歯6歯面に対してプラークの付着、プロービング時の出血（BOP）、歯肉の発赤、排膿、プロービングデプス、臨床的アタッチメントレベルが測定された。歯肉縁上プラークおよび歯肉縁下プラークサンプルが第三大臼歯を除く全歯近心面からキュレットにて採取された。それらのサンプルからチェッカーボード DNA-DNA ハイブリダイゼーション法により40菌種の定量が行われ、各菌数、検出頻度、割合が計測され、経時的に分析された。

**【おもな結果】**

プラーク、歯肉の発赤、BOP の頻度（%）は、研究期間中有意に減少した。歯肉縁上プラーク中の菌数（$\times 10^5$）は、BL 時は平均133±19であったが、12か月後は41±6に有意に減少した。歯肉縁下プラーク中の細菌も BL 時1051±22から12か月後は13±3に有意に減少した。また歯肉縁上では40菌種中、*Porphyromonas gingivalis* や *Treponema denticola* などを含む22菌種が、歯肉縁下では34菌種が観察期間中に減少した。

**【結論】**

週に1回くり返し行われた歯肉縁上プラークの除去により、歯肉縁上のみならず歯肉縁下の菌数が減少し、菌叢は歯周組織が健康な人のそれに匹敵する状態になったことが観察され、その状態が9か月間続いた。

### 2つの論文から言えること・わかること

歯肉縁上プラークコントロールが徹底されていなければ、歯肉縁下デブライドメントを行っても治癒が悪く再発が起こりうるが、逆に徹底した歯肉縁上プラークコントロールにより歯周組織の健康が保たれることが、臨床的所見からも細菌学的所見からも示された。

# 迷 病的セメント質はすべて除去しなければならない

エビデンスで検討すると…

# 真 LPS のほとんどはセメント質の表層に限局して存在しており、必ずしもセメント質をすべて除去する必要はない

**●ルートプレーニングの目的と現実**

従来、歯肉縁下の治療には『スケーリング・ルートプレーニング（SRP）』が行われてきた。スケーリングは歯面に付着した歯石やプラークを除去する行為であり、ルートプレーニングは病的なセメント質を除去し根面を滑沢化する行為である。ルートプレーニングのおもな目的は、セメント質内に入り込んだ細菌由来の内毒素を除去することである。このコンセプトにもとづいて、われわれは治療時にセメント質の徹底的な除去を行っていた。しかし、この行為は術中および術後の不快症状を起こしやすく、治療時間もそれなりにかかってしまうという問題もある。

**●検証：ルートプレーニングの目的**

Aleo ら（1974）は、歯周病罹患歯を抜去し、その根面をバーで削り、そのなかで内毒素（リポ多糖、LPS）が抽出されたことを示した。この結果は、ルートプレーニングによりセメント質を徹底的に除去しなければならないとする従来の治療法の根拠となりうると考えられた。しかしこの実験系では、LPS がセメント質のどのあたりまで浸透しているのかわからなかった。

やがて Nakib ら（1982）は、*in vitro* の研究において、細菌由来の LPS は歯周病罹患歯のセメント質の表層に存在し、深くは浸透していないことを示唆した。さらに Moore ら（1986）は、歯周病により抜歯された歯の根面を水洗後、1 分間エンジンつきのブラシで磨くだけで99% の LPS が除去できたことを示した（**図 2-4-1**）。さらに Nyman ら（1988）、Mombelli ら（1991）は、臨床研究において、外科的に歯肉を剥離した後に歯石のみを除去しルートプレーニングを行わなかった場合でも、治癒が起こることを示した。

**●ルートプレーニングのさじ加減**

従来はルートプレーニングという概念のもと、セメント質を徹底的に除去することが推奨されていた。治療にあたっても、キュレットで金属音がするまでルートプレーニングをすることが基準となっていた。しかし今の概念からすると、この方法は考え直さなければならない。

たとえば、必要以上にルートプレーニングしてセメント質を除去することで、術後の知覚過敏が起こりやすいかもしれない。また、治療時間も長くかかってしまうかもしれない。さらには、セメント質を取り過ぎて歯質が損なわれ、将来、破折や根面う蝕などの偶発症が生じるリスクが高まってしまうかもしれない。

しかし実際の臨床現場では、歯石などを『取りすぎる』ことよりも『取り残す』ことのほうが問題になることが多い。特にグルーブや根分岐部など解剖学的に問題がある根面では、歯石やプラークの取り残しによる治癒不全が起こりやすいと思われる。そのような部位にはどうしても『徹底的な除去』を行ってしまうし、そのくらいの意気込みで治療をしないと、実際に根面に付着した歯石やプラークを取りきれず、炎症が消失しないことになる。

このさじ加減はとても難しいところだ。これに関する解決策のヒントとしては、超音波スケーラーのような、狭くて深いポケットでも根面に到達でき、かつ歯面の削除量の少ない器具を使うことが挙げられる。

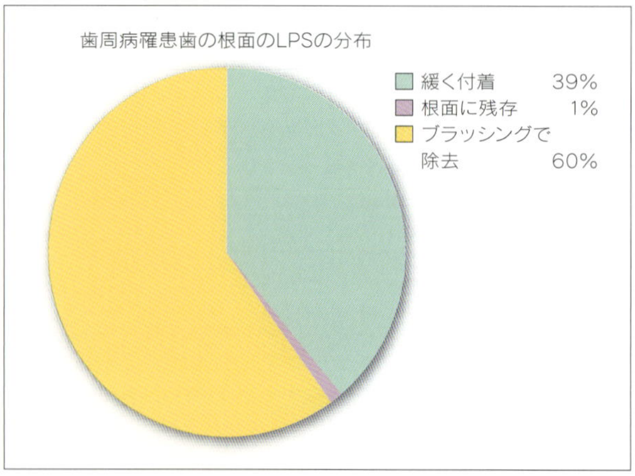


**図2-4-1** Moore ら（1986）の研究では、歯周炎に罹患した歯の歯根を水洗およびブラッシングするだけで、LPS の99%が除去されたとした。

## 「病的」セメント質が歯周治療後の治癒に与える影響についての臨床研究

Nyman S, Westfelt E, Sarhed G, Karring T. Role of "diseased" root cementum in healing following treatment of periodontal disease. A clinical study. J Clin Periodontol 1988;15(7):464-468.

**【研究の目的】**

歯周治療において、根面デブライドメント時にセメント質の除去が必要かどうかを検討する。

**【研究デザイン】**

ランダム化比較研究(スプリットマウス)

**【研究対象者】**

中等度〜重度の歯周炎患者11名。

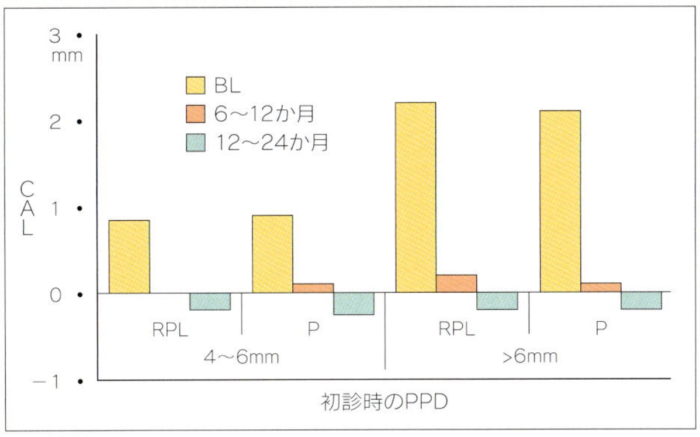


**図 2-4-2** RPL群とP群における臨床的アタッチメントレベル(CAL)の変化。歯周外科手術時にルートプレーニングを行った場合と行わなかった場合で、臨床的な治癒に差異はみられなかった。

**【介入方法】**

すべての患者に歯周組織検査後、口腔衛生指導を行ったのち、ポリッシング側(P側)とルートプレーニング側(RPL側)で別の処置が行われた。

**P側**：片顎にはフラップ剥離および肉芽組織除去後、根面に付着した大きな歯石をキュレットで除去したがセメント質の徹底的な除去は行わず、ラバーカップと研磨材によるポリッシングが行われた。プラークが除去できたかどうか、染め出しにより確認した。

**RPL側**：フラップ剥離および肉芽組織除去後、キュレット、ダイヤモンドストーンによりSRPが行われた。

術後4週間はクロルヘキシジンによる洗口が指導され、3か月間は2週間に1回のPTC、その後は3か月に1回のメインテナンスが継続された。

**【評価方法】**

術前(BL)、6、12、24か月後に、プロービング時の出血、歯肉炎指数、プロービングデプス、臨床的アタッチメントレベルが測定された。

**【おもな結果】**

各臨床パラメータに関して2群間でで改善がみられたが、差異はみられなかった(**図2-4-2**)。

## ポケット減少による歯肉縁下環境の変化に伴う臨床的・微生物学的変化

Mombelli A, Nyman S, Brägger U, Wennström J, Lang NP. Clinical and microbiological changes associated with an altered subgingival environment induced by periodontal pocket reduction. J Clin Periodontol 1995;22(10):780-787.

**【研究の目的】**

軟組織形態を局所的に変えることで歯肉縁下の環境を変化させ、その微生物学的および臨床的影響を観察する。

**【研究デザイン】**

非ランダム化比較研究(スプリットマウス)

**【研究対象者】**

6mm以上のポケットが複数認められる30〜60歳の歯周炎患者7名。

**【介入方法】**

術前(BL)検査の後、すべての患者に口腔衛生指導および歯肉縁上プラークと歯石の除去が行われた。

**実験群**：SRP非実施。歯周外科手術(歯肉弁根尖側移動術、骨切除)にて直視できた歯石は除去したが、ルートプレーニングは行われなかった。

**対照群**：SRPが行われ、その後歯周外科手術が行われた。歯周外科手術中、徹底的なルートプレーニングが行われた。

歯周外科手術後、すべての患者に2週〜3か月に1回のメインテナンスが行われた。

**【評価方法】**

BL時、1、3、6、12か月後にプラーク指数、歯肉炎指数、プロービングデプス、臨床的アタッチメントレベルの測定および細菌検査(*Porpyromonas gingivalis*、*Prevotella intermedia*、*Fusobacterium nucleatum*、*Aggregatibater actinomycetemcomitans*など12菌種を培養し、球菌、桿菌、運動性桿菌、線状菌、スピロヘータなど6種類を暗視野顕微鏡で観察)のためのサンプリングが行われた。

**【おもな結果】**

プラークスコアは、両群ともBL時は平均0.3で、実験期間中0.5〜0.9までのあいだで変動していた。

プロービングデプスおよびアタッチメントレベルは両群で有意に改善したが、群間では差異はみられなかった。細菌学的所見も両群で差異はみられなかった。

### 2つの論文から言えること・わかること

これら2つの臨床研究から、歯周治療において重要なのは歯肉縁下の病原菌と考えられる菌を除去し環境を変えることであり、ルートプレーニングによるセメント質の除去ではないことが示唆された。

## 迷　超音波スケーラーは手用スケーラーと比較して、使用後に根面が粗造になるので治癒が悪い

エビデンスで検討すると…

## 真　超音波スケーラーでも手用スケーラーでも、歯周組織の治癒に違いはない

**表2-5-1**　手用スケーラー（キュレット）および超音波スケーラーによるスケーリング後の削除量の比較

| | | 歯質の喪失（μm） |
|---|---|---|
| Ritz ら（1991） | キュレット | 108.9 |
| | 超音波 | 11.6 |
| Rees ら（1999） | キュレット | 23.6 |
| | 超音波 | 6.8 |

超音波スケーラーのほうが約3～10倍、削除量が少ない。

### ●手用スケーラーと超音波スケーラー、どっちが有利か？

かつて『手用スケーラーを使ったほうが、超音波スケーラーの場合よりも根面が滑沢になるので、歯周組織の治癒がよい』との考えが一般的であった。

たしかに根面が粗造なほうがプラークの堆積が起こりやすいと考えられるし（Quyrinen と Bollen，1995）、実際にキュレットを使ったほうが、超音波スケーラーや音波スケーラーよりも根面が平滑になるとの報告もある（Kocher ら，2001）。しかし、『どの程度の根面の粗造性が治癒にかかわってくるか』ということについては、考えなければならないだろう。

手用スケーラーは、『ルートプレーニングを徹底できる』という点で有利と言える。たとえば、ウシまたはヒトの抜去歯の歯質を用いた研究において、手用スケーラーを使ってスケーリングした場合は、超音波スケーラーを使った場合よりも歯質が3～10倍近く削除されたと報告されている（Ritz ら，1991、Rees ら，1999）（**表2-5-1**）。このデータは、見かたによっては『やはり手用スケーラーのほうがルートプレーニングに有利』と解釈できるかもしれない。しかし**32ページ**で解説したように、細菌由来の内毒素のほとんどは歯根の表層に限局していると考えられていることを考慮すると、手用スケーラーの有意性は疑問であり、むしろ歯質の削除量を考えると手用スケーラーのほうがオーバーインスツルメンテーションを起こしやすいとも考えられる。あとは、それらの器具により歯周組織の治癒に差が出るかどうかが、もっとも重要な問題となる。

### ●臨床研究にみる、両者の治癒の差

手用スケーラーと超音波スケーラーの臨床的効果を比較した研究としては、古くは Badersten ら（1984a）によるものが有名である。また手用スケーラーと超音波スケーラーあるいは音波スケーラーの比較に関しては、システマティックレビューが公表されている（Tunkel ら，2002、vander Wiejden と Timmerman，2002、Hallmon と Rees，2003）。これらの研究およびレビューで一致した結論は、『手用インスツルメントと電動（超音波または音波）インスツルメントは、プロービングデプス（PPD）の改善と臨床的アタッチメントレベル（CAL）の獲得量に関して、効果に差はない』というものであった。

しかしながら同じシステマティックレビューであっても、結果が食い違う点があった。それは『治療時間の違い』に関してである。Tunkel ら（2002）による研究では、「超音波／音波インスツルメントを使用した場合は、手用インスツルメントを使用した場合に必要な治療時間よりも短い」としたが、Hallmon と Rees（2002）による研究では、「治療に要する時間に差があると言えるのに十分な根拠がない」としている。

これに関して Wennström ら（2005）は、慢性歯周炎患者を対象にした研究にて、『ポケット1部位を閉鎖させるのに要した時間』を、超音波スケーラーで全顎を1回のアポイントメントで治療した場合（実験群）と、手用スケーラーで1/4顎ごとに1週間おきに治療した場合（対照群）で比較し、実験群では平均3.3分、対照群では平均8.8分かかったことを報告した。また術後の知覚過敏が5日間以上続いた患者は実験群で5%、対照群で33%だったとしている。

### ●手用スケーラーと超音波スケーラーには差はないが……

以上のことを総合的に解釈すると、超音波スケーラーと手用スケーラーの違いによる根面粗造性の違いは臨床的には影響がないと言える。

ただし、たとえば大きい歯石がすぐに届く部位にあり、超音波スケーラーで除去するのがもどかしい場合など、状況によっては手用スケーラーを用いても問題ないが、治療時間の短縮、歯質の削除量、知覚過敏の問題を考えると超音波スケーラーの利点が大きく、最初の治療のアプローチとしては有効と考えられる。

## 重度に進行した歯周炎への非外科的歯周治療の効果

Badersten A, Nilveus R, Egelberg J. Effect of nonsurgical periodontal therapy. II. Severely advanced periodontitis. J Clin Periodontol 1984;11(1):63-76.

**【研究の目的】**

PPD12mmまでの重度に進行した歯周炎に対する非外科的歯周治療における、超音波スケーラーを用いた場合と手用スケーラーを用いた場合の効果を比較する。

**【研究デザイン】**

非ランダム化比較研究（スプリットマウス）

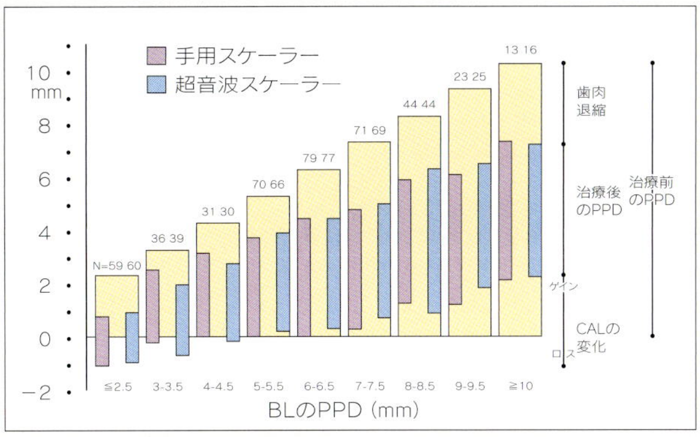


**図2-5-1**　手用スケーラーと超音波スケーラーの効果の比較。

**【研究対象者】**

38～58歳までの重度に進行した歯周炎患者16名の切歯、犬歯および小臼歯。

**【介入方法】**

最初の1か月間、全患者に口腔衛生指導を2～3回行った。その後、個々の必要に応じてさらに口腔衛生指導およびポリッシングが行われた。治療開始後3か月後に最初のスケーリング・ルートプレーニング（SRP）が手用または超音波スケーラーにて行われ、6、9か月後に再SRPが行われた。

**【評価方法】**

ベースライン（BL）時、3か月後、以後3か月毎に24か月後まで各臨床パラメータの測定が行われた（プラーク、プロービング時の出血、PPD、CAL、歯肉退縮）。

**【おもな結果】**

すべての臨床パラメータに改善がみられた。また治療前のPPDが大きいほど、治療後の歯肉退縮およびアタッチメントゲインが大きくなったが、手用スケーラーと超音波スケーラーで効果に差異はなかった（**図2-5-1**）。

## 全顎の超音波デブライドメントと1/4顎ごとのスケーリング・ルートプレーニングの比較

Wennström JL, Tomasi C, Bertelle A, Dellasega E. Full-mouth ultrasonic debridement versus quadrant scaling and root planing as an initial approach in the treatment of chronic periodontitis. J Clin Periodontol 2005;32(8):851-859.

**【研究の目的】**

超音波デブライドメントによる全顎の治療効果と、最初のアプローチで治癒しなかった部位への再インスツルメンテーションの効果を検討する。

**【研究デザイン】**

ランダム化比較研究

**【研究対象者】**

PPD5mm以上でプロービング時の出血（BOP）を示す歯が8本以上あり、そのうちPPD7mm以上の歯が2本以上みられる慢性歯周炎患者42人。

**【介入方法】**

すべての患者にスクリーニング検査、口腔衛生指導を行った後、喫煙に関して層別化し、実験群と対照群にランダムに振り分けた。ベースライン検査、口腔衛生指導が行われた後、以下の治療が行われた。

**実験群**：治療時間1時間以内に全歯に超音波スケーラーによるデブライドメントが行われた。1か月後に口腔衛生指導と術中および術後の不快症状に関するアンケート調査が行われた。3か月後の再検査の後、PPD5mm以上残存した部位に時間無制限で再インスツルメンテーションが行われた。

**対照群**：1/4顎ごとに、1回1時間以内で手用スケーラーによるSRPが行われた。その後は、手用スケーラーを用いた以外は実験群と同様のプロトコールで介入が行われた。

**【評価方法】**

BL時、3か月後、6か月後に各臨床パラメータの測定が行われた（BOP、PPD、CAL）。

**【おもな結果】**

3、6か月後の検査では、各臨床パラメータの平均値は実験群と対照群で差がなかった。

またポケットを一部位閉鎖させるのに要した時間を計算すると、実験群では3.3分、対照群では8.8分となり、統計学的有意差がみられた。

術後の不快症状（5日以上続いた知覚過敏）は実験群で5%、対照群で33%の患者にみられた。

### 2つの論文から言えること・わかること

歯肉縁下デブライドメントにおける歯周組織の治癒の点では、両者に違いはない。超音波は一般的に治療の短縮化ならびに術中・術後の不快症状が少ないと考えられるので、初回に使うことは妥当である。なお使用する部位によっては手用が効果的な場合や、手頭感覚という点でも有利な場合があるので、手用も有効な器具であることには変わりはない。

# 迷 超音波スケーラー使用時には、薬液を使うと効果が上がる

エビデンスで検討すると…

# 真 薬液の効果は微妙である

**●薬液を冷却水として使っている臨床医は多いが……**

超音波スケーラー使用時には、摩擦熱による傷害を最小限にするため、常に冷却水を併用する。またこれにより、キャビテーション効果も期待できる。

この冷却水にヨードホルム、クロルヘキシジンなどの薬液を混ぜて効果を高めようという試みがなされているが、はたしてこれは有効なのだろうか。

**●臨床研究に探る、薬液の効果**

この効果を唱えた代表的な論文として、Rosling ら(1986)の研究がある。中等度から重度の歯周炎患者に対して、実験群では0.05%ヨード溶液を、対照群では生理食塩水を注水しながら超音波スケーラーにて歯肉縁下デブライドメントを行い、その効果を比較検討した。またこの治療はスプリットマウスデザインにより行われ、片側は非外科的に、反対側はフラップを開けて行った。結果は、非外科的に治療したところは初診時にプロービングデプス(PPD)が7mm 以上だった部位で観察期間中に3〜4mm まで改善したが、実験群と対照群とのあいだに有意差はなかった。他方、臨床的アタッチメントレベル(CAL)は、実験群で対照群と比較して有意に多く改善が得られた。

この論文の著者らは、この結果をもって『機械的デブライドメント時の薬液使用は有効』としている。しかしこのデータのように「PPD の改善には差がないが、CAL の改善に差があった」ということは、生物学的に考えにくい(**図2-6-1**)。そのまま解釈すると「薬液を使うとデブライドメント後の歯肉退縮が少なくなる」ということになり、ヨード溶液にそのような特殊な効果があるとはとても考えられないのである。おそらく、これはヨードにより歯肉着色が起こるなどの理由から、盲検が徹底できなかったことにより生じたエラーであると考えられる。

同様に Rosling ら(2001)は、0.1%ヨードホルム溶液を超音波スケーラーと併用した場合の年間アタッチメントロスの量は0.06mm、水道水を使った場合は0.08mm と報告しているが、この差の臨床的な意義は明確でないと考えられる。

他方 Zanatta ら(2006)は、0.5%ポピドンヨード溶液を使って超音波スケーラーによる全顎のデブライドメントを行った場合と、生理食塩水を使った場合とでは、臨床的効果に差がみられなかったことを示し、薬液の効果を疑問視している。なお、同様の結果が Leonhardt ら(2007)により報告されている。

**●薬液の臨床的な効果は、ほとんど期待できない**

以上の結果から、超音波スケーラー使用時の薬液の効果は、臨床的にはわずかか、ほとんど期待できないと考えていいだろう。この理由は、ポケットからは常に歯肉溝滲出液が流出しているので、液体という形で薬液がポケット内に注入されてもすぐに洗い流されてしまうからである。しかし薬液によってはミントなどのフレーバーが付与されている場合があり、患者によっては治療中に爽快感を得られる可能性もあるので、そのような目的での使用は正当化されるものと考える。ただし、その場合でも通常の洗口と違いかなりの量の液体を使うので、薬液自体の濃度を考慮する必要はあろう。

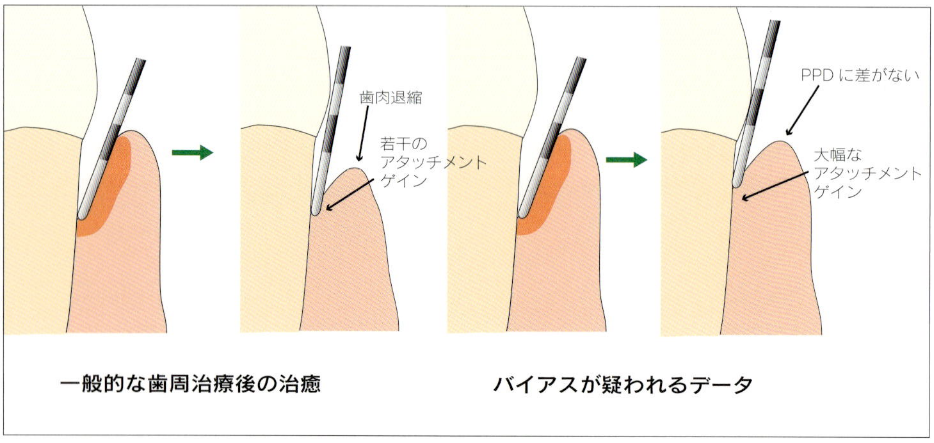


**図2-6-1** 骨縁下ポケットのような特殊な場合を除いて、歯周治療後の PPD の減少はおもに歯肉退縮により起こる。歯肉退縮よりもアタッチメントゲインが大きく起こったことを示すようなデータは、信頼性が低い。

## ポピドンヨードを用いた歯肉縁下デブライドメントの治療効果

Zanatta GM, Bittencourt S, Nociti FH Jr, Sallum EA, Sallum AW, Casati MZ. Periodontal debridement with povidone-iodine in periodontal treatment: short-term clinical and biochemical observations. J Periodontol 2006;77(3):498-505.

**【研究の目的】**

0.5%ポピドンヨード溶液(PVP)によるイリゲーションについて、超音波スケーラーによる歯肉縁下デブライドメントと併用した場合の効果を検討する。

**【研究デザイン】**

ランダム化比較研究

**【研究対象者】**

27〜72歳で20歯以上残存し、PPD5mm以上でプロービング時の出血(BOP)のある歯を8本以上有する中等度慢性歯周炎患者45名。

**【介入方法】**

全被験者に口腔衛生指導、オーバーハング、歯肉縁上歯石の除去を行った後、ベースライン(BL)検査を行い、その後15人ずつランダムに3群に振り分け、それぞれの介入が行われた。

**①デブライドメント＋ポピドンヨード群**：0.5% PVPを薬液として用い、45分間、全顎のデブライドメントが行われた。

**②デブライドメント群**：生理食塩水を注水下で用い、45分間、全顎のデブライドメントが行われた。

**③対照群**：1週間間隔で1/4顎ずつデブライドメントが行われた。

これらの治療後、すべての被験者に2週間に1回の口腔衛生指導と歯面研磨が行われ、3か月後にBL時と同様の検査が行われた。

**【評価方法】**

BL時および治療3か月後に各臨床パラメータ(プラーク指数(PlI)、BOP、PPD、歯肉退縮、CAL)の計測が行われた。

**【おもな結果】**

PlIは全群で同様に改善した。PPDは全群で約2.5mm、CALは約2mmの改善、BOPは約20%まで改善したが、群間で統計学的有意差はみられなかった。

## 重度慢性歯周炎患者に超音波器具とヨードによるイリゲーションを使用した場合の微生物学的効果

Leonhardt A, Bergström C, Krok L, Cardaropoli G. Microbiological effect of the use of an ultrasonic device and iodine irrigation in patients with severe chronic periodontal disease: a randomized controlled clinical study. Acta Odontol Scand 2007;65(1):52-59.

**【研究の目的】**

ポピドンヨード溶液(PVP)によるイリゲーションについて、超音波スケーラーによる歯肉縁下デブライドメントと併用した場合の微生物学的影響を研究する。

**【研究デザイン】**

ランダム化比較試験(スプリットマウス)

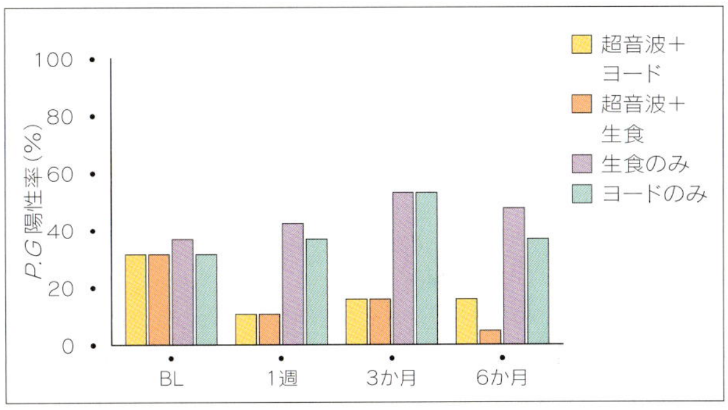


**図2-6-2** 超音波スケーラーにポピドンヨード溶液を併用した場合と使用しなかった場合との*P.g*の検出利率の比較結果。差はみられなかった。

**【研究対象者】**

39〜68歳で、1/4顎にPPD6mm以上の歯を1本以上有する重度慢性歯周炎患者20名。

**【介入方法】**

全被験者に歯肉縁上歯石の除去を行った後、プラークスコア15%以下になるまで口腔衛生指導を行った。BL時の検査後、PPD6mm以上を有する各歯に対し、1歯あたり5分間、以下の4通りの方法で歯肉縁下の治療が行われた。

①超音波スケーラー＋0.5% PVPによるデブライドメント

②超音波スケーラー＋生理食塩水によるデブライドメント

③生理食塩水によるイリゲーション

④ PVPによるイリゲーション

これらの治療後、全被験者に2週間に1回の口腔衛生指導とポリッシングを行い、3か月後にBL時と同様の検査が行われた。

**【評価方法】**

BL時、治療3か月後、6か月後に各臨床パラメータ(プラーク指数、BOP、PPD、CAL)の計測が行われた。またBL時、1週後、3か月後、6か月後にペーパーポイントにより歯肉縁下細菌が採取され、チェッカーボードDNA-DNAハイブリダイゼーション法による18菌種の分析が行われた。

**【おもな結果】**

超音波スケーラーを使用した2群では、使わなかった2群と比べ、臨床的にも細菌学的にも有意な改善がみられたが、超音波スケーラーにPVPを併用したものと生理食塩水を使ったものでは差異はなかった(**図2-6-2**)。

### 2つの論文から言えること・わかること

超音波スケーラーに薬液を併用しても、臨床的にも細菌学的にも付加的な効果を得ることはできない。重要なことは、機械的に歯肉縁下プラークを除去することである。

## 迷　薬液によるポケット洗浄は効果的である

エビデンスで検討すると…

## 真　薬液によるポケット洗浄の効果は期待できない

### ●ポケット内を洗浄する種々の理由

ポケット内を洗浄するために、シリンジなどを使ってポケット内に薬液を使う場合がある。たとえばスケーリング後にポケット内に飛び散った歯石の破片などを洗い流す効果はあると考えられるし、歯周膿瘍の場合に行う意義はあると思われる。

また「感染性疾患なのだからまずは洗うことが重要」とし、生理食塩水などでのポケット洗浄を推奨する研究者もいるようである。

しかしいわゆる『慢性歯周炎の治療』すなわち『歯周炎の進行を止める』ことを目的とした場合では、どのような意義があるのだろうか。

**表2-7-1**　研究にみる歯肉溝滲出液の流出速度

| | 臨床的な状態 | 流出速度（μ／時間） | 安静時量（μl） | 満杯になるまでの時間（分） |
|---|---|---|---|---|
| Chapple ら（1996） | 健康歯肉溝 | 3 | 0.05 | 1 |
| Goodson（1989） | 中等度のポケット | 20 | 0.4 | 1.2 |
| Darany ら（1992） | 深いポケット | 44 | 1.5 | 2 |

歯肉溝からは、状態によって1時間に30〜60回入れ替わる速さで歯肉溝滲出液がでているので、薬液を入れてもすぐに流されてしまう。

### ●臨床研究にみるポケット洗浄の効果

生理食塩水でポケットを洗浄する効果はどうだろうか。いくつかの研究では、菌数や菌の構成にまったく影響しないことが示唆されている（Westling ら，1984、Listgarten ら，1989）。したがって、ポケットを水洗することの効果はほとんど期待できない。

Wennström ら（1986）は、生理食塩水、3%過酸化水素水、0.2%クロルヘキシジン（CHX）によるポケットへの治療効果を比較した。プラークコントロールの状態の良好な患者に、週3回、4週間洗浄を続けた場合、治療開始32週後にプロービング時の出血（BOP）の割合の減少がみられたが、臨床的アタッチメントレベルに変化はなかった。Wennström らは、ポケット洗浄の効果は一時的なものであり、そしてこれら3つの薬液の効果に違いがなかったことを報告している。

また、これらの方法は一時的には歯周病関連菌を減少させるが、その効果は長く続かず、骨吸収や3mm 以上のアタッチメントロスが起こり、歯周病の進行が抑制できないことが観察されている（Wennström ら，1987）。

Shiloah と Hoviouw（1993）はレビュー論文において、ポケット洗浄のみでは炎症を消退させることは不可能で、機械的な治療の代替とはなりえず、炎症が残存することによりさらなる骨吸収、アタッチメントロスが引き起こされると結論づけている。また、サポーティブペリオドンタルセラピー時におけるポケット洗浄が、歯周病関連細菌によるポケット内の再集落化を抑制したり遅延させるという根拠もないとしている。

### ●効果がない理由は『バイオフィルム構造』だから

歯周炎の原因となっている細菌性プラークは、いわゆるバイオフィルムという構造をとっている。まず当然のことながら、生理食塩水のようなもので水洗しただけではまったく効果は期待できない。またバイオフィルムの構造をとっている以上、薬剤をそのなかに浸透させ殺菌することは困難である。さらに**36ページ**でも述べたように、ポケットからは常に歯肉溝滲出液が放出されており、薬液を入れてもすぐに洗い流されてしまう（**表2-7-1**）。もし薬効を期待するならば、インスツルメンテーションと併用してバイオフィルムの構造を破壊しつつ行わないと、まず意味がない。またクロルヘキシジンにしてもヨードにしても、タンパク質とすぐに反応して不活性化してしまうので、相当長時間大量に使わないと奏功しないであろう。

ポケット内に局所的に薬剤を奏功させる最良の方法は、おそらく抗菌薬入りの軟膏などによる『ドラッグデリバリーシステム』と考えられる。これならば数日〜数週間薬効が持続することが期待できる。しかしながら、その形での薬剤の使用でさえ、臨床的効果は微妙である（**29ページ参照**）。

## 抗菌薬を用いたくり返しのポケット洗浄の臨床的効果・1

Wennström JL, Heijl L, Dahlén G, Gröndahl K. Periodic subgingival antimicrobial irrigation of periodontal pockets (I). Clinical observations. J Clin Periodontol 1987;14(9):541-550.

**【研究の目的】**

専門家によりくり返し行われるポケット洗浄単独と、ポケット洗浄とスケーリング・ルートプレーニング(SRP)を併用した場合の効果を臨床的に検討する。

**【研究デザイン】**

ランダム化比較研究

**【研究対象者】**

22〜61歳の中等度から重度の歯周炎患者10人。

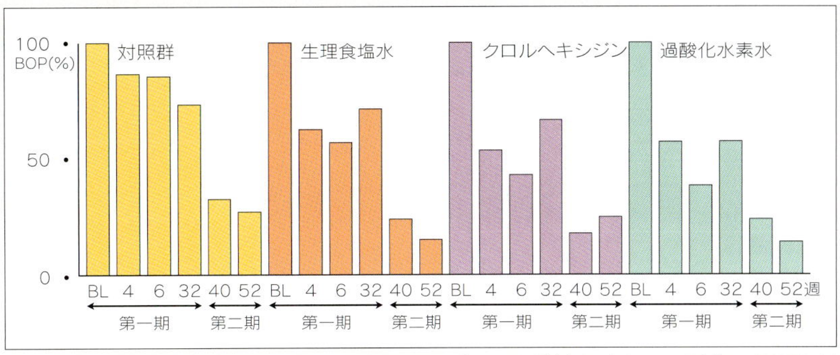


**図2-7-1**　生理食塩水、CHX、$H_2O_2$によるポケット洗浄により、一時的にBOPは減少するが、後戻りが起こる。またスケーリングとこれらのポケット洗浄を併用した場合に、すべてのグループでBOPが減少するが、グループ間での差はみられなかった。

**【介入方法】**

すべての被験者に口腔衛生指導が3か月間行われた後、各臨床パラメータについて検査が行われた(BL)。そして、プロービングデプス(PPD)6mm以上でBOPがみられたポケットが上下顎左右側から2〜3か所ずつ選ばれ、以下の4グループにランダムに振り分けられた。

**①3%過酸化水素水($H_2O_2$)**による針つきシリンジを用いた歯肉縁下イリゲーション。一部位につき2分間。

**②0.2% CHX**による①と同じ処置。

**③生理食塩水**による①と同じ処置。

**④対照群**(ポケット洗浄は行わない)。

その後32週間は機械的なデブライドメントは行われず、①〜③の介入は最初の1〜2週と5〜6週のあいだに週3回行われた(第一期)。

また32〜38週までのあいだに、①〜④までの処置に加えてSRPが行われた(第二期)。期間中、被験者は4週ごとにリコールされ、PTCが行われた。

すべての計測は1人の術者により行われた。また、その術者には治療の割り付けがわからないようにした。

**【評価方法】**

BL、4、6、32、40週後にプラーク指数、歯肉炎指数、BOP、PPD、臨床的アタッチメントレベルの計測が行われた。

**【おもな結果】**

①②単独の治療を行った場合、一時的にBOPの頻度が減少したが、他には変化がなかった。また③も同様であった。SRPと併用した場合でも①〜③のあいだの治療効果に違いはみられなかった(**図2-7-1**)。

## 抗菌薬を用いたくり返しのポケット洗浄の臨床的効果・2

Wennström JL, Dahlén G, Gröndahl K, Heijl L. Periodic subgingival antimicrobial irrigation of periodontal pockets. II. Microbiological and radiographical observations. J Clin Periodontol 1987;14(10):573-580.

**【研究の目的】**

専門家によりくり返し行われるポケット洗浄単独と、ポケット洗浄とSRPを併用した場合の微生物学的影響と歯槽骨の変化をエックス線写真で観察する。

**【研究デザイン・研究対象者・介入方法】**

上記論文と同様。

**【評価方法】**

BL、4、6、32、40、52週後に細菌検査のためのサンプルが採取された。採取されたサンプルにおいて暗視野顕微鏡による運動性桿菌(MR)とスピロヘータ(Sp)の観察が行われたほか、培養による総菌数および嫌気性菌、桿菌、グラム陰性桿菌、黒色色素産生菌、*Porphyromonas gingivalis*の比率が測定された。またBL、32週後、52週後にエックス線写真の撮影が行われた。

**【おもな結果】**

第一期において、MRとSpの比率は対照群以外では一時的な減少がみられたが、32週目には全グループで同様に後戻りが起こった。第二期においては全グループでMRとSpがほとんどみられなくなった。また他の菌数および比率もポケット洗浄で大きく変えることができなかった。

エックス線写真所見においては、第一期では各グループにおいて骨の添加は2〜5%、吸収は2〜3%、第二期では添加は2〜5%、吸収は0〜1%にみられたが、グループ間で差はみられなかった。

### 2つの論文から言えること・わかること

歯周炎の原因は細菌性プラークで、バイオフィルムという構造をとっているために薬液は浸透しない。さらにポケットからは歯肉溝滲出液が1時間に30回以上入れ替わるスピードで流れ出ているので、薬液で洗ってもすぐ流されてしまう。ゆえにポケット洗浄の治療効果は、ほとんど期待できない。

# 迷　暫間固定により歯周治療の効果が向上する

エビデンスで検討すると…

# 真　暫間固定を行っても歯周治療の効果に影響はない

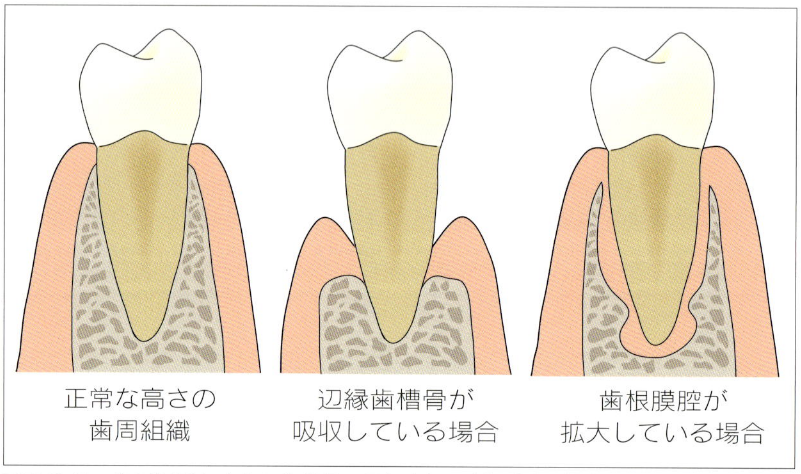


**図2-8-1**　歯の動揺は、おもに歯槽骨の吸収または歯根膜腔の拡大などによって生じる。

### ●ひと口に『歯の動揺』と言うけれど

歯周炎の臨床症状の1つに『歯の動揺』がある。これは歯肉の炎症に伴い、支持組織が喪失するため引き起こされる徴候である。これを原因に患者が咀嚼機能不全を訴えている場合、当面の機能の維持のため暫間固定が施される。暫間固定の目的は、古い教科書では『歯周組織の安静』『創傷治癒遅延の防止』というものも含まれていることから、『動揺している歯は固定したほうが治りがよい』とイメージしている歯科医師も少なくないと思われる。

しかし、ひと口に『歯の動揺』と言っても、歯周病の進行による動揺や、過度の咬合力による外傷から生じる動揺では、そのメカニズムも対処法も異なるはずである（**図2-8-1**）。

外傷による動揺であれば、外傷を除去するのと同時に固定によって咬合力を多数歯に分散させることは意義がある場合もあろう。では、細菌性プラーク由来の歯周炎が生じている場合に固定を行うことが、その疾患の治癒に影響を及ぼすのであろうか。

### ●臨床研究にみる固定の有無の差

Persson ら（1981a、b）は一連のケースシリーズのなかで、歯槽骨が歯根の1/3以上吸収している上顎前歯部に対して歯周治療、とくにフラップ手術を行ったところ、直後は動揺度が約40％増加するが、2週後には動揺度は手術前よりも少なくなり、そのまま安定することを報告している。すなわち、少なくとも動揺度だけをみれば、固定をしなくても改善することが証明されている。残る問題は、動揺歯を固定することにより歯周組織の治癒が促進されるかどうかである。

Kegel ら（1979）は、歯周病による動揺歯を含む臼歯部に非外科的歯周治療を行った後、ワイヤーレジン固定を行った場合と行わなかった場合の動揺度の変化を比較したが、動揺度の減少程度に差がなかったことを報告した。また歯肉の炎症症状も、同様に改善した。

また Galler ら（1979）は、フラップ手術後に固定をした場合としなかった場合で比較した結果、術後3週目までは固定をしなかったほうで動揺度の増加が大きかったが、24週目にはもとの動揺度に戻り、また歯肉の治癒にも違いがなかったことを示唆している。

さらに Alkan（2001）らは、非外科的歯周治療時に固定を行わなかった場合、治療前に固定をした場合、治療後に固定をした場合で比較し、治療結果に差がなかったことを報告している。

### ●重要なことは、動揺の原因に応じた処置を行うこと

歯の動揺が起こるおもな原因に、歯槽骨の吸収と歯根膜腔の拡大がある。歯槽骨の吸収はプラークに起因する歯肉結合組織の炎症に伴い生じるもので、いわゆる『歯周炎』の症状である。一方、歯根膜腔の拡大は過度の咬合力などに起因する場合が多く、いわゆる『咬合性外傷』などの症状である。

重要なことは、動揺が生じた原因に応じた処置を行うということで、たとえば歯周炎により動揺が生じた場合に咬合調整を行っても無意味である。

また固定だけを行っても歯周炎が改善しないことは明らかであり、固定することでデブライドメントや歯周外科治療の効果に違いが生じることもない。暫間固定の臨床的な意義は、動揺により生じた機能不全や不快症状の軽減が主であり、それによって歯周組織の治癒を改善させるということではない。

動揺は疾患の原因ではなく結果にすぎず、動揺そのものが危険ではないということを理解しなければいけない。

## 基本治療時の歯の固定が動揺度に及ぼす影響

Kegel W, Selipsky H, Phillips C. The effect of splinting on tooth mobility. I. During initial therapy. J Clin Periodontol 1979;6(1):45-58.

**【研究の目的】**

基本治療中の暫間固定が歯の動揺を減少させるかどうかを検討する。

**【研究デザイン】**

ランダム化比較試験（非盲検）

**【研究対象者】**

26～53歳の動揺度1度を超える歯を、1セクスタントに2本以上有する慢性歯周炎患者7名。

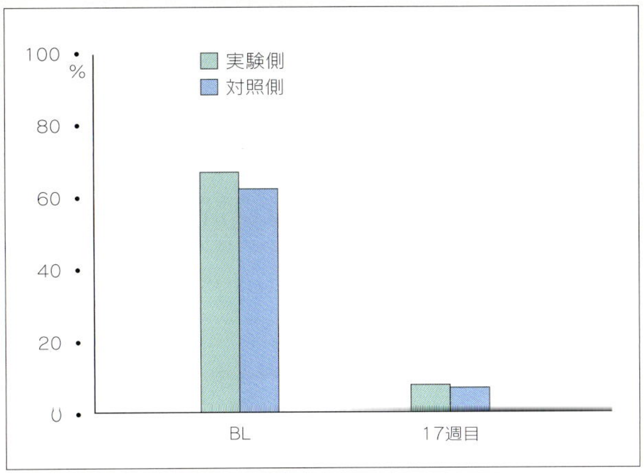


**図2-8-2**　BLおよび17日目の歯肉出血の頻度の比較。固定を行った場合も行わなかった場合も結果は同様である。

**【介入方法】**

実験開始時（BL）に、以下の処置が行われた。

**実験側**：ランダムに選択された2セクスタントにワイヤーとアクリルレジンによる固定が行われた。

**対照側**：実験側のセクスタントの反対側の2セクスタントは固定がなされなかった。

その後、全被験者に口腔衛生指導、キュレッタージ、咬合調整が行われた。

**【評価方法】**

BL時、5、8、11、14、17週目にスプリントを外して、Periodontometerによる動揺度の測定、歯肉溝からの出血の有無を測定した。

**【おもな結果】**

BL～17週目のあいだに固定したセクスタントと固定しなかったセクスタントで動揺度の減少がみられ、その程度に差異はなかった。また歯肉出血スコアにも差はみられなかった（**図2-8-2**）。

## 動揺歯に対するSRP時の外傷は、暫間固定により除去できるか？

Alkan A, Aykaç Y, Bostanci H. Does temporary splinting before non-surgical therapy eliminate scaling and root planing-induced trauma to the mobile teeth? J Oral Sci 2001;43(4):249-254.

**【研究の目的】**

動揺を伴う歯周病罹患歯に非外科的歯周治療を行う前に暫間固定を行い、スケーリング・ルートプレーニング（SRP）時に生じる傷害を除去することで治療結果を改善させることができるかを検討する。

**【研究デザイン】**

ランダム化比較試験（非盲検）

**【研究対象者】**

36～43歳の5mm以上のポケットを有する慢性歯周炎患者29名。

**【介入方法】**

すべての患者に口腔衛生指導および歯肉縁上スケーリングが行われた後、ランダムに3つのグループに振り分け、下顎犬歯および切歯を対象に治療が施された。

**グループ1**：SRP（8名）

**グループ2**：メッシュと光重合レジンによる暫間固定前にSRP（10名）

**グループ3**：メッシュと光重合レジンによる暫間固定後にSRP（11名）

その後、月1回の口腔衛生指導と歯肉縁上スケーリングが行われ、2か月後に暫間固定が除去された。

**【評価方法】**

治療前（BL）、3か月後、6か月後にプラーク指数、歯肉炎指数、プロービング時の出血（BOP）、プロービングデプス（PPD）、臨床的アタッチメントレベル、歯の動揺度を測定した。

**【おもな結果】**

BOPの減少は30～34%、アタッチメントゲイン量は0.44～0.51mmで、グループ間に差はなかった。PPDの減少および歯肉退縮量は、グループ2でもっとも大きかった。

また動揺度は、グループ1では3か月後に有意に減少したが、グループ2、3では3か月後にわずかに増加し、6か月後に減少した。

### 2つの論文から言えること・わかること

暫間固定は見た目の動揺を止める効果はあるが、それ自体に治療効果はなく、基本治療の結果を向上させる効果もない。また固定装置の装着により、むしろアクセスが得にくくなることもあるかもしれない。

極端に動揺が大きい場合には、暫間固定により逆に治療がしやすくなることもあるかもしれないが、いずれにせよ動揺歯の歯周治療に必ず必要な処置であるとは言えない。

## 迷 プラークコントロールがなされれば歯肉炎は治る？

エビデンスで検討すると…

## 真 プラークコントロールがなされれば歯肉炎は治る

### ●プラークコントロールがなされれば、本当に歯肉炎は治るのだろうか？

歯肉炎の原因はプラークであり、原因であるプラークが取り除かれれば歯肉炎は治ると学生時代に教わってきていることだろう。しかし実際の臨床では、プラークコントロールがなかなかよくならず、歯肉炎が治らないと、「プラークコントロール以外にも何か原因があるのではないのか」と思ってしまうことはないだろうか？　いくつかの研究を通して、プラークと歯肉炎の関係を検証してみたい。

### ●プラークと歯肉炎の関係

健康な歯周組織をもつ被検者に、口腔清掃を中止させプラークの蓄積と歯肉炎の変化を観察したLöeら（1965）の研究では、口腔清掃を中止してから10〜20日間で、プラークの蓄積（開始時のプラーク指数（PlI）0.43が1.67に増加）とともに歯肉炎が発症（歯肉炎指数（GI）0.27が1.05に）し、口腔清掃を再開すると3〜10日間で歯肉炎が改善（GI 0.11）した。この研究により、プラークが歯肉炎発症の原因となり、口腔清掃により歯肉炎が治癒することを証明した。

PlI、GIをともにゼロに近づけてからスタートしたLöeら（1966）の研究では、ゼロから口腔清掃中止後、全体的な歯肉炎の発症までには9〜21日間かかった。個人によって期間にばらつきはあるものの、それぞれのプラークの増加と歯肉炎の発症の期間は一致していた。また、歯肉炎が消退する期間は発症より短く、個人差も少なく口腔衛生再開後7〜11日間であった。

このことから、患者の口腔内に歯肉炎がみられれば、およそ2週間、最低でも1週間はその部位に歯ブラシが当たっていなかったことがわかり、そして患者には、「歯ブラシをきちんと当てれば、1週間で歯肉の炎症は治る」と言うことができる。

この研究の細菌叢の変化をみてみると、開始時はグラム陽性球菌と桿菌がほとんどを占めていたが、口腔清掃中止後、プラークの蓄積とともにグラム陰性球菌と桿菌、糸状菌とフゾバクテリアが増加し、さらに歯肉炎が発症した局所には螺旋菌とスピロヘータがみられるようになった。このことから、歯肉炎の発症にはグラム陰性球菌や桿菌、糸状菌、フゾバクテリアが、何らかの関与をしていることが示唆される。螺旋菌とスピロヘータは発症後にみられることから、発症に関与しているのか、発症後に生育環境が整ったことでみられるようになったのかはこの研究からは定かではない。口腔清掃を再開し、PlIがゼロとなれば、研究開始時のゼロのときと同じ細菌叢に戻り、その後歯肉炎も消退する。

### ●歯肉へのマッサージは歯肉炎の治癒に関係するか？

歯周治療時に、歯肉のマッサージを推奨する意見を聞くことがある。上述の2つの研究では、口腔清掃に歯ブラシやトゥースピックを用いていることから、プラークコントロールだけではなく歯肉への物理的刺激、すなわちマッサージ効果が功を奏しているとも言えるのではないかという疑問が生じる。

この疑問に対し、クロルヘキシジンの効果を観察したLöeら（1970）の研究が回答している。この研究では、クロルヘキシジンによってプラークが抑制され、歯肉炎の発症を防ぐことができたという結果が示されている。つまり、プラークフリーで健康な歯肉では、歯ブラシなどの物理的刺激がなくとも、クロルヘキシジンにより化学的にプラークが抑制されれば歯肉炎を発症しないことがわかる。

ただし、クロルヘキシジンはプラークを抑制する効果はあるものの、一旦形成されたプラークはクロルヘキシジンで除去することはできず、歯ブラシなどの物理的な除去が必要となる。また効果的にプラークを抑制するためには、0.2%クロルヘキシジン溶液10mlで、1日2回、1回1分間の洗口を長期的に継続することが必要となる。日本では口腔粘膜への使用は法的に禁止されており、副作用なども考えれば、ブラシングの代わりに日常的に使用することを推奨することはできない。

### ●歯肉炎は歯周炎に移行するか？

以上のことから、歯肉炎の原因はプラークで、プラークコントロールがなされれば歯肉炎が治ることがわかる。

では、余談ではあるが歯周炎も歯肉炎と同じであろうか？　残念ながら歯肉炎から歯周炎に移行するメカニズムはまだわかっていない。プラークが関与することは明らかであろうが、プラークがあるからといってすべてが歯周炎に移行するわけではない。プラーク中の細菌叢の組成や、宿主の遺伝的要因など、他の要因が関与していることが考えられる。

歯周炎の発症はまだ未解明であるが、治療において歯肉縁上の徹底したプラークコントロールが行われなければSRPの効果が低くなることから（**30ページ参照**）、歯周炎においてもプラークコントロールが重要であることは言うまでもない。

## 人における実験的歯肉炎　長期的な臨床指標と細菌学的な研究

Theilade E, Wright WH, Jensen SB, Löe H. Experimental gingivitis in man. II. A longitudinal clinical and bacteriological investigation. J Periodontal Res 1966;1:1-13.

**【研究の目的】**

プラークが蓄積し歯肉炎が発症・進行するあいだ、歯肉辺縁のプラークの細菌叢の特徴的な変化と歯肉炎との関係を調査する。

**【研究デザイン】**

前向き観察研究

**【研究対象者】**

デンマークの11名の歯学部の男子学生（21～27歳）。

**【介入方法】**

スケーリングと歯面研磨、口腔清掃を行い、GI と PlI がゼロに近づくまで続けた。その後、口腔清掃を中止し実験を開始した。GI が1.0を超えた時点で口腔清掃を再開し、GI がゼロになるまで続けた。

**【評価方法】**

口腔衛生中止後5日間は毎日、それ以降は1日おきに、口腔清掃再開後3日間は毎日、それ以降は1日おきに、GI、PlI、細菌検査（顕微鏡下での細菌叢の検査と、グラム染色により各種細菌の構成割合を検査）を行った。

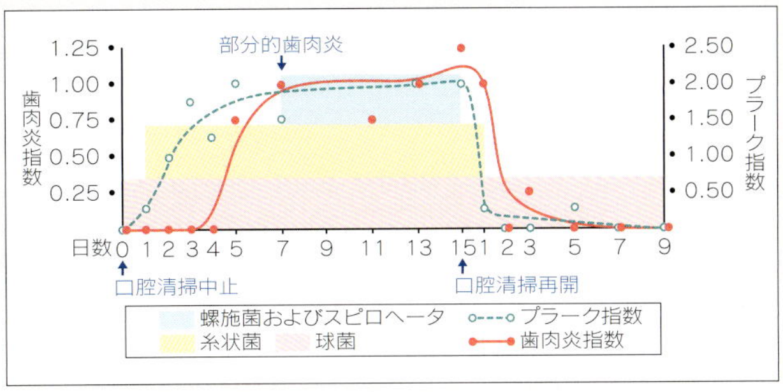


**図 2-9-1**　典型的な1症例。プラークの蓄積に伴う歯肉炎の発症と、細菌の構成の変化を示す。

**【おもな結果】**

GI が1.0を超えるまでの日数は、9～13日が3名、15日が5名、17～21日が3名で、歯肉炎が形成されるまでの期間はプラークが蓄積するまでの期間と同じであった。プラークの蓄積は上下顎で有意差はみられなかったが、特定の歯種や歯面において顕著な傾向がみられた。

口腔清掃再開後、臨床的に正常な状態に戻るまでの期間は、歯肉炎を形成するよりも短く、また個人差も少なく、7～11日であった。

細菌学的結果は、開始時の時点ではグラム陽性球菌と桿菌が92%を占めた。7～13日後では、局所の GI が1.0になった時点でグラム陽性球菌と桿菌が56%、グラム陰性球菌と桿菌が30%、残りは糸状菌とフゾバクテリア、わずかな螺旋菌であった。その後、大きな変化はなく、スピロヘータが遅れてみられるようになった。口腔清掃再開後1日で開始時と同じ細菌叢に戻った。

## 人におけるプラーク形成と歯肉炎に対する、クロルヘキシジンの洗口剤と局所応用の効果

Löe H, Schiott CR. The effect of mouthrinses and topical application of chlorhexidine on the development of dental plaque and gingivitis in man. J Periodontal Res 1970;5(2):79-83.

**【研究の目的】**

クロルヘキシジン洗口と局所応用がプラーク形成に影響するか調査する。

**【研究デザイン】**

ランダム化比較試験

**【研究対象者】**

デンマークの24名の歯学部の男子学生（20～25歳）。

**【介入方法】**

口腔清掃指導を行い、GI と PlI がゼロに近づくまで続けた。ランダムに4つの群に分け、開始時に口腔清掃を中止した。

**A群（4名）**：0.2%クロルヘキシジン溶液10ml で、1日2回、1回1分間の洗口を22日間行い、その後洗口を中止し、11日間観察した。

**B群（8名）**：A群と同様の洗口を1日1回、40日間行った。

**C群（6名）**：口腔清掃もクロルヘキシジンの使用もしなかった。

**D群（6名）**：期間1として2%クロルヘキシジン溶液を15日間、毎日塗布した。4週間後、期間2としてプラセボ溶液を15日間、毎日塗布した。

**【評価方法】**

GI、PlI

**【おもな結果】**

A群のプラークの生成は抑制され、歯肉炎も生じなかった。22日目の PlI は0.05、GI は0.05だった。しかし、洗口を中止するとC群と同じように PlI も GI も増加した。

B群では A 群ほどの明確な効果はなかった。40日後で8名のうち6名の PlI は0.15、GI は0.17で、残りの2名は0.93と0.46であった。

D群のクロルヘキシジン塗布では、プラークの形成は抑制され、PlI は0.00～0.04、GI は 0.00～0.06だった。プラセボ塗布ではC群と同様の増加を示し、15日後には PlI は1.73、GI は0.62だった。副作用として茶褐色の着色が、A群とB群では歯と舌に、D群では歯のみにみられた。

### 2つの論文から言えること・わかること

歯周病の原因はプラークであり、プラークが蓄積することで発症し、確実に除去すれば治癒する。また、治療に歯肉のマッサージが必要とは言えない。

# 迷 プラークコントロールレコード(PCR)の目標値は20%以下である

エビデンスで検討すると…

# 真 PCRの一般的な目標値は20%以下であるが、患者毎、部位毎の状況に応じて、さらに厳密なコントロールが必要になることもある

### ●歯周炎も徹底したプラークコントロールで治癒できるのか?

一般的には、歯周基本治療において、まず歯肉縁上のプラークコントロールを行い、PCRが20%以下になってから歯肉縁下の処置を行うことになっている。

**42ページ**にあるように歯肉炎は徹底した歯肉縁上のプラークコントロールで治癒することができるが、歯周炎も同様に徹底したプラークコントロールで治すことができるのだろうか?あるいは、歯肉縁上のプラークコントロールに関係なく、徹底した歯肉縁下の処置を行えば治るのだろうか?

### ●歯肉縁上のプラークコントロールが、歯肉縁下に及ぼす影響

茨城県牛久地区で行われたUshiku Studyと呼ばれる研究がある。Lindheら(1989)(**15ページ参照**)によると、治療的介入を何も行わず検査のみ行い、歯周組織の変化を観察した最初の2年間では、プラークスコアは50〜60%でほとんど変化なく、プロービング時の出血(BOP)がみられる割合は35〜45%だった。また2年のあいだに、プロービングデプスはわずかではあるが増加している。その後、同じ被検者のなかから治療が必要な者を選び、歯肉縁上のコントロールを行ったDahlénら(1992)によると、2年間の徹底したプラークコントロールによりプラークスコアは約15%に維持され、BOPがみられる割合は約5%に減少した。プロービングデプスも5mm以下においては減少し、ポケット内の細菌数も減少した。しかし6mm以上のポケットにおいて減少はみられず、細菌数は減少したものの5mm以下のような大きな減少はみられなかった。

このことから、プラークコントロールの不良により歯周病は進行するが、歯肉縁上の処置を行い良好なプラークコントロールレベルを維持すれば、初期の歯周炎は改善がみられることがわかった。しかし、中等度以上の歯周炎では歯肉縁上のプラークコントロールのみでは改善はみられないことが示唆される。

それでは、歯肉縁上のコントロールを行わず歯肉縁下の処置のみを行った場合、効果は得られるであろうか?

### ●歯肉縁下の処置のみの効果

Magnussonら(1984)の研究では、中等度以上の歯周炎にスケーリング・ルートプレーニング(SRP)を行ったところ、プラークコントロール不良群では改善がみられなかったが、プラークスコアを約20%に維持した群では良好な結果が得られた。このことから、中等度以上の歯周炎において歯肉縁下の処置の効果を得るためには、歯肉縁上の良好なプラークコントロールが必要なことがわかる。

また、歯周外科や再生療法などにより良好な結果が得られている多くの研究では、良好なプラークコントロール下で行われていることからも、必要性が示唆される。

### ●メインテナンス期のプラークコントロールはどう考えればよいか

良好なプラークコントロールと、適切な歯肉縁下の処置によって得られた歯周組織の改善の維持に、その後のプラークコントロールがどのように影響するのだろうか? Karlstad Studyと呼ばれる一連の研究に、その結果が示されている。

治療後のメインテナンス群と定期検診群を6年間比較したAxelssonら(1981)によると、定期検診群のプラークスコアは40〜90%で、6年間のアタッチメントロスは0.8〜1.6mmであったのに対し、メインテナンス群のプラークスコアは15〜20%と良好で、0.13〜0.26mmのアタッチメントゲインがみられた。その後メインテナンス群のみ研究を続けたAxelssonら(2004)(**107ページ参照**)の報告によると、30年間、プラークスコアは20%以下を維持し、それに伴いアタッチメントゲインがみられた。257名の被検者が30年間で歯周病により失った歯は、わずか9本であった。

メインテナンスと定期検診の差はあるものの、プラークスコアを20%以下に維持すれば、30年間歯周組織の健康を維持できることが示唆される。

### ● PCRの一般的な目標値と、患者毎部位毎の目標

プラークコントロールは歯周病の予防だけでなく、治療やその後の経過においても重要となってくる。いくつかの研究からも、PCRのおおよその目標を20%以下に設定することは妥当であろう。

しかしリスクの高い患者において、たとえば侵襲性歯周炎の患者や大きく根面が露出した患者など、より厳密なコントロールが必要となることもあろう。またリスクの高い部位においても、たとえばくさび状骨欠損やファーケーションなど局所的な進行がみられる部位や、歯周外科や再生療法を行った部位、メインテナンス時に毎回BOPがみられる部位など、常にプラークフリーが求められることもあるだろう。

## 歯周病患者の歯肉縁下細菌叢への歯肉縁上プラークコントロールの効果

Dahlén G, Lindhe J, Sato K, Hanamura H, Okamoto H. The effect of supragingival plaque control on the subgingival microbiota in subjects with periodontal disease. J Clin Periodontol 1992;19(10):802-809.

**【研究の目的】**

2年間の専門家による管理と注意深い口腔清掃指導によるプラークコントロールが、臨床的指標と歯肉縁下細菌叢に及ぼす効果を調査する。

**【研究デザイン】**

縦断的観察研究

**【研究対象者】**

約300名の2年間の追跡調査(Okamotoら，1988)の後、歯周病の既往から口腔衛生指導を勧められた患者80名(そのうち40名は中等度歯周炎)のうち、62名(30～59歳)。

**【介入方法】**

2年間の観察の後、口腔衛生プログラムに参加し、3か月間に4～8回の指導を受け、プラークスコアを20%未満に維持した。また、同時に歯肉縁上のスケーリングを行った。

**【評価方法】**

ベースライン時、1、2、4年後に臨床検査(歯面毎のプラーク、BOP、プロービングデプス(PPD)、アタッチメントレベル)を行った。

2年目の臨床検査の結果、深いポケットを有する23名の浅いポケット(3mm以下)の31部位(A群)と深いポケット(5mm以上)の40部位(B群)、浅いポケットのみの39名から63部位(C群)に対し細菌検査を行った。

**【おもな結果】**

プラークスコアは、2年目以降改善し、4年目は約15%に減少した。BOPがみられる割合は、35～45%から約5%に減少した。

2～4年目でPPD3mm以下が増加し、4mmが約600から400部位に減少、5mmも減少がみられたが、6mm以上では変化がなかった。

総細菌数(×10の6乗)の2～4年後の変化は、A群で39が7に、B群で101が24に、C群で29が4に減少した。

## 深いポケットにおけるスケーリング後の歯肉縁下細菌叢の再コロニー化

Magnusson I, Lindhe J, Yoneyama T, Liljenberg B. Recolonization of a subgingival microbiota following scaling in deep pockets. J Clin Periodontol. 1984;11(3):193-207.

**【研究の目的】**

深いポケットを伴う部位の歯肉縁下処置後の、歯肉縁下細菌叢の再コロニー化を調査する。

**【研究デザイン】**

ランダム化比較試験

**【研究対象者】**

専門医に紹介された16名(平均43歳)の重度歯周炎患者。それぞれBOPがあるPPD6mm以上で40%以上の骨吸収がみられる歯面を、4か所ずつ調査した。

**【介入方法】**

初期治療後にSRPを行ったあと、ランダムに2つの群に分けた。メインテナンスの最初の16週間(期間Ⅰ)、B群は2週間毎にPMTCと口腔衛生指導、加えて0.2%クロルヘキシジンによる洗口を行ったが、A群は特別に何も行わなかった。16週間後、A群は再SRPを行い、後半16週間(期間Ⅱ)は両群ともB群の期間Ⅰと同じ処置を行った。

**【評価方法】**

ベースライン時と初期治療後2～4週間毎にプラークスコア、歯肉炎指数、BOP、PPD、歯肉縁下の細菌検査を行った。

**【おもな結果】**

プラークスコアは、B群では4週間後に22%に低下し、期間Ⅱ終了まで良好に維持した。A群は期間Ⅰでは低下はみられず、期間Ⅱで改善した。

BOPの割合も同様に、B群では12週間後に約20%に低下し、期間Ⅱ終了まで維持した。A群は期間Ⅰでは低下はみられず、期間Ⅱで改善した(**図2-10-1**)。

A群では8mm以上のポケットでスピロヘータと運動性桿菌の割合がSRP直後に減少するものの、4～8週で回復していた。

**図2-10-1** プラークとBOPの変化。

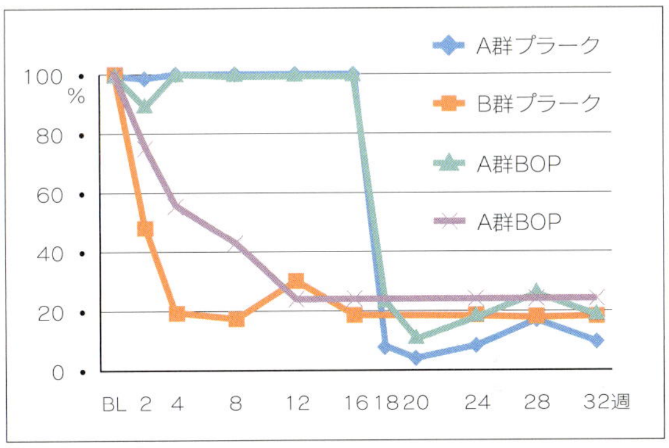


### 2つの論文から言えること・わかること

プラークコントロールの不良により歯周病は進行するが、浅いポケットでは良好なプラークコントロールにより歯周組織の健康は維持できる。しかし中等度以上の歯周炎では、歯肉縁上・縁下のプラークコントロールがともに良好でなければ、改善しないことがわかる。

# 迷 禁煙しないと歯周病は治らない

エビデンスで検討すると…

# 真 禁煙は歯周治療の効果を高める

### ●喫煙は歯周病のリスクファクター

喫煙は歯周病のリスクファクターとしてよく知られている。NHANES Ⅲ(米国の健康と栄養に関する全国調査)をもとにしたScott ら(2000)の研究によれば、約12,000名の対象者において、非喫煙者に対する歯周病の発症のオッズ比は、喫煙者で3.97倍(1日31本以上のヘビースモーカーでは5.88倍)、過去の喫煙者で1.68倍(3年未満の禁煙で3.22倍、11年以上禁煙していると1.15倍)であった。このことから、喫煙者は非喫煙者に比べ歯周病にかかりやすく、さらに喫煙本数が多いほどリスクが増すことがわかる(**図2-11-1**)。また禁煙してもすぐにリスクは消えず、禁煙期間が長くなるとリスクが減少し、11年以上禁煙すればリスクは非喫煙者と同程度になる。

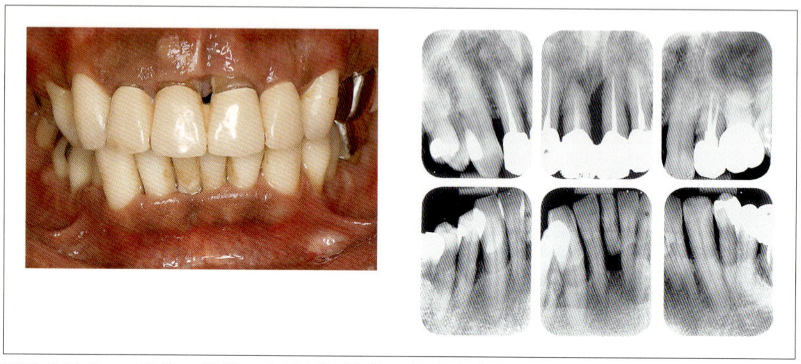

**図2-11-1** 49歳・男性、広汎型慢性歯周炎重度患者である。喫煙本数は1日あたり10～15本、喫煙歴33年である。過去の歯周治療の既往歴があるが、全顎にわたり4～12mmのポケットとエックス線写真上で大きな骨吸収がみられる。歯肉は線維性で肥厚しており、骨吸収やポケットの深さに比して退縮や腫脹が少なく、喫煙者の歯周炎の特徴を呈している。

### ●喫煙の歯周炎の特徴

喫煙は脈管係や免疫系に影響を与え、感染に対する反応を障害し、進行を助長する。喫煙者の歯周炎は、非喫煙者に比べ歯周ポケットが深く、骨吸収やアタッチメントロスが大きい。歯肉は線維化し浮腫が少なく、辺縁の炎症は比較的軽い。そのため歯肉からの出血は少なく、プロービング時の出血も少ない。細菌学的にはRed complexとよばれる歯周病原菌の増加がみられる。この現象は、深いポケットよりむしろ浅いポケットでおもにみられる。

喫煙者は非喫煙者よりプラークレベルが高い傾向があるが、プラークが形成しやすいというわけではなく、単に口腔清掃が不良なだけである。また喫煙者は、口腔清掃状態に関係なく歯周病の進行レベルは高い。

さらに歯周疾患の進行速度は、Bolin ら(1993)の研究によると喫煙者は非喫煙者に比べ2倍速く、禁煙した被検者は喫煙を続けたものに比べ進行が遅くなると報告している。

### ●歯周治療に対する喫煙の影響

歯周治療において、喫煙者は禁煙しなければ治癒しないのであろうか?

Labriola ら(2000)のシステマティックレビューでは、喫煙が非外科処置後の臨床的アタッチメントレベル(CAL)の獲得には影響しないが、プロービングデプス(PPD)の減少に影響していることがわかる。特に5mm以上の深いポケットでは、その差は大きくなる。結果的に喫煙者では、外科処置の必要性が増してくる。では外科処置を行えば、非喫煙者と同じような治療効果が得られるであろうか?

Kaldahl ら(1996)の研究では、外科処置では、喫煙者は非喫煙者に比べCALの獲得が少ないものの、その差はわずかで、喫煙者も外科処置によって非喫煙者と同等の効果が得られた。しかしサポーティブペリオドンタルセラピー(SPT)期間中はPPD、CALのどちらも差がみられ、期間が長いほど差が広がる傾向がみられる。これは、喫煙が外科処置そのものよりもSPTに、より大きな影響を与えることを示唆している。

これらの研究より、喫煙が歯周治療の結果に影響することがわかる。特にSPTにおいて影響が大きいことから、歯周治療によって一定の健康が得られても、喫煙によりその健康を維持することが困難となる。

### ●喫煙本数と禁煙の影響

Kaldahl ら(1996)の研究では喫煙本数による差がなかったことから、喫煙本数を減らしても影響はなくならないことを示唆している。しかし上記2つの研究では『過去の喫煙者』と非喫煙者に差がないことから、禁煙すれば影響がなくなることを示唆している。

なおPreshaw ら(2005)の疫学調査では、喫煙者が禁煙により非喫煙者と同程度までリスクを減少させるのに5～10年の期間を要することが示されていることから、禁煙しても喫煙の影響がなくなるまで、注意深くSPTを行わなければならない。

## 非外科処置における喫煙の影響に関するシステマティックレビュー

Labriola A, Needleman I, Moles DR. Systematic review of the effect of smoking on nonsurgical periodontal therapy. Periodontol 2000 2005;37:124-137.

**【研究の目的】**

慢性歯周炎の非外科処置への喫煙の影響を調査する。さらに禁煙による非外科処置への影響を調査する。

**【研究デザイン】**

システマティックレビュー

**【研究対象論文】**

検索によって得られた330編の論文のうち、条件に適合した12編。慢性歯周炎、成人型歯周炎の患者に非外科処置(口腔衛生指導とスケーリング・ルートプレーニング(SRP)、デブライドメントの両方)を行い、PPDかCALのいずれかで、喫煙者と非喫煙者、過去の喫煙者と非喫煙者の差を評価した研究。

**【おもな結果】**

**全顎のPPDの減少**：喫煙者よりも非喫煙者のほうが0.133mm($p=0.006$)多く、初診時PPDが5mm以上の部位のみの分析が行われた8編では0.433mm($p=0.009$)多かった(**図2-11-2**)。

**CALの差**：全顎では0.114mm、PPD 5mm以上の部位では0.116mmで、どちらも有意差はみられなかった。

**過去の喫煙者と非喫煙者の比較**：全顎のPPDは-0.016mm、PPD 5mm以上の部位では0.130mmで、どちらも有意差はみれなかった。全顎のCALは-1.06mm、PPD 5mm以上のCALでは1.34mm($p<0.001$)の差がみられた(PPD 5mm以上のCAL以外は有意差がみられなかった)。

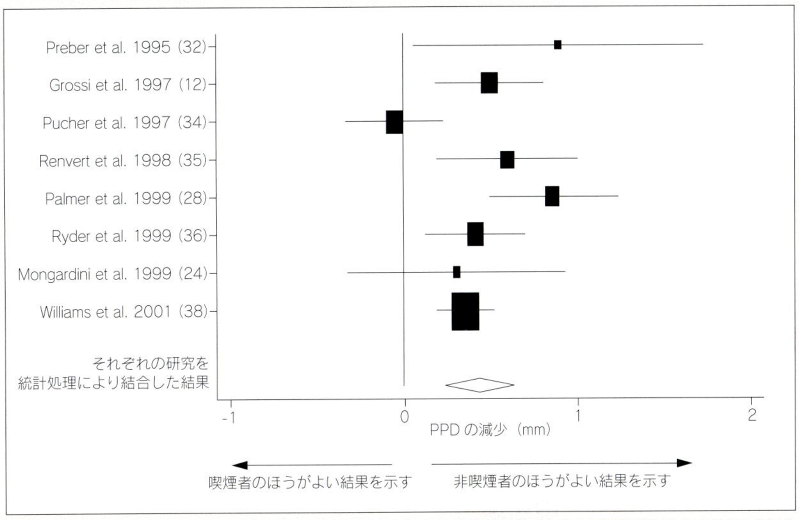


**図2-11-2** PPD 5mm以上の歯面における、喫煙者に対する非喫煙者のPPD減少量の比較。

## 喫煙量と歯周治療の反応

Kaldahl WB, Johnson GK, Patil KD, Kalkwarf KL. Levels of cigarette consumption and response to periodontal therapy. J Periodontol 1996;67(7):675-681.

**【研究の目的】**

動的歯周治療と7年間のSPTの反応に対する喫煙量と過去の喫煙経験の影響を調査する。

**【研究デザイン】**

後ろ向きコホート研究

**【研究対象者】**

74名の中等度から重度の歯周炎患者。1日20本以上(平均27.5本)の喫煙者(HS)31名、1日19本以下(平均12.0本)の喫煙者(LS)15名、喫煙経験はあるが初診時の時点での禁煙者(PS)10名、非喫煙者(NS)18名。

**【介入方法】**

それぞれの患者の1/4顎に歯肉縁上スケーリング(SC)、スケーリング・ルートプレーニング(SRP)、ウィドマン改良フラップ手術(MW)、骨整形を伴うフラップ(OS)の4つの治療法をランダムに割り当てた。

口腔清掃指導の後、SCを行い、SCを除く3つの部位にSRPを行った。その後、MWとOSに割り当てられた部位に歯周外科処置を行った。術後1、2、4、7週間後に口腔衛生指導と歯冠研磨を行った。

SPTは7年間、3か月毎に口腔衛生指導、SCと歯冠研磨、歯肉縁下スケーリングを行った。

**【評価方法】**

初診時、初期治療4週間後、外科処置10週間後、SPT7年間は1年毎にプラークレベル、PPD、BOP、歯肉退縮、CAL、根分岐部の水平的アタッチメントレベルを測定した。

**【おもな結果】**

術後10か月のCALと、SPT期間中のPPDとCALで、HS・LS対PS・NS間に有意差($p<0.05$)がみられた。SPT期間中の差は期間が長くなるとともに開いて行く傾向がみられた。HS対LS(喫煙本数による差)やPS対NSでは有意差はみられなかった。

### 2つの論文から言えること・わかること

非外科処置であれ外科処置であれ、喫煙が歯周治療の結果に影響を与えることがわかる。禁煙することで喫煙の影響は減弱するが、完全になくなるわけではない。過去の喫煙量や喫煙期間、禁煙してからの期間が影響するであろう。

また、喫煙者は治療により良好な結果が得られても、SPT期間中に後戻りする可能性があることを示唆している。

# 迷 歯周治療には、特別な歯ブラシやブラッシング方法が必要である

エビデンスで検討すると…

# 真 適切にプラークが除去できれば、特別な歯ブラシやブラッシング方法は必要ない

## ●理想のブラッシングとは何か？

歯周病の原因はプラーク（細菌）であり、歯周治療はそのプラークを除去して歯周病を治癒させることである。歯肉縁上・縁下のプラークのうち、歯肉縁下プラークの除去は歯科医師や歯科衛生士によって行われるが、歯肉縁上は患者自身が日常的にブラッシングで除去することになる。プラークコントロールが適切に行われれば、歯肉の炎症が消退することは証明されている（**42ページ参照**）。これまで多くの研究者やメーカーによって、いくつもの特徴的な歯ブラシが開発・市販されている。どの歯ブラシも理にかなった説明がなされており、患者も、われわれ歯科医療従事者でさえも、プラークコントロールに特別な効果があるように思え魅力的に感じてしまう。では歯周病患者は、何か特別な歯ブラシやブラッシング方法がなければ効果を得ることができないのだろうか。

## ●歯ブラシのデザイン

Claydon ら（1996）によるデザインの異なる歯ブラシのプラーク除去効率に関する研究によると、デザインによる差異はないことが証明されている。各メーカーはそれぞれに自社の歯ブラシ単独で優位性を示しているが、それぞれを比較してみれば差がないことがわかるであろう。この研究では口腔衛生状態の良好な人が被験者になっているが、これらの人はプラーク除去行為そのものをよく理解しているため、歯ブラシのデザインは大きく影響しないのである。逆に口腔衛生状態の悪い人に、違ったデザインの歯ブラシを使用させてみたところで、格段によくなるとは思えない。結果的には歯ブラシのデザインそのものにこだわる必要はなく、使いやすさ、持ちやすさ、使用感など患者の好みに任せ、特別な選択基準はないのである。

なおこの研究では、健康で歯間部の空いていない大学生を対象としているにもかかわらず、どの歯ブラシも歯間部では効果が低かった。ゆえに歯周病患者のように歯間部があいている場合は、歯間ブラシなどの歯間清掃器具を併用することも必要であろう。

## ●ブラッシング方法による差異

ブラッシング方法についても数多くの方法が提唱されていて、プラーク除去以外に歯肉マッサージを目的としたものもみられる。しかし、プラークを除去すれば歯肉の炎症が消退することがわかっていることから、ブラッシング方法を選択するならば、プラークの除去効率を考慮すべきであろう。

なお、特別な指導を行わず子どもたちのブラッシング方法を観察したRugg-Gunn ら（1979）によると、除去効率は全般的には描円が比較的よい傾向だったが、上下顎、左右、前臼歯、頬舌側と部位ごとに差異がみられた。つまりどの部位にも応用できる唯一の方法はなく、適切な指導なしに誰でも確実にプラークを除去できる方法はないと言える。

## ●電動歯ブラシはどうか？

近年は多種の電動歯ブラシが市場でみられるが、回転振動式の音波歯ブラシと手用歯ブラシの効果を比較したRobinson ら（2005）による42の研究（被検者総数3,855名）を用いたメタアナリシスでは、健常者に正しい使用法の指導を行えばどちらも良好な結果が得られた。また観察期間3か月でプラーク指数では有意差はみられず、歯肉炎指数において音波歯ブラシのほうが手用歯ブラシと比較して17%減少と、わずかな差がみられた。このことから手用歯ブラシで良好なプラークコントロールが得られる患者においては、音波歯ブラシを正しく使用できるよう指導すれば、手用歯ブラシと同様によい結果が得られることが示唆される。しかしこれは、手用歯ブラシで磨けない患者に電動歯ブラシをすすめればよい結果が得られることを示しているわけではない。

## ●歯間ブラシはどうか？

歯周病患者では往々にして歯間部が開いていることが多い。歯間部が開いた隣接面には歯間清掃用具が必要であろうか？　歯ブラシのみと、デンタルフロス、歯間ブラシをそれぞれ併用し清掃効果をみたKiger ら（1991）によれば、歯間ブラシが通る程度に開いた隣接面では、プラーク指数が歯ブラシのみは2.32であったのに対し、フロスの併用で1.71、歯間部ブラシの併用で1.22と3群ともに有意差がみられた。このことから、歯間部が開いた隣接面では歯間ブラシを併用したほうが効果的であることがわかる。

## ●歯周治療に効果的なブラッシングとは？

ブラッシングに王道はない。ブラッシングの目的はプラークの除去であり、その目的が達成されているなら、使用される歯ブラシやブラッシング方法にこだわる必要はない。患者の口腔内をよく観察し、患者自身が除去できない部位があれば、デンタルフロスや歯間ブラシなどの歯間清掃器具を含め、適切なアドバイスが必要となることもあるだろう。口腔衛生指導を成功させるもっとも大切なことは、患者の歯周病に対する正しい知識と、健康への意識の高さであろう（**26ページ、52ページ参照**）。

## 異なったデザインの歯ブラシの単独使用によるプラークの除去の比較

Claydon N, Addy M. Comparative single-use plaque removal by toothbrushes of different designs. J Clin Periodontol 1996;23(12):1112-1116.

**【研究の目的】**
新しい歯ブラシと一般的な毛束の3種類の歯ブラシを比較する。

**【研究デザイン】**
ランダム化比較試験（クロスオーバー、シングルブラインド）

**【研究対象者】**
口腔衛生状態が良好で、修復がなされていない22本以上の歯を有する36名のボランティア大学生。

**【介入方法】**
テスト期間以外は一般的な歯ブラシと歯磨剤を使用した。それぞれのテスト期間中の1日目は監督下で60秒間ブラシングを行い、その48時間後までブラッシングを行わず、その後、テストの歯ブラシを使用して60秒間ブラッシングを行った。4日間おいて次のテストを行った。

4種類（Aquafresh Flex、Clgate Precision、Crest Complete、Oral B p40）の歯ブラシで同様に4回テストを行った。

**【評価方法】**
3日目のテストの歯ブラシを使用する前後に、染め出しをして第二大臼歯を除くすべての歯のプラークの面積と、頬舌側面をそれぞれ9つのエリアに分け、歯頸部と隣接面のプラークを検査した（Modified Navy Index）。

**【おもな結果】**
4種類の歯ブラシ間に有意な差はみられなかった。どの歯ブラシも、舌側より頬側のほうが、また隣接面より歯頸部のほうが除去効率がよかった。

## 10代の生徒における歯ブラシの動かしかたとプラークと歯肉炎の関係

Rugg-Gunn AJ, Macgregor ID, Edgar WM, Ferguson MW. Toothbrushing behaviour in relation to plaque and gingivitis in adolescent schoolchildren. J Periodontal Res 1979;14(3):231-238.

**【研究の目的】**
指導していない被検者の歯面を12のエリアに分け、歯ブラシの動かしかたとプラークや歯肉炎のレベルの関係を調べた。

**【研究デザイン】**
横断研究

**【研究対象者】**
1つの学校の13歳の生徒47名。

**【介入方法】**
歯面を頬舌側、前歯部左右臼歯部の12のエリアに分け診査を行った。鏡の前でブラッシングを行わせ、鏡越しにビデオに録画した。ビデオを再生して、12エリアそれぞれにおいて歯ブラシの動かしかたと回数を観察した。

**【評価方法】**
プラーク指数（PlI）、歯肉炎指数（GI）、歯ブラシの動かしかた、歯ブラシを動かす回数。

**図 2-12-1** 上顎頬側の部位別・ブラシの動かしかたによるプラーク指数。（S：小横、L：大横、V：縦、R：回転、C：描円）

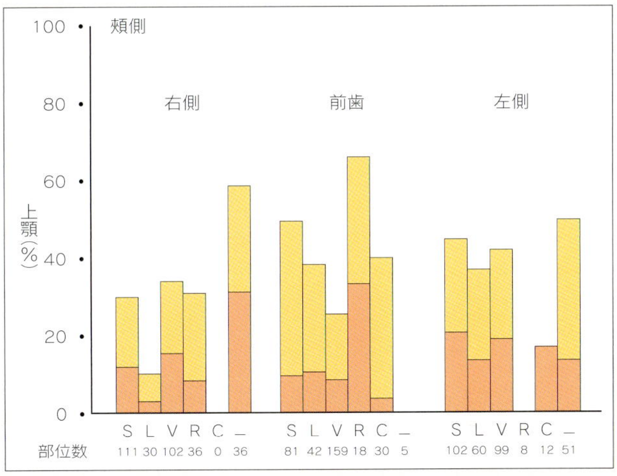


**【おもな結果】**
全エリア中43%はブラッシングしていなかった。歯ブラシの動かしかたは、41%が小刻みな横磨き、13%が大きな横磨き、36%が縦磨き、6%が回転（ローリング）、4%が描円だった。

PlI は平均0.54、GI は0.67、PlI のスコア0は全体の60%、スコア1は29%、スコア2と3は11%で、部位別では下顎臼歯舌側で悪く、上顎前歯口蓋側と下顎臼歯頬側でよかった。

歯ブラシの動かしかたでは、描円が比較的よい傾向がみられたが、12の各エリアごとに差異がみられ、すべて部位で良好な1つの方法はなかった（**図2-12-1**に結果の代表的な一部を掲示）。すべての部位で、動かす回数と PlI、GI に相関関係がみられた。

### 2つの論文から言えること・わかること

Claydon らの論文からは、口腔衛生状態が良好な患者では、歯ブラシのデザインによるプラークの除去効率に差がないことがわかる。一方 Rugg-Gunn らの論文からは、すべての部位で効果的な1つの歯ブラシの動かしかたはないことがわかる。

ブラシングの目的はプラークの除去であるが、この2つの論文からは、その目的が達成されるならば使用する歯ブラシやブラシング方法にこだわる必要がないことがわかる。

# 迷　光線力学療法は最先端の治療法である

エビデンスで検討すると…

# 真　光線力学療法は<br>効果が十分に証明されていない治療法である

### ●光線力学療法とは？

光線力学療法(Photodynamic tharpy、以下PDT)とは、光とメチレンブル一などの光増感色素の抗菌作用を応用した治療法である。この光増感色素がターゲットとなる細胞と結合した後、低出力のレーザー光線が酸素の存在下でそれらを活性化し、その過程でフリーラジカルが発生して細胞を殺すという機序により作用する。

近年は歯周病関連菌に対しても*in vitro*では効果があることが確認され、臨床に導入されるようになった。実際の治療は、ポケット内にジェル化した色素を注入した後に光を当てるという術式である。

特徴は、なんといっても『非侵襲性』ということである。さらに抗菌薬のように耐性菌が生じないというのも利点の1つである。これらのことから、近年この治療法が話題になっているわけである。

### ●非外科的治療への応用効果は？

非外科的治療効果について、すでにランダム化比較試験(RCT)が発表されており、さらにそれらを総括したメタアナリシスがいくかの論文で行われている。

Azarpazhootら(2010)のメタアナリシスでは、まずPDT単独で使用した場合の効果と従来のスケーリング・ルートプレーニング(SRP)の効果を比較した3本のRCTが取り上げられているが、臨床的効果はSRPより低いという結果になった。これは、PDT単体ではほとんど効果が期待できないことを意味する。したがって、メカニカルな方法と併用して行うことが正しいアプローチと考えられる。ということは、メカニカルな方法に対して侵襲が少ないという利点は、この時点で意味のないものとなってしまう。それはともかくとして、このメタアナリシスでは、SRPとPDTを併用した治療法と、SRPのみを比較した3本のRCTを取り上げ分析したが、併用した治療法はSRPよりもプロービングデプス(PPD)の改善量で0.25mm、アタッチメントレベル(CAL)のゲイン量で0.34mmの差に留まっていた。ゆえにこの論文の著者らは、「PDT単独の使用の場合もSRPと併用した場合も、その効果は対照となったSRPよりも優れておらず、この治療法を日常的に使用することは推奨できない」と結論づけている。

また、Atieh(2010)によるメタアナリシスでは、PDTとSRPを併用した治療と、SRPのみを行った効果を比較したRCT4本が取り上げられ、分析が行われた結果、PPDで0.11mm、CALで0.29mm多く改善したという結果が得られたが、「PDTとSRPの併用によりSRPよりも高い効果がみられたが、その差は臨床的に意義があるかどうか疑問である」と結論づけている。Herrera(2011)によるメタアナリシスにおいても、その差はわずかであった。

これらで共通している結論は、『PDTとSRPを併用した治療効果は、SRP単独と比べて改善は大きいが、その差はごくわずかであり、臨床的意義は不明』というところであろう。

### ●サポーティブペリオドンタルセラピーでの応用効果は？

動的治療における非外科的治療としてのPDTの臨床的効果は微妙ということがわかったが、それではサポーティブペリオドンタルセラピー(SPT)に応用した場合はどうであろうか？　Chondrosら(2009)は、定期的にSPTを継続している患者24名のPPDが4mm以上残存している部位に、超音波スケーラーによる歯肉縁下デブライドメントを行った。その後、実験群に割り当てられた12名にはPDTによる歯肉縁下の治療を追加し、対照群には追加しなかった。その後3か月に1回歯肉縁上プラークの除去をくり返し行った。1年後、実験群でも対照群でもPPDおよびCALの改善程度に差異がみられなかったが、実験群でプロービング時の出血(BOP)のみ有意な改善がみられた。

またLulicら(2009)は、10人のSPT患者の5mm以上ポケットが残存した70部位に対してデブライドメントを行った後、実験群ではPDTを行い、対照群では非活性の光を当てた。そしてその治療を2週間、5回くり返し行った(0、1、2、7、14日)。その後3か月に1回のSPTおよび検査を行ったところ、6か月後の検査では実験群で対照群よりも臨床的パラメータの改善程度が有意に高くなったが、1年後の検査では有意差がみられなくなっていた。

これらの結果から、SPT時にPDTとデブライドメントの併用をくり返し行う治療法の有効性は、少なくとも限られた観察期間中では確認できなかったと言えよう。

より長期的な効果や、全身疾患を有する患者、インプラント周囲炎に対する応用など、PDTの可能性はまだ完全に除外できないとはいうものの、現段階では、PDTの効果は臨床的に意義があるものとは言えないというのが結論である。

## 光線力学療法を非外科的歯周治療に用いた場合の臨床的、細菌学的効果

Theodoro LH, Silva SP, Pires JR, Soares GH, Pontes AE, Zuza EP, Spolidório DM, de Toledo BE, Garcia VG. Clinical and microbiological effects of photodynamic therapy associated with nonsurgical periodontal treatment. A 6-month follow-up. Lasers Med Sci 2012;27(4):687-693.

**【研究の目的】**

PDT を併用した非外科的歯周治療の臨床的、細菌学的効果を評価する。

**【研究デザイン】**

ランダム化比較試験(スプリットマウス)

**【研究対象者】**

平均年齢43.1 ±8.2歳の慢性歯周炎患者33名。

**【介入方法】**

研究開始までの30日間、毎週口腔衛生指導、動機づけ、ポリッシングがくり返し行われた。その後、各患者から隣在歯面に BOP がなく、PPD5～9mm の部位を3部位ずつ選び、細菌学的分析のための歯肉縁下プラークのサンプリング後、以下の3種類の治療に振り分け治療が行われた。

**SRP 群**：従来のスケーリング・ルートプレーニング。

**TBO 群**：SRP に加え、1ml のメチレンブルー光増感色素剤による洗浄。

**PDT 群**：SRP、TBO に加え、低出力レーザー照射。

**【評価方法】**

治療開始時(BL)、60日後、90日後、180日後に歯肉縁下プラークのサンプリングおよびプラーク指数(VPI)、歯肉出血指数(BGI)、PPD、BOP、歯肉退縮、CAL の記録が行われた。歯肉縁下プラークから PCR 法で *Aggregatibacter actinomycetemcomitans*、*Porphyromonas gingivalis*、*Prevotella intermedia*、*Prevotella nigrescens*、*Tannerella forsythia* の5種の同定が行われた。それぞれのデータが3群で比較された。

**【おもな結果】**

BOP は、BL 時平均93.9～97%であったのが、治療後すべての群で改善がみられ27.3～45.5%となったが、群間での統計学的有意差はみられなかった。VPI、BGI も同様であった。PPD は BL では平均5.75～5.88mm であったが、治療後すべての群で改善がみられ2.48～3.42mm となり、CAL も平均6.23～6.52mm から4.25～4.96mm に改善したが、群間での統計学的有意差はみられなかった。微生物学的には、180日後の PDT 群において、SRP 群と比較してすべての菌種で BL よりも検出率の減少が大きかった。

## メインテナンス時にくり返し行った光線力学療法の効果

Lulic M, Leiggener Görög I, Salvi GE, Ramseier CA, Mattheos N, Lang NP. One-year outcomes of repeated adjunctive photodynamic therapy during periodontal maintenance: a proof-of-principle randomized-controlled clinical trial. J Clin Periodontol 2009;36(8):661-666.

**【研究の目的】**

SPT 期間中に残存したポケットに対して、従来の治療法に PDT を併用する方法が付加的な効果を得ることができるかを検討する。

**【研究デザイン】**

ランダム化比較研究(ダブルブラインド)

**【研究対象者】**

慢性歯周炎の治療を受けた後、SPT を継続中の40～74歳(平均54歳)の患者10名。

**【介入方法】**

PPD が5mm 以上残存している70部位を、ランダムに以下の治療法に振り分けた。

**実験群**：歯肉縁下デブライドメント後、光増感剤塩化フェノチアジンをポケット底に注入。洗浄後、波長670nm の低周波レーザー照射(PDT)。

**図2-13-1**　実験群、対照群における PPD、CAL の改善量(mm)。6か月後のみ、統計学的有意差がみられた。

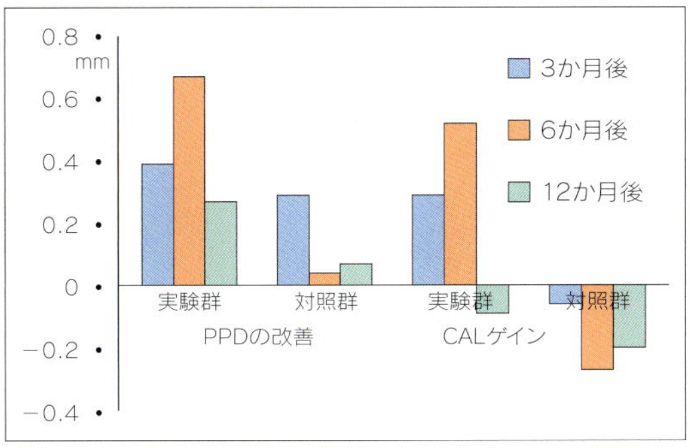


**対照群**：低周波レーザーの代わりに非活性の光を照射。それ以外は実験群と同様。

以上の治療は、治療開始時、2、4、7、14日後にくり返し行われた。

**【評価方法】**

治療開始時(BL)、3、6、12か月後に PPD、CAL、BOP の記録が行われ、それぞれのパラメータが実験群と対照群で比較された。

**【おもな結果】**

6か月後において PPD と CAL の改善量が実験群で有意に大きくなったが、12か月後には差はなくなっていた(**図2-13-1**)。BOP は実験群では BL 時97%にみられたが、3か月後64%、6か月後67%、12か月後77%となった。対照群では BL 時84%から12か月後87%となったが、有意な変化はみられなかった。

### 2つの論文から言えること・わかること

基本治療での応用も SPT での応用も、ともに PDT の効果は臨床的に意義があるとは思えない。光線力学療法は、現段階では推奨すべき治療法とは言えない。

# COLUMN

## ホームケアは患者の責任？

われわれは『**縁上のコントロールと縁下のコントロールは、歯周治療における車の両輪**』『**縁上のコントロールは患者の責任、縁下コントロールは術者の責任**』という言葉をよく耳にする。たしかに、縁上のコントロールがなされなければ歯周病は治らないことがわかっている（**30ページ参照**）。そこで歯周基本治療においては、プラークコントロールレコードの一定の目標値（**44ページ参照**）を達成してから縁下の処置を行う。しかし、一旦目標値を達成した患者でも、歯周基本治療中に目標値を維持できず、再評価でよい結果が得られない患者もいる。また、動的治療中は維持できても、SPT 期間中にプラークコントロールが再び悪くなり、歯周病が再発する患者もみられる。このような患者を目の前にしたときに、「ホームケアは患者の責任であり、良好な結果が得られないことは術者の問題ではない」と言ってもよいのであろうか。

口腔清掃指導の目的は、単にブラシング方法を教えることではなく、正しいブラシングを習慣化させることである。歯周基本治療時に目標のプラークコントロールレコードを達成したからといって、習慣化しているわけではない。一旦目標値を達成した患者、すなわちどのように歯ブラシを使えばプラークを除去できるのかをわかっている患者にとって、単なるブラシング指導は意味がない。習慣化させるためには、歯周基本治療時から SPT 期間中もくり返し動機づけを行い、口腔清掃指導を行わなければならない（**26ページ参照**）。特に SPT において術者がなすべき大切なことは、PMTC やスケーリングのような術者による機械的な清掃ではなく、ホームケアを習慣化し、健康を維持するための動機づけである。

人はだれでも健康でありたいという望みを持っている。健康に対する潜在的な望みを気づかせ顕在化させ、さらにその望みを実現するための方法を患者自身が見つけ出し、実行に移すようにサポートする必要がある。『言われてする』ではなく『自ら望んでする』、さらには『無意識に行う』となるようにしなければ、習慣化することはない。『**ホームケアが習慣化するまでが術者の責任**』で、習慣化させる“治療”は、SPT 期間中も続いているのである。

そのためには、ただ漫然とブラシング指導や動機づけをくり返すのではなく、
①患者自身が健康になりたいと望んでいることに気づく
②歯周病を理解し、健康になるためのブラシングの必要性を理解する
③具体的なブラシング方法を習得する
④習得したブラシングを家庭で実行する
⑤日常の行動に定着化する
⑥無意識に行動できるよう習慣化する
というように、患者がどの段階にあるのか見極め、それに応じた動機づけや助言を行い、患者をサポートしなければならない。

われわれは、医学的な知識だけでなく心理学的な知識も得て治療にあたる必要がある。しかし、心理学的アプローチにはいくつかの手法が提唱されているが、どの方法も１つの真理を探究することはできない。また、どのような心理学的手法をとるにせよ、画一的に形式化して行わず、１人１人の患者にあわせて対応を変えていかなければならない。

日常臨床でホームケアが定着しない患者に出くわしたとき、それは『患者の責任』ではなく、患者に気づかせることができないわれわれ術者の責任である。

（小牧令二）

# CHAPTER 3

## 咬合と歯周病に関する迷信

診査・診断
基本治療
咬合
歯周外科
再生療法
角化歯肉
再評価・SPT
他科
補綴
インプラント

# 迷 ファセットは病的な咬合の徴候である

エビデンスで検討すると…

# 真 ファセットがあるからといって、歯周組織に傷害があるとは言えない

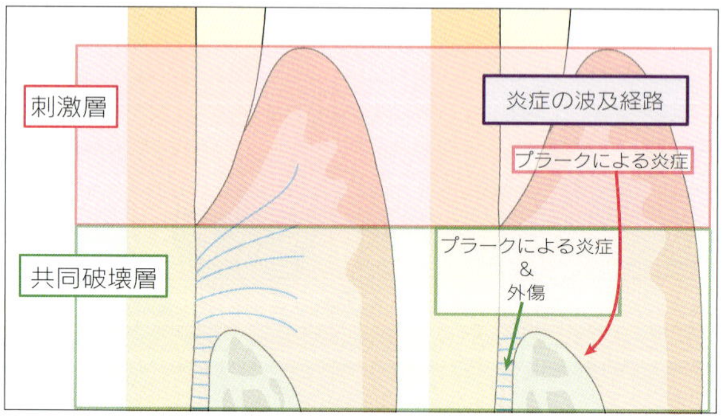


**図 3-1-1** Glickman の学説(仮説)。プラークにより生じた炎症(刺激層)は外傷が加わらなければ歯槽骨の表面に波及し、水平性骨吸収が生じる。外傷が加わった場合は歯根膜の方向へ波及し、その結果、共同破壊層が生じて垂直性骨吸収となるという。

### ●ファセットと歯周疾患の関係をめぐる研究

歯周病と咬合との関係については多くの誤解がある。その1つに『ファセット』に対する解釈がある。ファセットは咬合により生じた咬耗面のことであるが、この存在イコール病的な状態と診断してしまう臨床家が多いのである。このトピックについて、科学的に検証してみよう。

咬合と歯周疾患の関連について、かつて世界的に広まったのはGlickman の学説である(1965、1967)。Glickman は3体の遺体を用いファセットが存在する歯を『外傷を受けた歯』とし、その場合の歯周組織は外傷を受けていない歯と異なっていることを示唆した。それによると、プラークに起因する病変の場合には水平性の歯槽骨吸収を起こし、それに加えて外傷が加わった場合はくさび状骨欠損や骨縁下ポケットが形成されるとした。Glickman は結論として「咬合性外傷は、骨縁下ポケットを伴うくさび状骨欠損が1歯または複数歯にみられる場合の重要な病因である」と唱えた。この学説は特に日本において広まり、いまだに多くの歯科医師がこれを信じているという事態になっている。

他方 Waehaug ら(1979)は、遺体から64組の歯を用いて観察を行った。Waehaug らの観察はより詳細なもので、歯肉縁下プラークから炎症性細胞浸潤の周囲および歯槽骨表面との距離の測定を行った。その結果、くさび状骨欠損および骨縁下ポケットは、外傷が加わっていても加わっていなくても同じ頻度で形成されることが観察された。つまり Glickman の学説を支持しなかったのである。

ファセットと歯周組織の状態との関連について調べた臨床研究も、いくつか存在する。Pihlstrom ら(1986)は、20～40歳の300人の第一大臼歯を対象にした断面研究において、ファセットがある場合はない場合と比較して臨床的アタッチメントレベル(CAL)が有意に小さく、エックス線写真上での支持骨が有意に多いことを示唆した。同様に Houston ら(1987)は、摩耗の量は骨の高さと正の相関があり、歯の動揺と負の相関があることを観察した。さらに Jin と Cao(1992)は Tooth wear index (Smith と Knight, 1984) がスコアⅡより大きい歯の場合、Ⅰ以下の場合よりも臨床的アタッチメントロスが少ないことを報告している。

### ●ファセットをどう考えるか

まず Glickman ら(1965)の学説自体が、かなり誤解されているように思える。この学説のなかでも、歯肉の炎症はあくまでプラークに起因しているとされていて、その後の炎症の波及経路が、外傷が加わった場合とそうでない場合で違ってくるとされているのである(**図3-1-1**)。したがって、少なくともこの学説を支持するにしても、治療にあたっては咬合調整のみを行っても治癒しないということである。

しかしこの観察結果と Waehaug ら(1979)のそれとを比較すると、同じ死体解剖からの所見であっても後者のほうがよりクオリティが高いと考えられる。なぜなら、Glickman ら(1965)の研究と比較して、対照群の設定や組織計測法など実験のデザインがしっかりしているからである。ただし、いずれの研究にせよ死体解剖からの結果は臨床に応用するには限られた価値しかないので、臨床研究の結果を分析する必要があろう。

右ページの**要 Check 論文**でとりあげた臨床研究では、ファセットや摩耗などがある歯は、それらがない歯と比較して、むしろ支持骨やアタッチメントが多い傾向が観察されている。すなわち支持組織があり動揺が少ないほうが歯に直接力がかかりやすく、その結果ファセットも生じやすいと考えられる。したがって、少なくとも断面調査の結果を考えると、ファセットの存在そのものは病的な徴候を現すわけではないと言える。言いかえると、ファセットは自然に咬合調整がなされた状態という可能性があるわけで、それがその後、歯周組織にどう影響していくかは、慎重に経過を観察していく必要がある。

## 成人における咬合関係と歯周組織の状態との関係

Shefter GJ, McFall WT Jr. Occlusal relations and periodontal status in human adults. J Periodontol 1984;55(6):368-374.

**【研究の目的】**

成人の集団における咬合と歯周組織の状態との関係を評価する。

**【研究デザイン】**

断面調査

**【研究対象者】**

15〜62歳の28歯以上を有し咬合調整をされたことのない成人患者66人。

**【観察方法】**

- 一般的な歯科検査
- 歯周組織検査：プロービングデプス(PPD)、CAL、歯の動揺度
- 全身および歯科的既往歴の聴取
- 顔面および頸部の検査
- エックス線写真上での外傷の徴候の検査：歯根膜腔の拡大、歯槽硬線の不均衡、くさび状骨欠損、歯根の形態異常
- スタディモデルによる咬合関係の分類(Angle の分類)
- 口腔衛生状態の検査(O'Lealy のプラークコントロールレコード)
- 咬合の検査：筋の触診、開閉パターン、対称性、水平的および垂直的オーバーバイト、中心位、中心咬合位、下顎運動の範囲と方向の記録、側方運動パターンと非作業側での干渉の有無、前方運動パターン、ファセット、オクルーザルテーブルの拡大、オープンコンタクト

**【おもな結果】**

咬合関係はクラスⅠがもっとも多く、ほとんどの場合で中心位と中心咬合位は一致していなかった。側方運動はグループファンクションがもっとも多かった。

またPPDと非作業側での接触には相関はなかったが、前方運動時に接触がある歯は、そうでない歯よりもややPPDが深かった。エナメル質のファセットは全体の35%にみられたが、そのうち93.6%は生理的動揺を示し、ファセットと動揺度の相関はみられなかった。エックス線写真上で外傷の徴候がある歯のうち、ファセットがあった歯はわずか4%であった。

## 咬合性外傷と歯周炎との関係について

Pihlstrom BL, Anderson KA, Aeppli D, Schaffer EM. Association between signs of trauma from occlusion and periodontitis. J Periodontol 1986;57(1):1-6.

**【研究の目的】**

咬合性外傷と歯周炎、エックス線写真上での支持骨との関係を評価する。

**【研究デザイン】**

断面調査

**【研究対象者】**

20〜40歳の成人300人。

**【観察方法】**

上顎第一大臼歯を対象にエックス線写真撮影、PPD、CAL、歯肉炎指数(GI)、プラーク指数(Löe の PII)、歯石指数(OHI-SI)、歯の動揺度の計測が行われた。エックス線写真上では、歯根膜腔の拡大、歯石の有無などが評価された。また機能的動揺(側方運動時に触知できる動揺)、ファセット、骨形態不整、咬合状態が観察された。

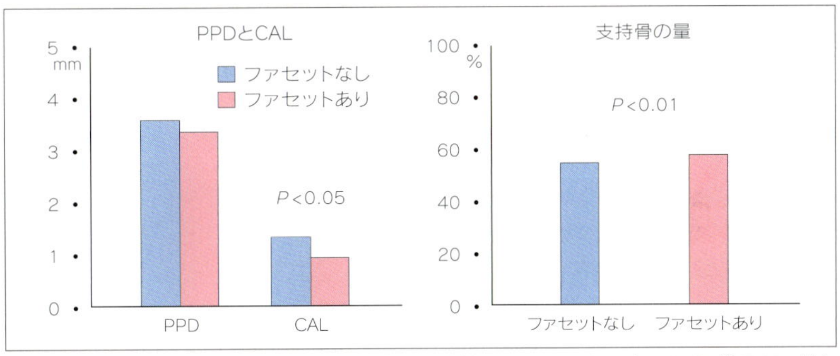


**図3-1-2** ファセットがある歯とない歯との比較。ファセットのあるほうがCALが有意に少なく、支持骨の量が多かった。

**【おもな結果】**

歯の動揺、機能的動揺、エックス線写真での歯根膜腔の拡大、歯石の存在が認められた場合、それらが認められない場合と比較して、PPD、CALの値が高く、支持骨の量が少なかった。

中心位、作業側、非作業側、前方運動時の接触がある場合とない場合で、歯周炎の重症度に差はなかった。

また、ファセットがある場合とない場合でPPDに差異はなかったが、CALはファセットがある歯で有意に少なく、骨の支持は有意に多かった(**図3-1-2**)。

### 2つの論文から言えること・わかること

断面調査でみるかぎり、ファセットと歯周病のあいだに相関はないと思われる。正確な因果関係を知るには、ファセットのある歯とない歯でアタッチメントロスの程度に違いがあるかを経時的に観察する必要があるが、支持組織が多い歯のほうがファセットができやすい傾向もみられるので、歯周組織の傷害の指標としてはファセットは重要ではないと考えられる。

# 迷 非作業側での咬合干渉により歯周病が進行する

エビデンスで検討すると…

# 真 非作業側で咬合干渉があるということだけで、歯周病が進行するとは言えない

## ●バランシングコンタクトは歯周病の進行に影響を与えるのか？

咬合学的な考えかたからすると、非作業側（平衡側）での咬合干渉、すなわちバランシングコンタクトというのは、何かと悪者にされがちである。『顎関節への影響』がその理由の1つであるが、それにより歯周病が進行するという考えかたもあるようである。はたしてこれにエビデンスはあるのだろうか？

## ●各種研究にみる非作業側での咬合干渉と歯周病の関係

非作業側の咬合干渉と歯周炎との関係については、断面的な調査がいくつか報告されている。Pihlstromら（1986）は、20～40歳の米国在住の一般市民300名の上顎第一大臼歯を対象に研究を行った。2人の検査者で一致した臨床所見と各歯周病学的パラメータの比較を行ったところ、『非作業側での接触』が認められた場合の平均プロービングデプス（PPD）、平均臨床的アタッチメントレベル（CAL）、骨による支持量は、それぞれ3.64mm、1.90mm、53.8%であったのに対して、接触がみられなかった場合は3.40mm、1.06mm、56.8%で、すべてのパラメータについて2群間で統計学的有意差がみられなかった。

またJinとCao（1992）は、25～50歳の中国人の歯周炎患者32名を対象に研究を行った。その結果、非作業側での接触がある場合は、平均PPD4.9mm、平均CAL 4.5mm、骨の高さの平均72.7%であり、接触がない場合の平均値はそれぞれ5.1mm、4.4mm、71.8%で、統計学的有意差はみられなかった。

近年、Bernhardt（2006）らは、20～79歳のポメラニア地方の一般市民を対象に同様の研究を行った。多変量解析を行った結果、非作業側で接触がある場合、接触がない場合と比較して、PPDで0.13mm、CALで平均0.14mm数値が高く、統計学的有意差があったことを報告した。しかしながらその数値はごくわずかであり、相関としては『弱い』としている。

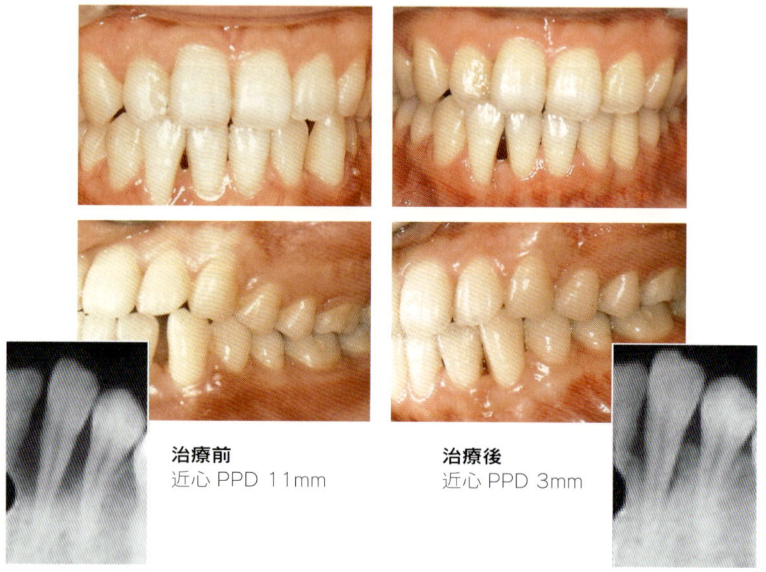


**図3-2-1**　19歳女性。下顎左側犬歯部に咬合干渉およびくさび状骨欠損を伴うポケットがみられたが、咬合調整は一切行わず、SRPおよび歯周外科手術で治癒が起こった。この場合の干渉は、この徴候の原因ではなく結果であった可能性が高い。

## ●見極めるべきものは、物理的な徴候ではなく歯周組織の傷害である

以上のように一般市民を対象にした研究においても、歯周病患者を対象にした研究においても、非作業側での咬合干渉と歯周炎との関係は見いだせなかった。したがって、歯周病の検査ならびに診断においても、非作業側での咬合接触の有無は有効なパラメータとはならないと考えられる。

しかし、現在までに行われている研究は、上述のようにおもに断面調査である。したがってその時点での関係のみしかわからない。たとえばある被験者の重度の歯周炎を起こしている歯に咬合干渉があったとしても、このモデルではそれらの因果関係はわからないのである。とはいえ縦断研究が行われたとしても、研究開始時点で歯周炎や咬合干渉があった場合、どちらが先に発症し、どのように関係したのかなどは明らかにできないことが多い。歯周病のように慢性的に長期経過をたどる疾患にはつきものの問題点である。

現在のところ言えるのは、咬合干渉や早期接触の存在のような物理的な徴候により診断すべきでなく、歯周組織に傷害があるかどうかを見極める必要があるということである（**図3-2-1**）。

## 咬合性外傷の臨床的診断と歯周炎の重篤度との関係について

Jin LJ, Cao CF. Clinical diagnosis of trauma from occlusion and its relation with severity of periodontitis. J Clin Periodontol 1992;19(2):92-97.

**【研究の目的】**

咬合性外傷のいくつかの徴候と歯周炎の重篤度との関係の信頼性を検討する。

**【研究デザイン】**

断面調査

**【研究対象者】**

中等度～重度の慢性歯周炎患者32名。

**【評価方法】**

**咬合性外傷の徴候の検査**：中心位での早期接触、非作業側での側方運動時の干渉、前方運動時の前歯部および臼歯部での早期接触、歯の動揺、機能的動揺。

**歯周病学的パラメータの検査**：PPD、CAL の測定、エックス線写真撮影。

**【おもな結果】**

中心位での早期接触、非作業側での側方運動時の干渉、前方運動時の前歯部および臼歯部での早期接触が、存在する部位としない部位で、PPD、CAL に差異はなかった(**図3-2-2**)。他方、歯の動揺、機能的動揺、エックス線写真上での歯根膜腔の拡大がみられた部位では、それらがみられなかった部位より、PPD、CAL の値が有意に高く、骨の高さが小さかった。また、歯槽硬線の肥厚および咬耗がみられた歯は、PPD、CAL が小さかった。

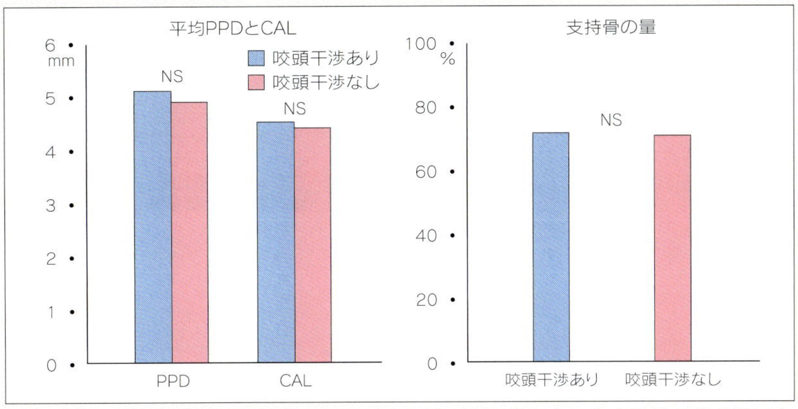


**図3-2-2**　側方運動時の非作業側での咬合干渉がある歯とない歯の比較。臨床的にもエックス線写真上での差異はみられなかった。

## 動的な咬合干渉がプロービングデプスとアタッチメントレベルに及ぼす影響

Bernhardt O, Gesch D, Look JO, Hodges JS, Schwahn C, Mack F, Kocher T. The influence of dynamic occlusal interferences on probing depth and attachment level: results of the Study of Health in Pomerania (SHIP). J Periodontol 2006;77(3):506-516.

**【研究の目的】**

臼歯部における動的な咬合干渉と歯周病の徴候との関係を調査する。

**【研究デザイン】**

断面調査

**【研究対象者】**

20～79歳の歯を有するドイツ・ポメラニア地方の市民2,980名。

**【評価方法】**

**歯周病学的パラメータの検査**：PPD、CAL、プラークスコアの測定。

**その他の検査**：咬合面の修復物の有無、歯の伸張、歯の傾斜、咬耗、動的咬合、ブラキシズム、ブラッシングの頻度。

被験者単位では、性別、年齢、PPD ≧ 4mm の部位(％)、CAL ≧ 3mm の部位(％)、小臼歯および大臼歯の作業側、非作業側または突出状態での接触、プラーク付着部位(％)、1日のブラッシング回数、教養、喫煙状況、糖尿病、ブラキシズムが、一歯単位では PPD または CAL がもっとも深い部位(mm)、小臼歯および大臼歯の作業側、非作業側または突出状態での接触、歯の傾斜、歯の伸張、咬合面の修復物の種類、咬耗の度数、歯の位置が、PPD および CAL へ影響する因子として混合モデルによって分析された。

**【おもな結果】**

性別、年齢、喫煙、教育、プラークスコア、歯の傾斜、歯の伸張、咬合面の修復物、大臼歯が、PPD と CAL に相関した。また非作業側のみでの咬合干渉も PPD と CAL に相関したが、これらがない場合と比較して、それぞれ0.14mm、0.13mm の違いであった。

### 2つの論文から言えること・わかること

非作業側での咬合干渉と歯周炎の徴候との関係は、断面調査においては相関がないか、あってもわずかであった。そして、このわずかな相関があったとしても、歯周炎が原因で歯が移動し、その結果干渉が生じたのか、もしくは干渉のために歯周炎の徴候が出たのかは、これらのモデルでは不明である。

いずれにせよ「非作業側での咬合干渉によりポケットが誘発される」と言えるだけの根拠はない。

# 迷 垂直性骨吸収は咬合性外傷や食片圧入の症状である

エビデンスで検討すると…

# 真 プラークに由来する歯周炎でも垂直性骨吸収は起こる

### ●国際的には使われなくなってきた用語『垂直性骨吸収』

多くの日本人歯科医師がいまだに信じているドグマの1つに、『垂直性骨吸収の原因は咬合性外傷や食片圧入である』というのがある。まず用語的な話であるが、『垂直性骨吸収(vertical bone resorption)』という用語は、国際的にはほとんど使われなくなっている。かのNyman教授が生前よく「垂直性骨吸収といっても、患者さんがチェアの上で寝た状態になれば水平になってしまうではないか」とジョークを言っていたが、いずれにしても現在では『くさび状骨欠損(angular bony defect)』などの表現が一般的である。

さて**54ページ**でGlickmanの理論とWaehaugの理論を比較・解説したが、少なくともWaehaugの観察結果では、咬合性外傷以外でもこのような欠損は起こりうるということであった。まずはこの理論をしっかり理解する必要がある。

### ●くさび状骨欠損が形成される理由

Waehaug(1979)は死体解剖標本の観察を行った。そのなかで、歯肉縁下プラークと歯肉結合組織内の炎症性細胞浸潤の距離および歯槽骨との距離を計測した。その結果、くさび状骨欠損や骨縁下ポケットは、外傷が加わっている歯と加わっていない歯とで同頻度で起こったことを示した。つまり『付着の喪失と骨吸収は歯肉縁下プラークによる炎症のみで起こる』ということである。そしてくさび状骨欠損は、隣在歯とのあいだにある程度の骨幅があり、歯肉縁下プラークが隣在歯の歯肉縁下プラークよりも根尖側に形成された場合に起こるとしている。

もう少し詳しく説明してみよう。

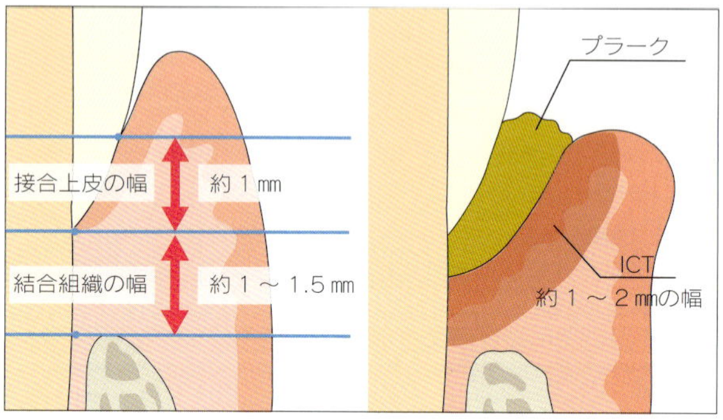


**図3-3-1** 左は健康な歯周組織。接合上皮の高さは約1mm、結合組織は約1～1.5mm。右は歯周炎に罹患した歯周組織の模式図。プラークからICTが約1～2mmの幅で波及している。ICTから一層健康な結合組織を介して骨が存在するという関係がなりたっている。

たとえば歯根と歯根との距離が1mmだったとする。そして片方の歯のみに歯肉縁下プラークが形成されたとすると、プラークから炎症性細胞浸潤の波及部位までの距離は1～2mmである。そこから一層健康な結合組織を介して骨が存在するので、結果的に水平性骨吸収となる(**図3-3-1**)。しかし、たとえば歯根と歯根との距離が3mmあって同様の状況だとすると、今度はくさび状骨欠損が形成されるというわけである。これは、Glickmanが唱えた『プラークに起因する歯肉結合組織内の炎症の波及経路が、外傷が加わることで歯根膜側に進み、共同破壊層ができることでくさび状骨欠損ができる』という理論と相反するものである。

また、食片圧入もしくはオープンコンタクトと歯周炎の関係を示唆する報告があるが(Nielsenら, 1980、Koralら, 1981)、他方相関がないとする報告もある(Larato, 1971、O'Learyら, 1975)。それらのいずれも断面調査または後ろ向き研究であり、因果関係まではっきりわからない。なお、コンタクトとポケットの関係は、上述のWaehaug(1979)による『骨欠損の形態が隣在歯の骨の幅に依存する』という理論で説明可能である。

### ●くさび状骨欠損の治療方針

くさび状骨欠損は臨床的にエックス線写真上で最初に認められる所見であり、隣接面に生じたものが診断できる。しかし歯の動揺は、通常、頬舌的方向に生じる。つまり、外傷によって歯の動揺が起こったならば、隣接面ではなく頬舌側面に骨吸収が生じるはずである。したがって、エックス線写真上でみられるくさび状骨欠損は、咬合性外傷が原因でない場合がほとんどであると思われる。

また食片圧入の概念も、コンタクトの不良から歯が揺さぶられて骨吸収が起こるというものなので、骨吸収があっても歯が近遠心方向に動揺していないのであれば、原因がそれとは考えられない。

くさび状骨欠損や骨縁下ポケットがあっても、歯肉縁下デブライドメントやフラップ手術で治癒したという結果が多く報告されている(Lang, 2000)。したがって、明らかな外傷がない場合には、くさび状骨欠損や骨縁下ポケットの治療方針はプラークコントロールを主体とした原因除去療法ということになる。

## くさび状骨欠損と咬合性外傷あるいは歯肉縁下プラークの埋入との関係

Waerhaug J. The angular bone defect and its relationship to trauma from occlusion and downgrowth of subgingival plaque. J Clin Periodontol 1979;6(2):61-82.

**【研究の目的】**

咬合性外傷が歯周病の病因においてどう影響するを評価する。

**【研究デザイン】**

死体解剖を用いた観察研究

**【研究対象者】**

死体解剖標本34体

**【観察方法】**

エックス線写真撮影および106部位の歯間隣接面部の組織切片が作製され、以下の計測がなされた。

- 歯肉縁下プラークと歯肉中の炎症性細胞浸潤の周辺との距離
- 歯肉縁下プラークと隣接した歯槽骨表面との距離

これらの測定結果について、外傷（ファセット）がある歯とない歯で比較が行われた。

**【おもな結果】**

外傷を受けた歯・受けなかった歯双方ともに、接合上皮の最根尖部の細胞と支持歯槽骨との距離は約1～1.5mmで、プラークの最根尖側部分と接合上皮の根尖側の細胞との距離は約1mmであった。

隣接する2本の歯の接合上皮最根尖側部と歯肉縁下プラークの位置が異なると、骨頂上部は斜めになっていた。

くさび状骨欠損は、外傷が加わっていない歯の歯周組織でも、加わっていた歯と同じ頻度で形成されていた。

結合組織性付着と歯周囲の骨吸収は、歯肉縁下プラークによる炎症性病変のみによって起こっていた（**図3-3-2**）。

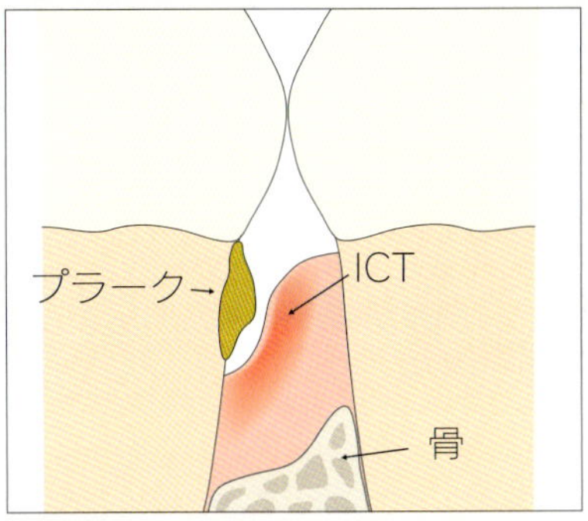


**図3-3-2**　プラークとICTと骨との位置関係を示す。骨縁下ポケットの場合も常にプラークと関連していた。

## 歯周病におけるオープンコタクトによる歯槽骨の吸収

Koral SM, Howell TH, Jeffcoat MK. Alveolar bone loss due to open interproximal contacts in periodontal disease. J Periodontol 1981;52(8):447-450.

**【研究の目的】**

オープンコンタクトが歯槽骨に及ぼす影響の大きさと、歯周炎の状態に影響するかどうかを検証する。

**【研究デザイン】**

後ろ向き観察研究

**【研究対象者】**

エックス線写真上で片側にオープンコンタクトがあり、反対側の同名歯にオープンコンタクトがない患者90名の歯104組。

**【観察方法】**

全顎のエックス線写真に基づいて以下のように分類された。

**ClassⅠ**：歯肉炎（骨吸収がなく、歯槽硬線がみられ、骨頂からCEJまでが1～2mm）

**ClassⅡ**：初期の歯周炎（ほとんどが水平性骨吸収、槽間中隔がわずかに喪失、骨頂からCEJまでが3～4mm）

**ClassⅢ**：中等度の歯周炎（水平的および垂直性骨吸収の存在、骨頂からCEJまでが4～6mm、根分岐部病変Ⅰ～Ⅲ度、歯冠歯根比が1：1（1/3以上の骨吸収））

**ClassⅣ**：重度の歯周炎（水平的および垂直性骨吸収の存在、骨頂からCEJまでが6mm以上、歯冠歯根比が2：1（1/3を超える骨吸収））。

＊　＊　＊

各Classの歯のセメントエナメル境から根尖までの距離に対する歯槽骨辺縁から根尖までの距離の割合が計算され、オープンコンタクトがある歯（以下、OC群）とない歯（以下、対照群）の歯槽骨の量の比較が行われた。

**【おもな結果】**

エックス線写真上での支持骨の量は、全体ではOC群で85.9%、対照群で87.4%で統計学的有意差はみられなかった。ClassⅠにおいてはOC群の支持骨量は93.7%、対照群では94.5%、ClassⅢおよびⅣではOC群で73.5%、対照群で73.7%で、いずれの場合も統計学的有意差はみられなかった。他方、ClassⅡにおいてはOC群で85.2%、対照群で87.6%で、統計学的有意差がみられたが、その差は2.4%であった。

### 2つの論文から言えること・わかること

咬合や食片圧入がなくても、歯肉縁下に付着したプラークと隣在歯との距離が大きければ、プラークから炎症が一定の幅で波及し、その結果くさび状の骨欠損が生じうる。したがって治療も、明らかな外傷の徴候がなければ、根面からプラークを除去することを目的としたものを行うべきである。

# 迷 部位特異性には咬合が関与している

エビデンスで検討すると…

# 真 咬合だけでは部位特異性を説明できない

### ●部位特異性が生じるのは咬合のせい?

「プラークは同じように付着しているのに、歯周病の進行が歯によって違う。これはプラークだけでは説明できないから、咬合が原因だ」

「部位特異的に歯周病が進行している場合には、咬合が関係している」

以上のような議論がされているのを、学会や講演会などでときどき見かけることがある。このような議論を、筆者はとても奇妙に感じながら聞いている。その理由として、まず歯周炎が『部位特異的』に進行する要因自体がまだはっきりわかっていないのに、その要因をプラークと咬合の2つだけに限定して議論が進められていることがあげられる。また、咬合により疾患が生じたと判断するのであれば咬合性外傷の所見がなければならないのだが、そのようなことがまったく無視されていることも理由の1つである。

正直なところ『部位特異性=咬合』との理屈がまかり通っているのは、先進国では日本だけであろう。ここは基本に戻って、部位特異性の理論的背景を整理していきたい。

### ●種々の研究に見る部位特異性らしさ

Socransky ら(1983)は、65人の成人を対象に7年間追跡調査を行った結果、年間のアタッチメントロスは平均0.18mm であったことを報告した。しかしアタッチメントロスを起こした部位(歯面)の頻度を分析すると、診査した部位の12%にしか起こっていなかった。

また Haffajee ら(1983)は、歯周疾患患者22人を対象にした追跡調査で、1年間でアタッチメントロスが起こった歯面は約3%であったことを報告した。

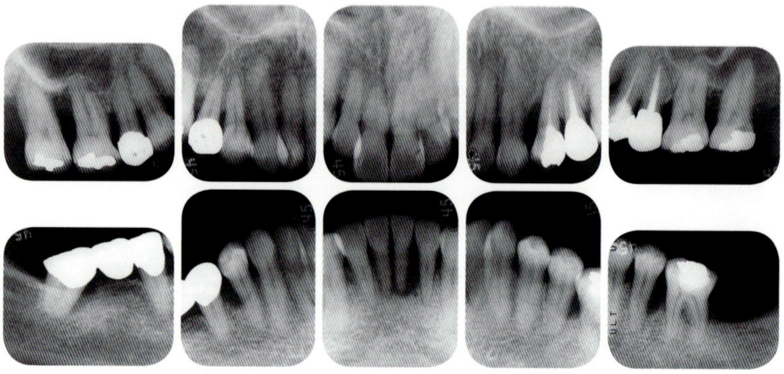

**図3-4-1**　歯周炎は歯面により進行程度が異なる「部位特異性」の疾患である。写真は55歳の女性。⌈1遠心部や7⌉近心部の骨吸収は根尖相当部に達しているが、1⌋、⌊1などには骨吸収はみられないか軽度である。

さらに Lindhe ら(1989a、b)は、茨城県牛久市民265人のうち2年間で104人にアタッチメントロスがみられたが、進行した部位のうち70%は全被験者の12%に起こったことを示した。また歯周病の進行頻度は高齢者、大臼歯、隣接面、最初のアタッチメントレベルが大きい部位で高いことが報告された。

これらの研究より、歯周炎は患者によって感受性が異なることはもちろんのこと、歯種によって、さらに歯面によって進行程度が異なることから、『部位特異性』の疾患と称されるようになった(**図3-4-1**)。

それではなぜこのようなことが起こるのであろうか。もちろんプラークの付着程度の違いも1つの要因であろうが、他に考えられるのは解剖学的な要因である。Blomlöf ら(1986)は若年性歯周炎(現在の急速破壊性歯周炎)患者から抜去した歯を走査型電子顕微鏡および光学顕微鏡で観察した結果、ほとんどの歯にセメント質形成不全がみられたことを示した。またセメント質形成不全があった場所は、骨吸収があった部位とほぼ一致していた。

### ●多数の要因が絡み合う部位特異性

Blomlöf ら研究結果が示すように、プラークの付着が微量であっても、解剖学的に歯周病が進行しやすい歯面とそうでない歯面もあるだろうし、歯根膜やセメント質の質、厚みなどの歯や歯面によっても、プラークに対する反応は当然変わってくるだろう。さらにグルーブや根分岐部病変、不適合修復物なども歯周病の進行に影響すると考えられる。また、プラークの付着程度が同じだったとしても、厳密に言えば、歯や歯面によってプラーク中の菌叢や菌数が異なっている可能性は大きい。このように、部位特異性の説明には咬合以外の要因も多数考えられるのである。

したがって「プラークではないから咬合」のような消去法による安易な診断はしてはいけない。咬合の関与を診断したいのであれば、歯の動揺度の増大や歯根膜腔の拡大など、外傷の徴候があるかどうかで判断しなければいけないのである。

## 限局型および広汎型若年性歯周炎におけるセメント質形成不全

Blomlöf L, Hammarström L, Lindskog S. Occurrence and appearance of cementum hypoplasias in localized and generalized juvenile periodontitis. Acta Odontol Scand 1986;44(5):313-320.

**【研究の目的】**

若年性歯周炎患者からの抜去歯におけるセメント質形成不全の発症とその所見を分析する。

**【研究デザイン】**

抜去歯を用いた観察研究

**【研究対象者】**

- 限局型若年性歯周炎患者(LJP)9名および広汎型若年性歯周炎患者(GJP)2名の、疾患の進行もしくは口腔衛生の維持が困難なために抜去した25歯。
- 対照群として、成人型歯周炎患者10名および5名の若年者の死体から抜去した第一大臼歯5歯。

**【観察方法】**

対象となったLJPおよびGJP患者の19歳以前のエックス線写真を観察し、2mm以上の骨吸収と不適合修復物などが関与していないことを確認した。

抜去後、すべての抜去歯で、走査型電子顕微鏡、または組織切片作製後に光学顕微鏡を用いた観察が行われた。

**表3-4-1** LJPおよびGJP患者のセメント質形成不全と歯根吸収の頻度

| | | セメント質形成不全 | 歯根吸収 |
|---|---|---|---|
| LJP | 切歯および第一、第二大臼歯 | 100% | 27% |
| | 第三大臼歯 | 0% | 0% |
| GJP | 第一、第二大臼歯 | 50% | 100% |
| | 第三大臼歯 | 0% | 100% |

**【おもな結果】**

臨床的にはGJPとLJPで大きな違いがみられた。すなわちGJPでは歯肉縁上プラークや歯肉縁上および縁下歯石、歯肉の炎症症状がみられたが、LJPでは視覚できるプラークは少なく、歯石もほとんどなく、歯肉の炎症もわずかであったが、常にプロービング時の出血が認められていた。エックス線写真では、GJPではほとんどの歯に骨吸収がみられた。LJPでは第一大臼歯と中切歯を中心に垂直性骨吸収がみられた。

顕微鏡による観察では、LJP患者の歯根面にセメント質形成不全が多くみられた(**表3-4-1**)。またこれは、抜去前に骨に面していた部分にも認められた。セメント質形成不全部位のほとんどは、エックス線写真上で大きな骨吸収を起こしていた根面であった。またセメント質に吸収窩がみられ、そこにはセメント質の修復がみられなかった。しかし智歯にはセメント質形成不全はみられなかった。

GJP患者の歯根面にもさまざまな程度のセメント質形成不全がみられ、表面にはモザイク状の吸収窩もみられた。

### この論文から言えること・わかること

限局型若年性歯周炎(今でいう限局型急速破壊性(侵襲型)歯周炎)は、おもに切歯と第一大臼歯の限局した歯面のみが罹患するという典型的な部位特異性の病態を示す疾患である。そういう意味では、一般的にみられる慢性歯周炎の場合とは違う様相を呈するのかもしれないが、慢性歯周炎の場合でも根分岐部やグルーブが存在する部位のセメント質は薄くなっており、そのような部位に歯周炎の進行が起こっているケースも日常的によく遭遇する。このように部位特異性には解剖学的な要因なども大きく関わっていると考えられ、咬合ではそれは説明できない。

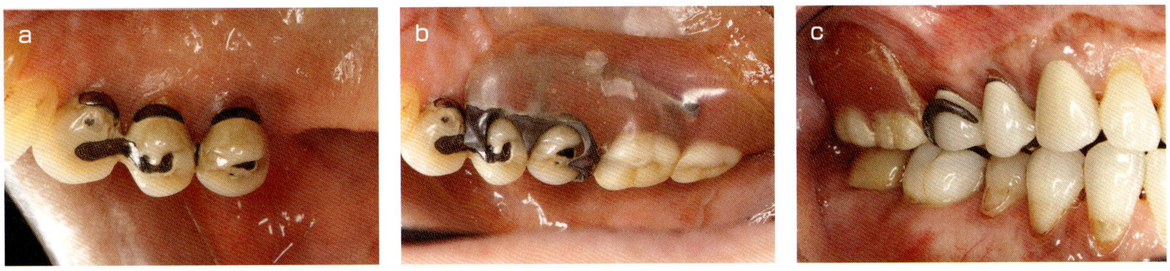


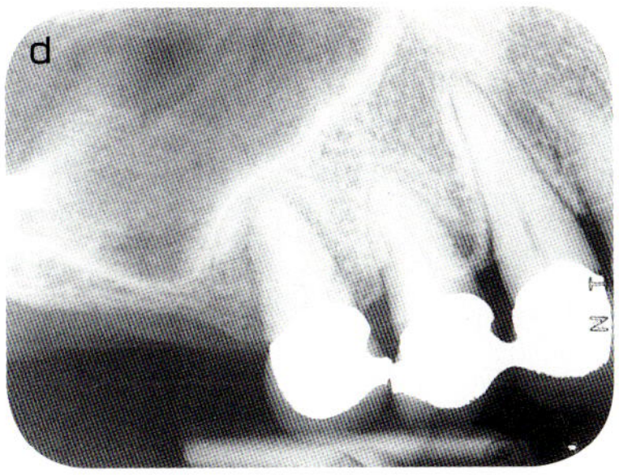


患者は59歳・女性。ノンスモーカー、全身疾患なし。他院にて歯周治療後のSPT継続中、治療内容に疑問を感じ当院に転院。プラーク指数は72%と不良、上下顎左右大臼歯部に深いポケットが残存する。543|は連結冠にて固定されていたが、54|間で連結が破断しており、咬合面のポーセレンもチップして大きな咬合力がかかっていることが予測される(**a**)。さらに、76|にはパーシャルデンチャーが装着されているが、54|鋳造エーカスクラスプの4|頬側腕が破断しており、5|のみで維持されている状態である(**b、c**)。43|の動揺度は0で、5|は2度だが、エックス線写真上では4|にくさび状骨欠損がみられる。ポケット6mmに対し、より大きな咬合性外傷のかかっている5|は、水平性骨欠損と歯根膜全体に肥厚がみられるものの、ポケットは3mmである。したがってこの症例では、強い力が加わっていないほうの歯に部位特異的に歯周炎の追行がみられるわけである。

# 迷 歯肉炎に外傷が加わると歯周炎に移行する

エビデンスで検討すると…

# 真 動物実験モデルでは証明されていない

**●歯周炎が発症する瞬間をとらえることは不可能**

歯周炎は、一般的に歯肉炎から進行すると考えられている場合が多い。しかしその過程で何が起こっているのか、つまり何がきっかけで歯周炎が発症するのか、ということについては、まだ疑問点が残っている。

発症のきっかけの1つとして、『外傷』により揺さぶりが加わると歯周炎に移行するという考えかたがあるかもしれない。しかし、外傷が加わるか加わらないかにかかわらず臨床的に歯周炎の発症の瞬間をとらえることは不可能である。したがって、ここでは動物モデルにより検証するしかない。

**●外傷の影響を探る種々の研究からわかったこと**

まず理解すべきことは、外傷にも種類があることである。臨床的に生じる咬合性外傷は、ジグリング型であると考えられる。これは外傷が一方向からのみでなく、反対方向からもくり返し加わる状態で、歯が揺さぶられるようなタイプの外傷である。他方、一方向のみから力が加わるタイプのものは『矯正型外傷』と言い、歯が移動するような形で力が加わる(**図3-5-1**)。「ジグリング型外傷は病的で、そうでなければ大丈夫」のように解釈されている場合があるが、これは誤解である。したがって動物実験モデルでも、ジグリング型の外傷が生じるような装置が用いられている。

健康な歯周組織に外傷が加わった場合について、Svanberg と Lindhe (1973) はビーグル犬を用いたモデルにて、Polson ら(1976) はサルを用いたモデルにて実験を行った。Svanberg と Lindhe は連結冠と斜面板およびパラタルバーによりジグリング型外傷をつくり、Polson らはウェッジを歯間部に挿入することによる『くり返しの外傷』モデルで外傷を造っている。結果は、いずれの場合も歯根膜腔の拡大や歯の動揺の増加はみられたものの、アタッチメントロスは起こらなかった。

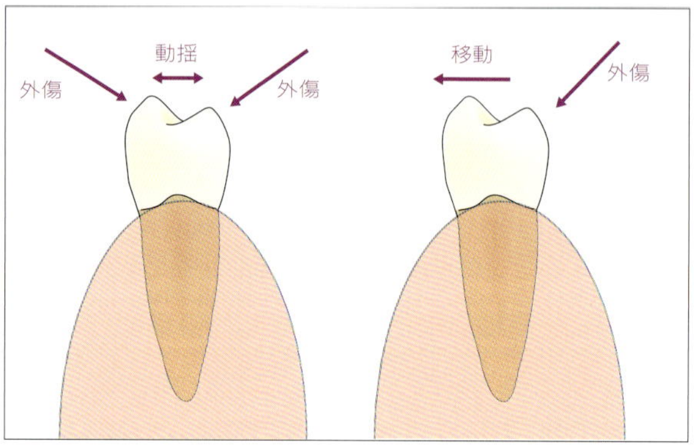


**図3-5-1** ジグリング型外傷(左)とは、一方向のみからでなく他の方向からも外傷が加わっているような状態を示す。矯正型外傷(右)は、一方向のみから力が加わっている場合である。

またSvanberg(1974)は、ビーグル犬にプラークによる歯肉炎を惹起させたあとに上述の装置を装着し外傷を加え180日間観察したが、プラークによる歯肉の炎症が外傷により拡大したり、アタッチメントロスを起こすことはなかった。つまり、歯肉炎に機械的に外傷が加わっても歯周炎には進行しなかった。Budtz-Jørgensen (1980)も、サルを用いた実験モデルで、ブラキシズムや外傷で歯肉炎が破壊性の慢性歯周炎に進行する根拠が見い出せなかったとしている。

**●まだ解明されていない歯肉炎から歯周炎への移行機序**

炎症とは生体の防御反応である。口腔内細菌が付着している歯面に隣接する歯肉には、常に軽度の炎症反応が生じている。このことにより、生体は細菌感染との平衡を保ち、いわゆる臨床的に健康な歯肉が確立される。しかしプラークの蓄積が増し、プラーク中の細菌が質的および量的に変化してくると歯肉の炎症反応は助長され、臨床的に歯肉炎の徴候が生じてくる。この歯肉炎の段階では歯の支持組織の破壊は起こっていないが、なんらかの原因でこの防御反応が破壊的に進行していくようになり、歯周炎が進行していくと考えられる。

また別の考えかたとして、歯肉炎と歯周炎は連続的な過程なのではなく、別の病態であるかもしれないというものもある。

実際には、これらのことは上述のとおり歯周病の発症の過程を観察することが臨床では不可能であるため、明らかになってはいない。動物モデルでの観察結果は、外傷で歯肉炎から歯周炎に移行するという仮説を証明できなかった。また外傷では歯根膜に炎症が生じ歯根膜腔の拡大にともなう歯槽骨の吸収が起こるが、歯肉には影響しないことも観察されている。したがって、今の段階では咬合により歯肉炎が歯周炎に移行するといえる根拠はないのである。

## 咬合性外傷が健康または炎症歯肉を有するイヌの歯周組織に及ぼす影響

Svanberg G. Influence of trauma from occlusion on the periodontium of dogs with normal or inflamed gingivae. Odontol Revy 1974;25(2):165-178.

**【研究の目的】**

実験的に作られたジグリング型外傷が健康な歯周組織または歯肉炎にどのように影響するか検討する。

**【研究デザイン】**

動物実験

**【研究対象】**

ビーグル犬18匹

**【介入方法】**

**A群**：13匹。プラークコントロールにより健康な歯肉を確立。左側のみに咬合性外傷発症用の装置(**図3-5-2**)を装着し、7日目に2匹、14日目に2匹、30日目に2匹、60日目に1匹、90日目に1匹、180日目に5匹が屠殺され、組織切片を作製。

**B群**：5匹。プラークにより歯肉炎を惹起。左側に同装置を装着し、180日間観察後、屠殺。

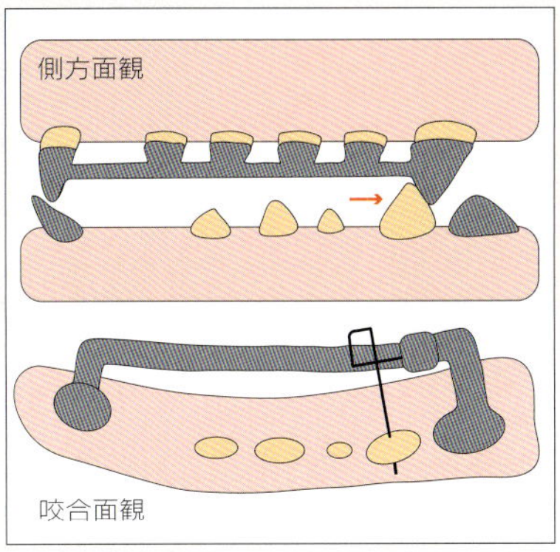


**図3-5-2**　Svanberg (1974)の実験で用いられたジグリング型外傷モデル。咬合時に、矢印で示した歯は対合歯に装着された高いクラウンにより前方に、開口時にはリンガルバーに装着されたワイヤーにより遠心に揺さぶられる。

**【評価方法】**

臨床的観察および組織学的観察

**【おもな結果】**

平均プラークスコアはA群で0、B群で2であった。A群においてもB群においても、外傷が加わった側は180日動揺が増加し続けたが、外傷が加わっていない側の動揺度の変化はなかった。

組織学的には、外傷発症後90日目で歯根膜腔の面積および歯根膜内の面積が最大となり、外傷がない部位と比較して2〜3倍に達した。また、外傷が加わってもB群における歯肉結合組織の炎症は悪化せず、炎症細胞の結合組織から歯根膜への波及もみられなかった。

## ブラキシズムと咬合性外傷：サルを用いた実験モデル

Budtz-Jøgensen E. Bruxism and trauma from occlusion. An experimental model in Macaca monkeys. J Clin Periodontol 1980;7(2):149-162.

**【研究の目的】**

ブラキシズムにより生じうる歯周組織の変化を検証する。

**【研究デザイン】**

動物実験

**【研究対象】**

カニクイザル6匹

**【介入方法】**

**実験側**：上顎右側小臼歯および大臼歯の咬合面にゴールドのスプリントを装着して3〜4mm咬合を上げ、垂直的および水平的に力が加わるようにした。

**対照側**：上顎左側小臼歯および大臼歯の咬合面にゴールドのスプリントを装着し、数か所のみ下顎と接触させ垂直的に力が加わるようにした。

両側のスプリントは4週間装着されたあと撤去され、その2週後、4週後、6か月後に検査が行われた。

**【評価方法】**

歯肉炎指数(GI)、プラーク指数(PII)、プロービングデプス(PPD)、歯の動揺度、エックス線写真撮影、バイオプシーによる組織学的観察。

**【おもな結果】**

実験側と対照側で、外傷が加えられた4週間でPIIに差はみられなかったが、GIと歯の動揺度は実験側で有意に増加し、歯の沈下も生じた。また2匹の実験側に歯肉膿瘍が発症した。エックス線写真上ではくさび状またはコーン状の骨吸収像がみられた。対照側ではわずかな歯根膜腔の拡大がみられた。

スプリント除去4か月後、エックス線写真上では骨の著しい添加がみられ、6か月後には正常に戻ったが、2匹では一部に骨吸収像が残った。組織学的には2匹のサルでごくわずかな接合上皮の根尖側への埋入が起こったが、他のサルでは起こらなかった。

### 2つの論文から言えること・わかること

一連の動物実験から、歯肉炎の状態に外傷が加わっても、それにより歯周炎に進行するという根拠は見いだせない。付着の喪失と咬合性外傷とは別の病因によるものと考えるべきである。

# 迷 咬合調整により歯周治療の効果が上がる

エビデンスで検討すると…

# 真 咬合調整をしても歯周炎の進行には影響しない

**●咬合は歯周病の修飾因子？**

歯周炎は細菌性プラークに起因する疾患である。したがってその治療は、患者自身によるブラッシングと専門家による歯肉縁下のプラークの除去が主体となる。

しかし、プラーク以外にも歯周病の進行にかかわる修飾因子が存在する。そのなかで広く信じられているのが『咬合』の関与である。臨床家によっては、『歯周病の治療はまずは咬合調整をして咬合を整えてから』との考えを持っている場合がある。もちろん明らかな早期接触、咬頭干渉などがあり、それにより病的な状態になっている場合には、それも必要な場合もあろう。しかし一般論として、『咬合調整で歯周治療の効果があがる』と言えるのかどうかは、また別問題である。

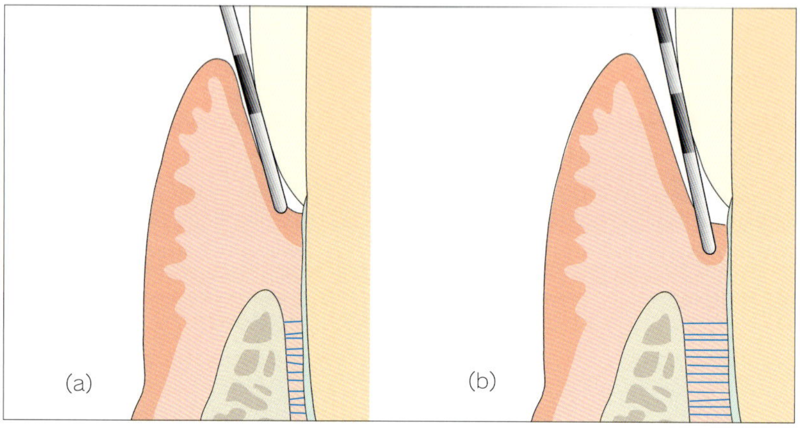


**図3-6-1**　付着の喪失がなく歯周組織に炎症がない非動揺歯(a)にプロービングすると、プローブ先端は接合上皮の最根尖部よりも歯冠側部で止まる。しかし外傷により動揺が生じている場合(b)では、付着の喪失がなくてもプローブが若干深く挿入される。

**●動物実験と臨床研究にみる、外傷と歯周炎の治癒の関係**

Lindhe と Ericsson(1982)は、ビーグル犬を用いた動物実験において、結紮糸による実験的歯周炎とキャップスプリントによるジグリング型外傷を両側に併発させ、90日後に両側の結紮糸を除去し、右側のみキャップスプリントを除去(すなわち外傷のみ除去)して、その後プラークコントロールを行わず360日後に観察を行った。結果は、外傷のみを除去した場合は歯の動揺度は減少したが、歯周炎の状態を改善させることはできなかった。したがって、咬合調整などにより外傷を除去する処置は、外傷により生じた病理的変化を改善させることはできるかもしれないが、歯周炎の治癒には影響しない可能性が示唆された。

他方、Burgett ら(1991)は歯周炎患者50名に口腔衛生指導後、実験群の患者には咬合調整を実施し、対照群には行わず、その後フラップ手術またはスケーリング・ルートプレーニング(SRP)を行った。3か月に1回のメインテナンスを行い、2年後に歯周組織検査を行った結果、臨床的アタッチメントレベル(CAL)は実験群で対照群と比較して平均約0.4mm多くみられたが、プロービングデプス(PPD)と動揺度に関しては差がみられなかった。

このようにPPDに差がなくCALのみ差がみられるというのは、いささか奇妙な結果である。この理由として考えられるのは、まず測定上のエラーである。もう1つは、動揺歯にプロービングした場合は、組織学的に付着の部位が同じでも、歯根膜腔の拡大や結合組織のコラーゲン成分が減少したりすることなどから、プローブが約0.5mm深く入る(Neiderud ら，1992、**図3-6-1**)ことによるものだろう。これは、実際のアタッチメントロスや歯周病の進行を意味するものではないと考えられる。

なお Harrel と Nunn(2001)は、咬合調整により歯周炎の進行が抑制したとし、基本治療時の積極的な咬合調整の必要性を示唆している。しかしこのグループの一連の研究では、動揺がない歯に咬合調整がされていたり、SRP をしてもまったく効果がないというデータになっていたり、咬合のずれがない患者では長期間にわたって PPD の減少が起こり続けるなど非現実的なデータになっており、かなりのバイアスが含まれていると考えられ、この研究結果は臨床に応用できるクオリティではない。

**●咬合調整の適応を考える**

咬合調整は、外傷の所見がある場合にのみ治療効果があり、歯周炎の治癒には直接関与しないと考えられる。

したがって咬合調整は、『歯の動揺度の進行的な増加』に代表される外傷による病的な所見があった場合に適用すべきであろう。

## 歯周炎患者に対する咬合調整についてのランダム化比較研究

Burgett FG, Ramfjord SP, Nissle RR, Morrison EC, Charbeneau TD, Caffesse RG. A randomized trial of occlusal adjustment in the treatment of periodontitis patients. J Clin Periodontol 1992;19(6):381-387.

**【研究の目的】**

CAL、PPD、歯の動揺度に対する咬合調整の影響や、非外科的歯周治療における咬合調整の重要性、咬合調整が動揺歯のCALにどう影響するかを検討する。

**【研究デザイン】**

ランダム化比較研究

**【研究対象】**

平均44.2歳の中等度～重度の歯周炎患者50名。

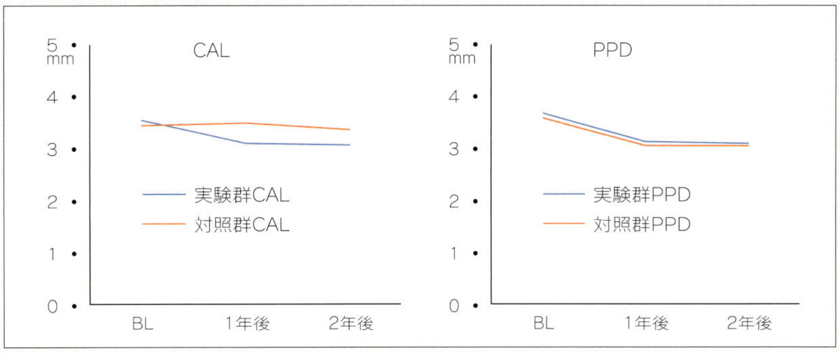


**図3-6-2** 咬合調整を行った場合と行わなかった場合でのSRPの効果(左：CAL、右：PPD)。

**【介入方法】**

すべての患者に口腔衛生指導、修復物の研磨、ポリッシング、SRP、フッ化物の塗布が行われた後、2つの群にランダムに振り分けられた。

**実験群：**22名。中心位での安定したコンタクト、中心位での自由性、スムーズな側方運動時のコンタクトが得られ、バランシングコンタクトを除去するように咬合調整を行う。

**対照群：**28名。咬合調整を行わない。

これらの患者の片側の歯にウィドマン改良フラップ手術が、反対側にはSRPが行われた。

**【評価方法】**

開始時(BL)、1年後、2年後にPPD、CAL、歯の動揺度を測定する。

**【おもな結果】**

CALは、実験群で対照群と比較して2年後の検査時に0.4mm多く得られた(**図3-6-2**の左)。しかしPPD(**図3-6-2**の右)と歯の動揺度に関しては差異がみられなかった。

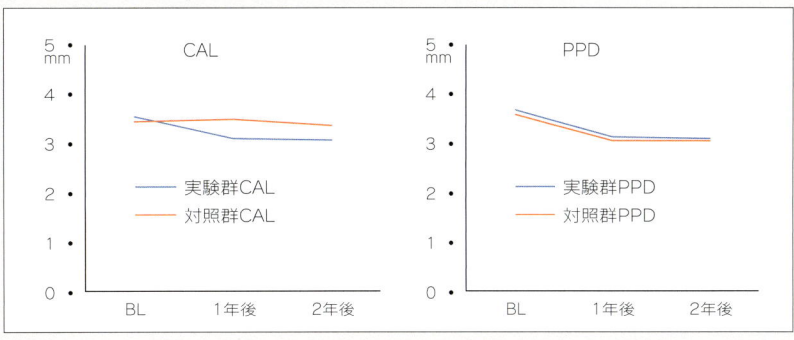

## 咬合のズレが歯周炎に及ぼす影響について―咬合治療と歯周炎の進行―

Harrel SK, Nunn ME. The effect of occlusal discrepancies on periodontitis. II. Relationship of occlusal treatment to the progression of periodontal disease. J Periodontol 2001;72(4):495-505.

**【研究の目的】**

歯周炎の治療が行われた場合と行われなかった場合において、咬合調整がその進行に及ぼす影響を評価する。

**【研究デザイン】**

後ろ向き研究

**【研究対象者】**

少なくとも12か月以上経過したデータが残っていた患者89名。

**【介入方法】**

以下の群に分けて分析した。

**未治療群：**30名。術者がすすめた歯周治療を受けなかった。

**部分的治療群：**18名。基本治療は行ったが、術者がすすめた歯周外科を受けなかった。

**対照群：**41名。歯周外科を含むすべての治療が完了した。

**【評価方法】**

初診時から12か月以上経過後の再評価時に、PPD、咬合のずれ(早期接触から咬合まで垂直的に1mm以上、または側方運動時の平衡側での咬合干渉)、動揺度、臨床的予後の予測が記録された。さらに咬合治療の状況により、①初診時に咬合のずれがない、②初診時の咬合のずれを治療、③初診時の咬合のずれを未治療、の群に分けられ、それらと臨床的パラメータとの関係を分析した。

**【おもな結果】**

『③初診時の咬合のずれを未治療』の群ではPPDの増加がみられたが、『②初診時の咬合のずれを治療』した群および『①初診時に咬合のずれがない』群ではPPDは増加しなかった。また部分的治療群でも、『②初診時の咬合のずれを未治療』の群でPPDがもっとも増加した。

### 2つの論文から言えること・わかること

Burgettらの研究ではCAL以外に咬合調整の効果がみられなかった。PPDの変化に差がなくCALだけに差が出るようなデータは、測定にバイアスが入ったデータの典型である。またプロービングによる0.5mmの違いは動揺歯と非動揺歯の差程度の違いであり、この差は臨床的に意義があるか疑問である。

HarrelとNunnの研究は、観察期間が9か月から20年を超えるものをすべて10年に換算しPPDの変化を見ていたり、初診時に約7割の歯に動揺がなかったにもかかわらず咬合治療の効果があったとしていたりなど、理解しがたいデータになっており、研究としてかなりずさんである。

# COLUMN

## こんな論法には要注意！
## エビデンスに基づかない考えかた

かなり前のことだが、知人からこんな話をされたことがある。「このあいだ、大学時代の同級生何人かと久しぶりに会って話をしていて、せっかくなので歯周病の話もしたのですが、『上顎中切歯に動揺があるのは大臼歯部の早期接触が原因。だから大臼歯の咬合調整で治る。これは誰でも知っていることだ』って言うのですよ。これ本当なんですか？」

当然ながら筆者もそんな話は初耳である。どの教科書を読んでも、またクオリティの高い学術雑誌を読んでも、そんな話はどこにも記載されてない。理屈としては、『大臼歯部に早期接触があるため顎の位置が変化し、前歯部に早期接触が生じる』ということなのだろう。たしかに、なかにはそんなケースもあるのだろう。しかし頻繁に生じるケースとは思えないし、少なくとも一般的にいえることではない。

そもそも動揺といってもその原因はいくつかあるわけで、それに応じて治療をしなければならないはずである。たとえば、歯周炎の結果生じた歯槽骨の吸収によるものならばプラークコントロールや歯肉縁下デブライドメントなどを行うべきだし、外傷による歯根膜腔の拡大が原因ならば咬合調整などを行うべきである。短絡的に『中切歯に動揺があったら臼歯部を咬合調整』といえるはずもなく、その時点でおかしな理屈であることに気がつかなければならない。そしてその話の理由づけが『誰でも知っていること』というのもいささかお粗末の感は否めない。おそらくこの話をした人も、駆け出しのころにはじめてその話を聞いたときに、先生や先輩から「これは誰でも知っていることだ」と説明されたのだろう。そして、これは知ってないと恥ずかしいことだと思い込んでしまい、根拠のない学説を強く信じてしまう事態に陥ったのではないだろうか。『誰でも知っていること』と理由づけされた学説は、『根拠がないこと』と解釈してよさそうである。

筆者自身は、『エビデンスベース』という考えかた自体を否定する発表を聞いたことがある。発表者曰く「**この治療結果について、ある研究では20%しかうまくいかないとなっているが、別の研究では80%うまくいったとなっている。結果は研究によって大きく違う。よってエビデンスなんてものは当てにならない**」だそうである。その発表者は、その後、持論のみを展開したあげく２、３の成功例のみを提示し、「この治療法の予後は予測可能だ」と結論づけた。エビデンスベースの考えかたに精通している読者はおわかりかと思うが、これも明らかに誤った考えかたである。まず、研究によって結果が大きく異なるようなことは珍しいことではない。対象者の質が違うかもしれないし、同じ種類の患者であっても研究によって選択基準が異なっている場合が多い。さらに盲検化や測定の再現性、治療の技術や熟練度、口腔衛生の質など、結果を左右する要因は多々ある。また、同じような治療法なのに他の研究結果と極端に異なる結果が示されている論文が１本あったら、それは少なくとも一般的、あるいは典型的な治療結果ではないということが解釈できる。このように、論文によって結果が異なる場合にはその理由があるはずなので、それを読み取ったうえで正しく解釈することが重要である。メカニズムだけを考え、そこから考えついた持論のみでものを言うことは、正しい方法ではない。その持論に基づいた治療法に再現性があるのかどうかを客観的に実証しない限り、それは机上の空論でしかないのである。

（関野　愉）

# CHAPTER

# 4

## 歯周外科手術に関する迷信

## 迷 歯周外科手術時に肉芽組織は除去しなければならない

エビデンスで検討すると…

## 真 歯周外科手術時に肉芽組織を除去する必要はない

### ●歯周外科時の肉芽組織除去は必要？

歯周外科の目的は、感染を除去し、感染をコントロールしやすい解剖学的形態を整えることである。そこで根面に対してはプラークや歯石、壊死セメント質の除去が、歯槽骨に対しては骨整形によるくさび状骨欠損や骨縁下ポケット、不揃いな骨形態の改善が行われる。また軟組織に対しては、歯肉切除術のようなポケット除去を目的とした術式、ウィドマン改良フラップ手術のようなポケット内縁上皮と肉芽組織を除去しポケットの減少を目的とした術式、根尖側移動術のようにポケットの除去とともに付着歯肉の幅を保存することを目的とした術式が行われる。

歯周外科に対する考えかたとして「ポケット内の上皮や肉芽組織を除去し、感染を除去した根面に接合させることで、新付着の形成を期待する」「炎症性細胞が浸潤した肉芽組織を除去したほうが、よい治癒が得られる」といわれることがある。はたして肉芽組織の除去は、本当に必要なのだろうか？

### ●ポケット内の上皮や肉芽組織を除去すれば新付着は起こるのか？

Caton ら（1980）のアカゲザルを使った動物実験では、人工的に作られた歯周病に対し肉芽組織を除去するウィドマン改良フラップ手術を行い、組織切片を観察した結果、新付着の獲得は起こらず長い接合上皮による治癒であった。これは感染除去された根面と上皮や肉芽組織が除去されたポケット内では、治癒過程として歯根膜組織の再生よりもポケット内への上皮の伸張が先に起こるためと考えられる。

なお余談だが、逆に『上皮の伸張を抑制すれば歯周組織は再生する』という考えかたが、GTR の開発のきっかけとなっている。

### ●肉芽組織を除去したことで長い上皮付着が起こったのか？

Lindhe と Nyman（1985）は、歯肉内縁上皮と肉芽組織を除去しスケーリング・ルートプレーニング（SRP）を行うウィドマン改良フラップ手術と、歯肉内縁上皮を除去することなく SRP のみを行うカークランド改良法を検討した結果、治癒に差はなく、外科処置時に肉芽組織を除去する必要はないとした。肉芽組織は感染による炎症によってできた病変なので、感染を除去し炎症をなくせば肉芽組織を除去する必要はないというわけである。なおこの研究では、根分岐部病変に対してはどの術式も効果が限定的であった。これは肉芽組織除去の如何ではなく、根面の感染を確実に除去することの困難さによるものであろう。

また、軟組織に切開を行わず根面の感染除去のみを行った SRP と比較してみると、深いポケットでは外科処置のほうが効果的であった。これは肉芽組織の除去による差ではなく、盲目下で行う SRP のほうが器具の到達が不確実で、根面の感染除去が正確に行えないことによるものと思われる。逆に浅いポケットでは、軟組織への侵襲の少ない SRP のほうがよい結果となっている。このことから浅いポケットでは根面の感染除去のみでよく、肉芽組織を含む軟組織へのアプローチは必要ないことがわかる。なおポケットの深さに対する外科処置と非外科処置の差異は、Lindhe ら（1982）によっても同様な結果が示されている。

### ●キュレッタージ（歯肉搔爬）と SRP の結果の差異

Ramfjord ら（1987）のスプリットマウスデザインによる研究では、骨整形を伴うポケット除去術とウィドマン改良フラップ手術、歯肉縁下のキュレッタージ、SRP を比較したところ、フラップを挙上せずにポケット内縁上皮や肉芽組織を除去するキュレッタージと、根面のみにアプローチする SRP のあいだに、臨床的指標による差異はみられなかった。このことからも、肉芽組織を含むポケット内面の軟組織の除去が、歯周組織の治癒において影響を与えないことがわかる。

### ●感染の除去とプラークコントロールが歯周治療のカギを握っている

臨床では、SRP のような非外科処置から再生療法まで、いろいろな術式が用いられている。術式にかかわらずもっとも重要なことは、根面の感染を確実に除去することである。もし盲目下でも確実に除去できるなら、SRP がもっとも軟組織への損傷が少なく有効な方法と言える。しかし盲目下では限界があり、SRP で治癒が得られなければ外科処置の適応となる。

外科処置の第1選択肢は、軟組織への損傷の少ないオープンフラップキュレッタージ（カークランド改良法）で、明視野下での根面の感染除去である。次にプラークコントロールをしやすい環境を作ったり、審美的回復を目的とすれば、感染除去を行うとともに骨整形や歯肉切除術、歯肉歯槽粘膜整形術などの術式が選択されることもあるだろう。さらに歯周組織の再生を目的とするならば、GTR や Emdogain® のような再生療法も選択肢となる。

最後に、今回引用した研究は、すべて良好なプラークコントロール下において行われていることをお伝えしたい。つまり、歯周治療の成功のカギは患者自身のプラークコントロールが握っているわけである。

## 歯周治療におけるスケーリングと肉芽組織の除去

Lindhe J, Nyman S. Scaling and granulation tissue removal in periodontal therapy. J Clin Periodontol 1985;12(5):374-388.

**【研究の目的】**

1）SRPが歯肉の炎症やポケットの減少、臨床的アタッチメントレベルの改善において歯周外科手術と同等の効果があることを検証する。

2）肉芽組織の除去が、歯周治療の治癒において限定的な因子であることを検証する。

**【研究デザイン】**

ランダム化比較試験（スプリットマウス）

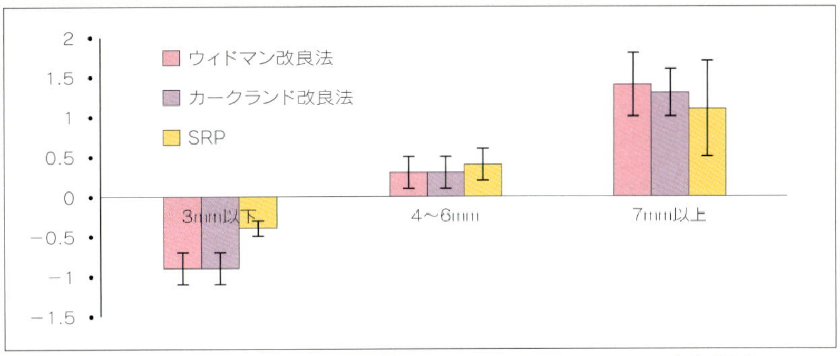


**図4-1-1**　ベースライン時から6か月後のアタッチメントレベルの変化（平均mm±SE）。

**【研究対象者】**

平均52歳（42〜59歳）の、イエテボリ大学歯学部歯周病科に紹介された患者15名。歯の総数は366本（平均24.4本）。なお、患者は

1）重度の歯周病患者で、1/4顎それぞれに7mm以上のポケットを1か所以上有する

2）直近6か月間、いかなる抗菌薬の投与も受けていない

ことを条件とした。

**【介入方法】**

**テスト群**：ウィドマン改良フラップ手術による施術。歯槽頂から1mmの場所から切開を行い、内縁上皮および肉芽組織を除去、根面露出後にSRPを行い、骨整形は行わず弁を閉じる。

**ポジティブコントロール群**：カークランド改良法による施術。歯肉構切開、根面露出後にSRPのみを行い、内縁上皮や肉芽組織の除去や骨整形は行わず弁を閉じる。

**ネガティブコントロール群**：SRPによる施術。手用器具にて歯肉縁下のポケット底に達するまでSRPを行い、内縁上皮や肉芽組織の除去は行わなかった。

なお、それぞれ術後のメインテナンスとして、14日間は2分間1日2回、0.2%クロルヘキシジン溶液で含嗽させ、12週のあいだ2週毎にPMTCを行い、さらにその後3か月毎に予防のためにリコールした。

**【評価方法】**

プラーク指数、歯肉炎指数、プロービング時の出血（BOP）、プロービングデプス、アタッチメントレベルの計測ならびに歯肉縁下の細菌検査（スピロヘータと運動性桿菌の割合）を、各4歯面で初診（BL）時、6か月後、12か月後に行う。

**【観察期間】**

1年間

**【おもな結果】**

プラーク指数（0および1の割合／BL時16〜21%、12か月後78〜81%）、歯肉炎指数（0および1の割合／BL時7〜9%、12か月後79〜82%）、BOP（BL時78〜81%、12か月後5〜8%）は、3群ともにBL時に比べ6か月後、12か月後ともに大きな改善がみられた（$p<0.001$）ものの、3群間に有意差はみられなかった。

プロービングデプスは、BL時に3mm以下が約30%、7mm以上が約25%だったが、12か月後には3mm以下が78〜83%と増加（$p<0.001$）し、3群間に有意差はなかった。7mm以上は12か月後に3群ともに減少（$p<0.001$）がみられ、外科処置を行った2群はともに1%未満で、SRP群では5%だった。

アタッチメントレベルがBL時に7mm以上であった部位では、6か月後に1.1〜1.4mm増加し、4〜6mmの部位で0.3〜0.4mmの増加がみられた。3mm以下の部位では、外科処置を行った2群はともに0.9mm減少で、SRP群の0.4mm減少とのあいだに有意差（$p<0.05$）が見られた（**図4-1-1**）。またBL時と6、12か月後のアタッチメントレベルの各群、各部位のすべてに有意差がみられた。

歯肉縁下の細菌叢は、3群ともにBL時に比べ6か月後、12か月後ともに大きな改善がみられた（$p<0.001$）ものの、3群間に有意差はみられなかった。しかし、一部残留した深いポケットにおいては、浅くなったポケットに比べスピロヘータと運動性桿菌の割合は多かった。

**【結論】**

1）6mm以下のポケットにおいては、SRPは歯周外科と同等の効果を得ることができた。

2）歯周外科に伴って肉芽組織を除去することは、歯周組織の適切な治癒の助けにならない。

※なお、当初の目的にはなかったが、根分岐部病変ではどの治療方法も効果は限定的であった。

### この論文から言えること・わかること

2種類の外科処置の結果から、肉芽組織は感染による炎症によってできた病変であることから、感染を除去し炎症をなくせば肉芽組織を除去する必要はないことがわかる。SRPとの比較から、また感染の除去の困難さを伴う根分岐部病変で治癒が限定的であったことからも、肉芽組織の除去よりも感染の除去の重要性がわかる。

# 迷 歯周外科の主目的は骨形態の修正である

エビデンスで検討すると…

# 真 歯周外科の主目的は感染除去である

## ●歯周外科の主目的は骨形態の修正？

歯周治療の難易度を高くするいくつかの因子のなかに、骨縁下ポケットがある。歯槽骨の厚い部位でポケットが深化すればくさび状の骨欠損となり、骨縁下ポケットが発生する。そのポケット底の感染をコントロールすることは困難である。そこで『骨縁下ポケットが存在する場合は歯周外科を行い、骨整形を行うことで、骨縁下ポケットを除去することが必要となる』――このように理解している歯科医師は多いのではないだろうか。歯周治療の本来の目的は感染除去である。たとえ感染除去を容易にするためとはいえ健康な骨を削除することは、妥当な処置だろうか？　骨整形を行わなくとも感染除去できるならば、治癒に差はないのではないか？　ここでは、歯周外科の主目的が骨整形なのかを検証してみる。

## ●くさび状骨欠損は歯周病を進行させる？

歯周外科の主目的を骨整形とするならば、くさび状骨欠損によって起こる骨縁下ポケットの存在が歯周病を進行させるという仮定が成立する必要がある。そこでまず、くさび状骨欠損が歯周病を進行させるのか検証してみよう。

10年間歯周治療を行わなかった患者の骨欠損状態の違いによる歯周病の進行の差を検証したPapapanouら（1991）の後ろ向き研究にて10年間の歯の喪失率をみると、水平性骨欠損は12.7%に対し、4.5mm以上のくさび状骨欠損は68.2%と明らかに高かった。この結果から、くさび状骨欠損が存在する場合、歯周治療を行わなければ歯周病は進行し歯を失う可能性が高いことがわかる。しかし、くさび状骨欠損そのものがリスクを高めているのか、歯周病の部位特異性から元来リスクが高い部位でくさび状骨欠損が発生したのか、因果関係は定かでない。さらに水平性骨欠損でも多数歯を喪失していることから、いずれにしても歯周治療は必要である。

では治療が行われた場合はどうだろうか？　Pontorieroら（1988）（**77ページ参照**）は、治療が行われれば水平性骨欠損もくさび状骨欠損も治癒に差がないことを示している。

## ●骨整形の有無で治癒に差があるか？

歯周外科に伴い骨整形を行えば、さらによい結果が得られるだろうか。歯周治療を行うにあたり、歯周組織の安定のために骨整形を行う術式と、骨整形を行わず感染除去のみを行う術式の治癒を比較してみる。

Roslingら（1976b）の研究によれば、どの術式でも骨削除の有無に関係なくポケットが浅くなり、2年間、歯周組織の破壊を防ぐことができた。また骨削除を伴う歯肉切除以外では、すべてにおいて骨欠損が改善されている。骨の回復では、骨削除を伴わないウィドマン改良フラップ手術がもっとも大きく回復している。これは、ポケットが深くなる過程で吸収されることなくくさび状骨欠損を取り巻くように残った健康な骨には、できるだけ侵襲を加えないほうが、より多くの骨の回復が得られることを示唆している。

## ●スカンジナビア学派とアメリカ学派

日本では、歯周治療のスカンジナビア学派とアメリカ学派の違いについて論じられることが多い。読者のなかには、できるだけ侵襲が少なく保存的な治療を好むスカンジナビア学派に対して、ダイナミックで種々のテクニックを駆使するアメリカ学派では、「基礎の考えかたが違うのではないか」「骨整形に積極的なアメリカ学派のほうが術式に長けており、骨整形によってよりよい結果を出せる」と思われている人もいるかもしれない。

しかしアメリカ学派のBeckerら（2001）は、術後1年の報告（Beckerら，1988）では術式により一部結果に差がみられるが、5年後では骨削除の有無は臨床指標に影響なくいずれも改善がみられ、浅いポケットでは非外科が、深いポケットでは外科処置が有利な傾向がうかがえるとしている。この結果からも、基本的な考えかたはアメリカ学派であれスカンジナビア学派であれ、感染除去が行われれば骨整形の有無は歯周組織の安定に影響がないことで一致している。歯周外科を行う際に骨整形を行うかどうかは、保険制度の違いや、短期的予後と長期的予後のどちらに重点をおくのか、さらに審美的な要求度の違いに左右されるのではないだろうか。

## ●くさび状骨欠損の治療後の安定に寄与する因子

RoslingとBeckerの研究は、ともに徹底したプラークコントロールが行われたことに注目したい。Roslingら（1976a）（**101ページ参照**）によれば、骨削除を伴わないウィドマン改良フラップ手術によるくさび状骨欠損の治療にて術後も継続的に口腔衛生指導を行い良好なプラークコントロールレベルを維持した実験群は、術後2年間でくさび状骨欠損すべてに骨再生が認められたのに対し、術前に1回のみ指導を行い良好に維持できなかった対照群では骨欠損の残存が認められた。これらから歯周外科のもっとも重要な目的は感染除去であり、成功を左右する大切な因子は感染除去を維持する徹底したプラークコントロールであることが想像に難くないだろう。

## プラークフリー歯の歯周外科の術式の違いによる歯周組織の治癒の可能性：2年間の臨床研究

Rosling B, Nyman S, Lindhe J, Jern B. The healing potential of the periodontal tissues following different techniques of periodontal surgery in plaque-free dentitions. A 2-year clinical study. J Clin Periodontol 1976;3(4):233-250.

**【研究目的】**

2年間の厳格な口腔衛生プログラムのメインテナンス下で、外科的ポケット除去療法の違いによる軟組織の治癒能力と治療の結果を比較する。

**【研究デザイン】**

ランダム化比較試験

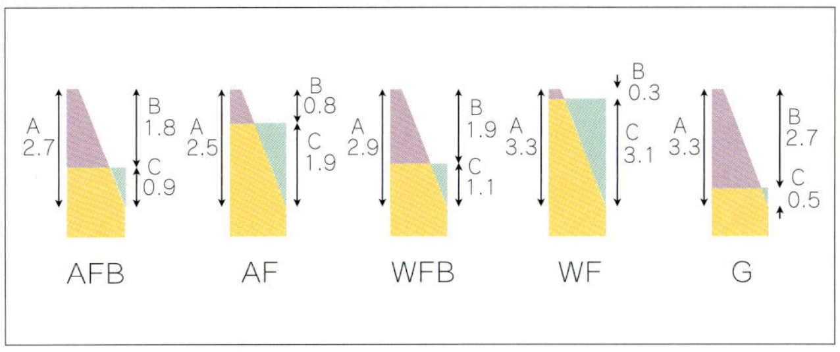


**図4-2-1**　2および3壁性骨欠損の2年間の骨の変化。A :BL時の骨レベル、B：骨吸収量、C：骨の獲得。

**【研究対象者】**

重度歯周炎患者50名（平均46.3歳）

**【介入方法】**

全層弁剥離、肉芽組織の除去、スケーリング・ルートプレーニング（SRP）の後、①骨削除を伴う歯肉弁根尖側移動術（AFB）、②骨削除を伴わない歯肉弁根尖側移動術（AF）、③骨削除を伴うウィドマン法（WFB）、④骨削除を伴わないウィドマン法（WF）、⑤骨削除を伴う歯肉切除術（G）が行われた。

術後2週間、クロルヘキシジンで含嗽し、2週間毎にPMTCを行った。

**【評価方法】**

開始時と6、12、24か月後にプラーク指数（PlI）、歯肉炎指数（GI）、プロービングデプス（PPD）、アタッチメントレベル（CAL）とエックス線写真を用いて骨レベルを計測した。

**【おもな結果】**

PPDはどの術式も3mm以下となり、術式による差はみられなかった。CALの変化は、隣接面では② AFと④ WFは有意に獲得がみられ、頬側では① AFBのみ有意に減少がみられたものの舌側では術式による差はみられなかった。

隣接面の骨の変化では、2および3壁性の骨欠損が⑤ Gの一部を除きすべて改善し、骨の再生は④ WFでもっとも大きく3.1mm、② AFで1.9mm、③ WFBで1.1mm、① AFBで0.9mm、⑤ Gで0.5mmであった。

## スケーリングと骨外科、ウィドマン改良法を比較した長期研究：5年間の結果

Becker W, Becker BE, Caffesse R, Kerry G, Ochsenbein C, Morrison E, Prichard J. A longitudinal study comparing scaling, osseous surgery, and modified Widman procedures: results after 5 years. J Periodontol 2001;72(12):1675-1684.

**【研究目的】**

SRPと骨外科（OS）、ウィドマン改良フラップ手術（MWF）の、5年間の長期的臨床結果を比較する。

**【研究デザイン】**

ランダム化比較試験

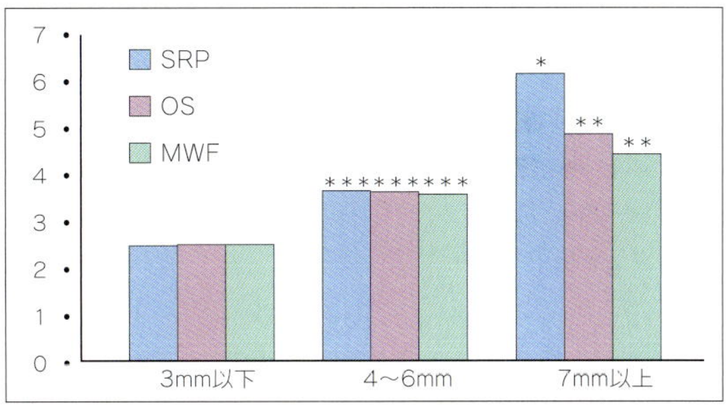


**図4-2-2**　5年後のPPD（BL時との有意差　*p < 0.05　**p < 0.01　***p < 0.001）。

**【研究対象者】**

重度成人型歯周炎患者16名

**【介入方法】**

口腔衛生指導、SRPの4週間後にベースライン（BL）の診査を行い、ランダムに治療法を割り当てた。OSはOchsenbin（1986）（骨削除を伴う歯肉弁根尖側移動術）に基づいて、MWFはRamfjordとNissle（1974）に基づいて、それぞれの術式が行われた。6週間、毎週歯面研磨と口腔衛生指導を行い、その後3か月ごとのメインテナンスを行った。

**【評価方法】**

BL時、2、6か月後、1、3、4、5年後に、PlI、GI、PPDを計測した。

**【おもな結果】**

5年後の結果は、BL時のPPDが3mm以下の部位において、わずかにロス（有意差あり）がみられたが、4〜6mmおよび7mm以上の部位ではいずれもPPDの改善（有意差あり）がみられ、有意差はないもののアタッチメントゲインもみられた。術式間における差にはいずれも有意差はみられなかったものの、7mm以上の部位においてSRPよりも2つの外科術式のほうが良好な傾向がみられた（**図4-2-2**）。

### 2つの論文から言えること・わかること

上記論文は、それぞれスカンジナビア学派とアメリカ学派のものである。歯周外科時に、骨整形を行っても行わなくても歯周病は改善し、欠損部の骨の回復は、むしろ骨削除を行わないほうが有利であることがわかる。

# 迷 ウィドマン改良フラップ手術は術後に歯肉クレーターができるので予後が悪い

エビデンスで検討すると…

# 真 術後の歯肉クレーターは数週間でほぼ消失し、予後に影響しない

**●他の手術法と予後を比較した研究からは、差はみられなかった**

ウィドマン改良フラップ手術（以下MWF）とは、一次切開、二次切開、三次切開を行った後に歯肉を剥離し、歯石や肉芽組織を除去する術式で、フラップ手術のなかでも標準的な方法である。しかし一部で、術後に歯間部にクレーター状の陥没ができることから、その予後を不安視されているようである（**図4-3-1**）。MWFの予後は、実際のところ、他の術式に比べて悪いのだろうか？

Knowlesら（1979）は、MWFと、ポケット除去手術（歯肉切除術または歯肉弁根尖側移動術（APF））、キュレッタージの効果を比較する臨床研究を行い、8年間の予後を観察した。この研究では、治療前のプロービングデプスが7mm以上あった部位において、MWFは他の術式よりもアタッチメントゲインが多くなる結果となった。しかしこの研究では、研究の途中でドロップアウトした患者や、抜去された歯についての分析がなされておらず、疑問点が残る。つまり、ドロップアウトした患者の歯や抜去された歯は歯周病が進行していたと考えられるので、アタッチメントレベルなどの数値も高い。そのデータがドロップアウトや抜去後には分析に含まれなくなるため、平均値は『見かけ上』改善してしまう可能性がある。

一方、Westfeltら（1985）の研究では、MWF、MWFと骨外科の併用、APF、APFと骨外科の併用、歯肉切除術、スケーリング・ルートプレーニング（SRP）の効果の比較が行われたが、その結果は、6か月後にはすべての治療法で同様の治癒がみられたというものであった。

同様にIsidorとKarring（1986）もMWF、APF、SRPの効果に違いがないことを報告し、またBeckerら（1988）もMWF、骨切除術、SRPの効果を比較したところ、やはりMWFと骨切除術の予後に違いがないことを示している。なおこの研究では、外科手術直後に発生する歯間部のクレーターはMWFにおいて骨切除術よりも多く発生したが、術後6週間経過時にはその頻度に有意差がなくなっていた。

**●術式の違いよりも、術後のメインテナンスをも含めて考えることが大事**

臨床的印象として、術直後にクレーター状の欠損ができるという所見は、たしかにいいことではないように思われる。しかしながらこのクレーターは永続的なものではなく、あくまで術直後に現れる一次的な症状であり、メインテナンスが続けられるうちに、ほとんどの場合消失すると考えられる。これは、上述の複数の臨床研究における『MWFと他の術式の治療結果に違いがない』という一致した結果にも裏づけられている。したがって、クレーターができることを嫌って、不必要に骨整形あるいは骨切除を行う必要はない。

歯周外科の予後を左右するのは、術式の違いではなく、メインテナンスであることが重要なコンセプトである。

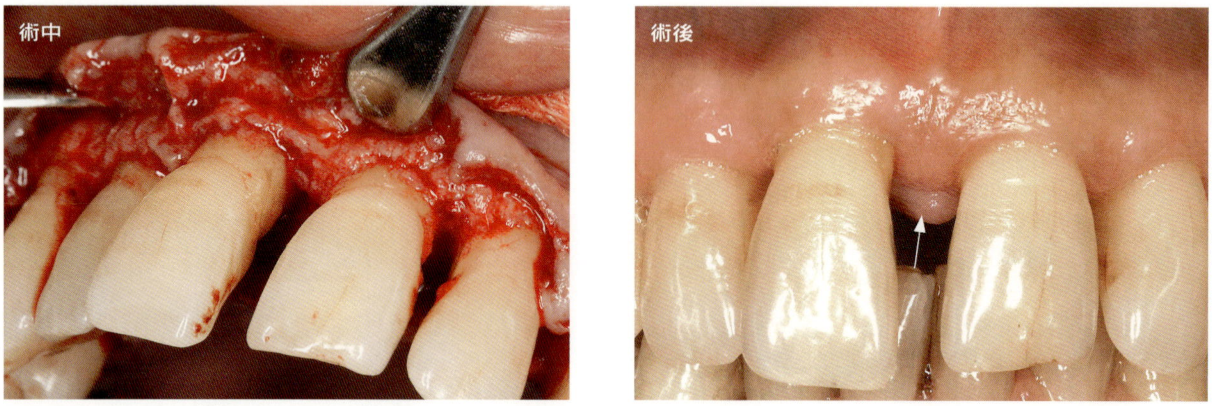


**図4-3-1**　MWFの術後では、しばしば矢印に示すようなクレーター状の陥凹が生ずる。

## スケーリング、骨切除術、ウィドマン改良フラップ手術の長期的比較

Becker W, Becker BE, Ochsenbein C, Kerry G, Caffesse R, Morrison EC, Prichard J. A longitudinal study comparing scaling, osseous surgery and modified Widman procedures. Results after one year. J Periodontol 1988;59(6):351-365.

**【研究目的】**

SRP、骨切除術、MWF の効果を縦断的に比較する。

**【研究デザイン】**

ランダム化比較試験

**【研究対象者】**

30～57歳の臼歯部のセクスタントに、アタッチメントレベル6mm 以上の部位を2か所以上有する歯周炎患者16名。

**【介入方法】**

すべての患者に歯周組織検査を行った後、口腔衛生指導、SRP を含む歯周基本治療が行われた。その3～4週間後に、以下の3つのグループにランダムに分け、4～6週後にそれぞれの治療が行われた。

①局所麻酔下での SRP

②骨切除術

③ MWF

術後は、軟組織の記録、抗菌薬の4日間の処方、抜糸、週1回のポリッシングが行われた。その後3か月に1回のメインテナンスが継続された。

**【評価方法】**

歯周組織検査においては、プロービングデプス(PPD)、アタッチメントレベル(CAL)、歯肉炎指数(GI)、プラーク指数(PlI)、歯の動揺度、根分岐部病変、エックス線写真撮影、口腔内写真撮影が行われた。

PPD、CAL、GI、PlI については、平均値または度数分布の分析が行われた。歯周組織検査は初診時、術後、6か月後、1年後に行われた。

術後の軟組織検査として、歯肉クレーターが6週間後まで記録された。

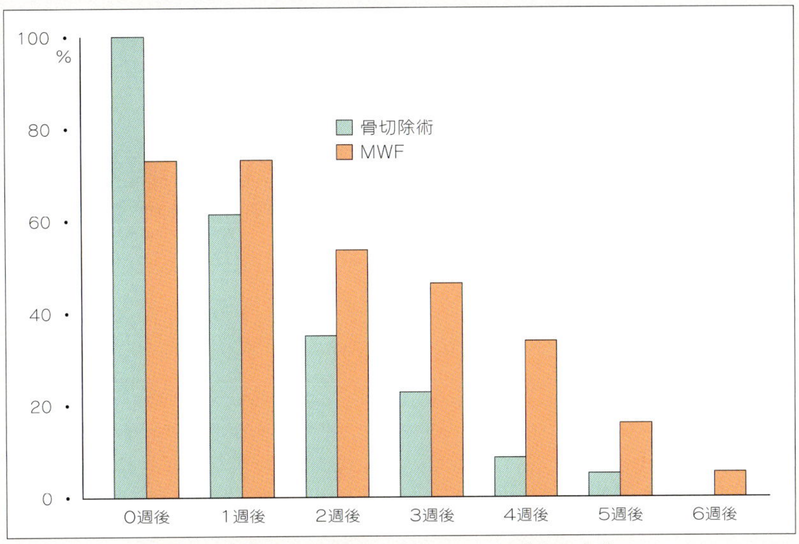


**図4-3-2** MWF および骨切除術後の歯肉クレーターの発生率(%)。

**【おもな結果】**

PlI は初診時にはすべてのグループで平均1.4～1.5だったのが、基本治療により約0.3に改善し、治療の1年後においても0.3～0.4を維持した。

GI は初診時約2であったのが、術後には0.1～0.3に改善し、1年後までに約0.7になっていた。PlI と GI については3群で統計学的有意差がなかった。

PPD が初診時4～6mm の場合、MWF および骨切除術で平均1.4～1.6mm 減少したのに対し SRP では0.9mm、初診時7mm 以上の場合では MWF と骨切除術により平均2.7～3mm 改善したのに対し SRP では1.5mm の改善に留まり、統計学的有意差がみられた。なお、7mm を超える PPD の残存も SRP で多い傾向がみられた。

CAL については、初診時 PPD が1～3mm の場合、骨切除術で SRP より大きくロスする結果となったが、他には統計学的有意差はみられなかった。歯肉退縮は SRP で少ない傾向がみられた。

歯肉クレーターの発生は、MWF において骨切除よりも術後1～5週までは多くみられたが、徐々に減少し、6週後には統計学的有意差はみられなくなった(**図4-3-2**)。

### この論文から言えること・わかること

この研究では、術後6週で骨切除術ではクレーターは0になり、MWF では3か所クレーターが残っているが、統計学的有意差はなく、また1年後の治癒に2つの治療で差がないことから、術直後に発生した歯肉クレーターが歯周治療の予後に影響を及ぼすとは考えにくい。

したがって、術後に歯肉クレーターができるから MWF はよくないという考えは誤りである。歯周外科の予後を左右するのは、このような術直後の見かけの違いではなく、メインテナンスの質であると考えるべきである。MWF の予後については**69ページ**も参考にしていただきたい。

# 迷　根分岐部病変に罹患した歯はリセクションしなければならない

エビデンスで検討すると…

# 真　根分岐部病変に罹患した歯は、状況に応じてもっとも適切な処置を選択すべきである

## ●根分岐部病変に罹患した歯はリセクションしなければならないのか？

Hamp ら（1975）は、根分岐部病変の分類と治療法において、Ⅰ度病変に対してはスケーリング・ルートプレーニング（SRP）とファーケーションプラスティーを、ⅡおよびⅢ度病変にはリセクション、トンネリング、抜歯を治療指針として示している。この Hamp らの研究では、この指針に従ってⅡおよびⅢ度病変に対して積極的な治療を行うことで良好な結果を示している。

しかし詳細を調べてみると、初診の段階で44%の歯が抜歯されているため、抜歯の診断基準によっては成功率が変わってくることが予測される。さらに、ⅡおよびⅢ度病変に対してリセクションなどの積極的な治療を行わず、より保存的な治療を行った場合の成功率と比較することができない。

はたして、根分岐部病変に対してはリセクションなどの積極的な治療を行わなければならないのだろうか？

## ●根分岐部病変に対する非外科処置の限界

Nordland ら（1987）の研究によれば、大臼歯以外の歯、大臼歯の平滑面、大臼歯の根分岐部の3部位に SRP を行い2年間経過観察したところ、アタッチメントロスは、初診時のプロービングデプス（PPD）が4.0～6.5mm の部位では大臼歯の平滑面で5.3%、根分岐部で11.8%、また7.0mm 以上の部位では平滑面で6.6%、根分岐部で21.1%であった。これはポケットの深い根分岐部では、SRP のみでは進行する可能性があることを示唆している。

また Matia ら（1986）の研究によれば、ⅡおよびⅢ度病変に対して外科的と非外科的な SRP による歯石の取り残し率を比較したところ、手用・超音波スケーラーのいずれにおいても非外科的 SRP では多くの取り残しがみられ、外科的 SRP ではよりよい結果が得られたことから、より積極的な治療も考慮されるべきと言える。

なお、後ろ向き研究で5年以上の経過を見た Ross ら（1978）の研究によれば、患歯の状況に応じて非外科と外科（骨削除とリセクションを伴わない）で治療したところ、75%でアタッチメントに変化がなく、2%がゲイン、11%がロス、12%が抜歯となった。この結果から、リセクションを行わなくても一定の効果が得られることがわかる。

## ●リセクションの予後

Blomlof ら（1997）による、リセクションされた大臼歯と根管充填された単根歯の生存率を比較した研究では、10年間で単根歯が77%、リセクションされた大臼歯が68%で有意差はみられなかった。患歯が有髄歯であっても、リセクションを行うためには抜髄を行わなければならない。抜髄することのデメリットはあるものの、リセクションにより単根となったことのデメリットはないと言える。

リセクションの予後をレビューした Bühler（1994）によれば、レビューの基準に適合した4つの研究の7年経過の失敗率の加重平均は11.0%であった。このことから、適切な診断によって行われたリセクションは一定の効果が得られることがわかる。しかし、失敗の半数以上がう蝕や歯根破折などの歯周病以外の原因であったことから、う蝕や補綴に対しても慎重な対応が必要となる。

## ●治療法選択の診断基準

Svärdström ら（2000）の研究によると、リセクションしなかった歯の3.5%、リセクションした歯の11%が8～12年のあいだに抜歯となった。

治療法の判断に影響した因子の詳細をみてみると、歯種別では第二大臼歯のほうが第一大臼歯より抜歯された割合が多く、リセクションされた割合は少なかった。またⅡ度およびⅢ度病変に罹患した上下顎の第一大臼歯では、上顎のほうが抜歯された割合が多く、リセクションされた割合は少なかった。特にⅡ度およびⅢ度病変に罹患した第二大臼歯では半数以上が抜歯されていた。これらのことは、ルートトランクスの長さや根の癒合、2根か3根かといった解剖学的特徴が、保存的治療かリセクションを行うのか、あるいは抜歯するのかという判断に大きな影響を与えていることを示唆している。

## ●根分岐部病変の最良の治療方法は？

どの研究も、リセクション、抜歯の診断基準は術者に任せられ、統一されていない。しかし、専門医の適切な診断のもと行われた処置はどれも一定の成功を収めている。以上のことを考え合わせれば、根分岐部病変に対してすべてリセクションするのではなく、適切な診断のもと、状況に応じて非外科（SRP）、リセクションを行わない外科、リセクション、時には抜歯も含め治療法を選択すべきである。

もし可能なら、より保存的な処置を優先し、徹底したプラークコントロールのもと経過観察し、経過が思わしくない場合に侵襲的な治療を選択することも大切であろう。

## ヘミセクション歯の生存率：インプラントの生存率と同等とみなす試み

Bühler H. Survival rates of hemisected teeth: an attempt to compare them with survival rates of alloplastic implants. Int J Periodontics Restorative Dent 1994;14(6):536-543.

**【研究の目的】**

ヘミセクションやリセクションの長期的な予後の妥当な評価を得るためには、大きな集団で評価することが望ましい。そこで多数の研究の共通点をもとに、結果を調整することで評価した。

**【研究デザインおよび研究対象論文】**

レビュー（1972～1991年までの関連論文から選ばれた9論文）

**【介入方法】**

9つの論文を約6～7年の観察期間になるように調整した。さらに、抜歯以外の失敗の基準が明らかな4つの研究が選ばれ、7年の観察期間で評価された。

**表4-4-1**　ヘミセクションとリセクションを行った論文の比較

| | 歯数 | 観察期間（年） | 失敗率（%） |
|---|---|---|---|
| Hamp ら（1991） | 24 | 7 | 16.7 |
| Carnevale ら（1991） | 185 | >7 | 5.4 |
| Bühler（1988） | 28 | 7 | 10.7 |
| Langer ら（1981） | 100 | 7 | 20.0 |
| **歯数を考慮した加重平均** | | | **11.0** |

論文は7年の観察期間、抜歯以外の失敗の基準を持つもの。

**【評価方法】**

失敗率

**【おもな結果】**

9つの論文の結果は、観察期間1～18年（それぞれの研究の平均観察期間3～10年）で、失敗率0～38%であった。観察期間を調整（約6～7年）した結果、失敗率は0～41%であった。選択された4論文（7年）の失敗率は、5.4～20.0%（平均13.1%）で、歯数を考慮した加重平均は11.0%であった（**表4-4-1**）。

## 大臼歯の歯周病の治療法を決定する：影響を及ぼす因子と長期的結果の分析

Svärdström G, Wennström JL. Periodontal treatment decisions for molars: an analysis of influencing factors and long-term outcome. J Periodontol 2000;71(4):579-585.

**【研究の目的】**

大臼歯の治療法の決定における因子の影響を分析し、8～12年後の治療の結果を評価する。

**【研究デザイン】**

後ろ向きコホート研究

**【研究対象歯】**

歯周病専門医に紹介された平均44.9歳（14～73歳）の患者222名の1,510本の大臼歯のうち、第三大臼歯を除いた1,313本。

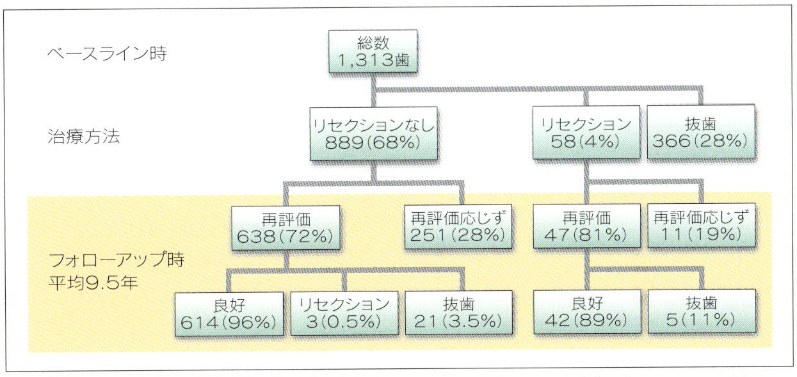


**図4-4-1**　治療方法と8～12年後の結果。

**【介入方法】**

口腔内診査、エックス線写真診査の後、口腔衛生指導およびSRPを行い、3か月後に再評価を行った。PPD 5mm以上でプロービング時の出血（BOP）がみられる部位に対してウィドマン改良フラップ手術を、必要に応じてリセクションが行われた。治療後は紹介元に適切なメインテナンス計画を指示した。8～12年（平均9.5年）後にフォローアップを実施し、口腔内診査とエックス線写真診査を行った。

**【評価方法】**

初診時、再評価時、フォローアップ時にプラーク指数、歯肉炎指数、PPDを計測した。

**【おもな結果】**

治療の段階でリセクションは4%、抜歯は28%であった。判断に影響を及ぼした因子は、影響の大きかった順に、抜歯では動揺度・歯種・対合歯の欠如・根分岐部病変の進行程度・PPD・支持骨の量で、リセクションでは根分岐部病変の進行程度・歯種であった。

222名のうち160名（72%）がフォローアップに応じた。リセクションしなかった638本のうち21本（3.5%）、リセクションした47本のうち5本（11%）が抜歯されていた（**図4-4-1**）。

### この論文から言えること・わかること

これらの研究から、根分岐部病変に対するリセクションは成功率が高い治療と言える。しかし、リセクションや抜歯の診断基準は統一されていない。成功の鍵を握るのは適切な診断であろう。

# 迷 歯槽骨の高さはすべて揃えなければならない

エビデンスで検討すると…

# 真 歯槽骨の形態そのものは重要ではない

### ●骨の高さを揃えることは必要か？

歯周病の代表的な徴候に骨吸収がある。それも歯あるいは歯面によって骨吸収の程度は異なるので、たとえばパノラマエックス線写真などを撮影すると歯槽骨吸収はくさび状の形態などを呈し、全体的に『いびつ』になっているのが普通である。この徴候をなくし歯槽骨を平坦化するためには、骨外科あるいは再生療法などが有効と考えられる。しかし、たとえば隣接面にある骨縁下ポケットを骨外科により平坦化させようとすると、隣在歯の支持組織を犠牲にしなければならない。また再生療法もその適応には限界がある。したがって、全体の骨の高さを揃えるためには、ある程度骨吸収が進んだ歯は抜去もやむなし、ということになってしまうのだが……。

### ●骨形態が不正の場合の予後は？

Papapanou と Wennström（1991）は、25～70歳の成人201名の全顎エックス線写真を撮影し、骨吸収の状態から、水平型、くさび状の1度（欠損の深さ2mm）、2度（欠損の深さ2.5～4mm）、3度（欠損の深さ4.5mm 以上）の4つに分類し、10年後の予後を観察した。その間、被験者は包括的な歯周治療を受けていない。その結果10年間で喪失した歯は、水平型で12.7％、くさび状1度で22.2％、2度で45.6％、3度で68.2％であった。すなわち、骨欠損が深いほど予後が悪かったわけである。また残存した歯でも、2mm 以上の骨吸収の進行とくさび状骨欠損の存在に相関がみられた。したがって、やはり骨形態が不正な場合は予後が悪いと考えられる。しかし、これは歯周炎を治療せずに放置した場合の結果である。

では歯周治療後ではどうであろうか？　Pontoriero ら（1988）は、動的歯周治療が完了し3～6か月のメインテナンスを受けている患者48名を対象に、5～16年の期間中、術後の骨吸収の形態が予後に影響を及ぼすか分析を行った。その結果、骨形態がくさび状の場合も水平の場合も骨吸収量は同様であったことを観察した。したがって、歯周治療が完了しプロービング時の出血やプロービングデプスが改善した状態で骨の形態不正が残ったとしても、必ずしも予後は悪くならないと言える。

### ●骨外科は抜歯が必然となることもある

**70ページ**で解説したように、Rosling ら（1976b）の研究においても Becker ら（2001）の研究においても、歯周外科の種類によって結果が大きく異なることはないことが証明されている。しかし、歯周外科の結果が別の角度で分析できる研究がある。

Kaldahl ら（1996）は、中等度から重度の歯周炎患者に対して、スプリットマウスにより、歯冠部のスケーリング（CS）、ルートプレーニング（RPL）、ウィドマン改良フラップ手術（MWF）、根尖側移動手術と骨外科を併用した方法（FO）の4つの治療法の予後を比較した。FO での骨外科は「positive bone architecture」すなわち歯の頬側中央部よりも隣接部の骨レベルが高い状態に骨形態を修正するという術式が行われた。この研究では7年間で抜去された歯の数が分析されているが、その結果は FO が行われた場合、RPL や MWF より歯の喪失数が1/4以上少なかったというものであった。しかしこの研究における FO 群は、手術中に抜去された歯が多かった。つまり positive bone architecture を達成するため大幅に骨を削除する場合があり、たとえば隣接部の骨吸収が頬側と比較してかなり大きい場合には、術後の状態を考えて抜歯されたのである。このように術中に抜歯された歯を含めると、実際には FO では RPL や MWF の倍近く歯を喪失した結果となった。

この結果をどう解釈すればよいだろうか？　考えようによっては骨外科で骨を平坦化する方法は安全・確実な方法かもしれない。つまり『抜かなくてはいけない歯を残した』可能性が少ないので、術後に高額補綴物を装着する場合などは、後々のトラブルが少ないとも考えられる。しかし逆の見かたをすると、骨外科は『抜かなくてもよかった歯を抜く』可能性が高い方法とも言えるのである。歯周治療は基本的には歯を保存するために行うものである。したがって他の治療法の倍の数の歯を抜く可能性があることを考えると、骨外科は限られたケースにのみ適応すべきではないかと思われる。

### ●骨外科の真の目的とは

骨外科の目的は何であろうか？『ポケットの除去』である。「biologic width を確保するために骨切除をする」との誤解もあるようだが、骨形態が不正だろうが平坦であろうが biologic width は存在する。また、冒頭で述べたように『全体の骨の高さを揃える』あるいは『歯肉のラインを揃える』ことが重視されることもあるようだが、これに関しても Pontoriero ら（1988）の研究結果が示すように根拠がない。そのようなことにとらわれると不必要な抜歯が増える危険性があるので、正しい知識を持つことが必要である。

## メインテナンス患者におけるくさび状骨欠損の予後

Pontoriero R, Nyman S, Lindhe J. The angular bony defect in the maintenance of the periodontal patient. J Clin Periodontol 1988;15(3):200-204.

**【研究の目的】**

進行した歯周炎治療後の、水平型およびくさび状の2つの骨吸収パターンの長期予後を評価する。

**【研究デザイン】**

後ろ向き研究

**【研究対象者】**

26〜66歳（平均46.3歳）の動的歯周治療が終了し、3〜6か月に1回のメインテナンスを5〜16年継続した患者48人。

**【評価方法】**

**実験側**：動的治療直後に撮影したエックス線写真上で、くさび状骨欠損がみられた100歯。

**対照側**：くさび状骨欠損がみられた同じ患者の反対側の歯または隣在歯で、水平型骨吸収のもの100歯。

エックス線写真上で、実験側ではくさび状骨欠損底部から根尖までの距離（B-A）と、根尖から歯槽骨辺縁までの距離（C-B）を、対照側では骨辺縁から根尖までの距離（b-a）が測定された。それぞれ治療直後に撮影されたものと5〜16年後の最終検査時に撮影されたもので、骨レベルの変化が測定された。各計測は骨吸収メジャーにより行われ、2つのグリッド間の距離を1ユニットとした。

**【おもな結果】**

実験群において、B-A の距離は治療直後平均3.02ユニットだったものが最終検査では3.03ユニットになっていたが、統計学的に有意な変化ではなかった。C-B は1.41ユニットが1.17ユニットとなり、統計学的に有意な変化がみられた。一方、対照側では b-a は4.52ユニットから4.36ユニットとなっていたが、統計学的有意差はみられなかった。

また、実験側では B-A のゲインが14%にみられ、74%で変化がなかった。C-B については6%でロスがみられた。対照側に関しては26%で b-a のロスがみられ、72%で変化がなかった。

メインテナンス患者において、『くさび状骨欠損があると再発がしやすい』という所見はみられなかった。

## 4種類の治療法の長期予後について

Kaldahl WB, Kalkwarf KL, Patil KD, Molvar MP, Dyer JK. Long-term evaluation of periodontal therapy: I. Response to 4 therapeutic modalities. J Periodontol 1996;67(2):93-102.

**【研究の目的】**

4種類の歯周治療の臨床的効果を、サポーティブペリオドンタルセラピー（SPT）を7年間継続した後に比較する。

**【研究デザイン】**

ランダム化比較試験（スプリットマウス）

**【研究対象歯】**

平均年齢43.5歳の中等度から重度の歯周炎患者82名。

**【介入方法】**

各患者に口腔衛生指導後、各クアドラントにそれぞれランダムに以下の4種類の治療を割り当て、実施した。

- 歯冠部スケーリング（CS）
- 歯冠部スケーリング＋歯肉縁下スケーリング・ルートプレーニング（RPL）
- CS ＋ RPL の治療後、ウィドマン改良フラップ手術（MWF）
- CS ＋ RPL の治療後、骨切除術（FO）

FO においては『positive bone architecture』ができるように行われた。その後、3か月に1回の SPT が継続された。

**【評価方法】**

治療前、非外科的治療の4週後、歯周外科の10週後および SPT 開始後、そして1年に1回、歯肉縁上プラーク（PL）や歯肉からの排膿（SUP）、プロービング時の出血（BOP）、プロービングデプス（PPD）、歯肉退縮（REC）、臨床的アタッチメントレベル（CAL）の測定が行われた。

**【おもな結果】**

FO は MWF と比較して、7年間の SPT 期間中の PPD5mm 以上の部位の PPD 減少量が多かった。REC は FO でもっとも大きかった。PL、BOP、SUP の頻度は観察期間中に減少し、RPL、MWF、FO では差異がみられなかった。SPT 期間中に抜去された歯は FO でもっとも少なかったが、手術中に抜去した数を含めると、もっとも多く歯を喪失した結果となった（**表4-5-1**）。

**表4-5-1**　研究期間中の各治療法における抜去本数とその理由

| | 治療法 | | |
|---|---|---|---|
| 抜去理由 | RPL | MW | FO |
| 治療中の抜去 | | | 32（8） |
| 歯周病進行による抜去 | 21 | 21（1） | 5 |

（　）内は抜去したうち大臼歯における1根を分割抜去した本数

### 2つの論文から言えること・わかること

動的治療完了後、PPD や BOP などの臨床的パラメータが改善し、SPT に移行する時点で骨形態に不正があっても、それ自体はリスクにはならないことがわかる。すなわち、骨の高さを揃えることは歯周組織の健康を維持するうえで重要な要素ではない。それにこだわって必要以上に骨を削除すると、支持組織や歯そのものを余計に喪失させる結果になりかねない。骨切除の適応症は慎重に選ぶべきである。

# COLUMN

## ミスリーディング

2012年、オーストリアのウイーンで行われた国際学会・EUROPERIO 7のなかで、ある発表者がインプラントに関するプレゼンテーションを行っていた。そのイントロダクションで、本書でも取り上げている Roos-Jansåker ら（2006）による“Nine- to fourteen-year follow-up of implant treatment. Part III: factors associated with peri-implant lesions.”という論文が取り上げられていた。この論文ではインプラント周囲炎に関係する要因を9～14年の長期観察にて分析しているが、そのなかで『角化粘膜の有無』という項目が分析されている。そのデータによると、角化粘膜が『無（No）』の場合と比較して、角化粘膜が『有（Yes）』の場合に、インプラント周囲炎が発症するオッズ比が2.0になるという結果が示されていた。つまりこの研究は、「角化粘膜の存在はインプラント周囲組織の健康状態の維持のために重要」という考えを支持していない、ということになる。しかし EUROPERIO 7でのプレゼンテーションでは、「インプラント周囲組織の健康の維持のために角化粘膜の存在が重要」という学説を支持する論文として、この論文が引用されていた――。

このプレゼンテーションを聞いたとき、筆者は混乱した。国際学会の場で、英語力からしたら筆者よりもはるかに上であるヨーロッパ人がそのように言うのである。筆者は「自分がミスリーディングしたのか」と思い、日本に戻ったあと、その論文を読み直した。結果は、やはり同様の記述で、筆者の記憶違いではなかった。しかし、もしかしたらミスプリントで、結果が逆になっていた可能性もある。そこで普段は滅多に読まない『Discussion』の部分で角化粘膜に関する記述を探した。そこで見つけた、この論文の結果と『反対の結果』として引用されていた Block ら（1996）の“Hydroxiapatite-coated cylindrical implants in the posterior mandible: 10-year observations.”という論文まで引っぱりだし、読んでみた。その論文では「角化粘膜がない場合にインプラント周囲炎が多い」という結果になっていたことを確認し、辻褄が合った。また「こういう結果になったのは、粘膜が薄い場合は退縮が起こりポケットが形成されにくいからだろう」との記述もあり、これもまた辻褄が合った。したがって EUROPERIO 7におけるプレゼンターがミスリーディングをしていたものと考えられる。

論文を読むときには、しばしば内容や解釈を誤ってしまうことがある。このように外国人ですら英文の解釈を誤ることもある。ましてや英語力が劣る日本人の場合は、なおさらミスリーディングをする可能性がある。本書にも、ひょっとしたらミスリーディングが含まれているかもしれない。正しい情報を正しく解釈するためには、最終的には自分自身で論文を読み、解釈する能力を上げていかなければならない。

（関野　愉）

CHAPTER

# 5

# 再生療法に関する迷信

## 迷　再生療法は骨縁下ポケットの治療の第一選択である

エビデンスで検討すると…

## 真　骨縁下ポケットの治療の第一選択肢は、従来からのフラップ手術である

### ●再生療法は骨縁下ポケットの治療の第一選択肢か？

**70ページ**で検証したように、骨縁下ポケットはフラップ手術でも十分に臨床的治癒が得られることがわかっている。また歯周組織再生療法も、十分に研究され効果が認められたものとして一般臨床にも応用されてきている。しかし再生療法が万能ですべてに応用できるというわけではなく、必ずしも従来の方法より効果的とは言えない。

治療を行う際には、適応症例やその治療の目的によって治療法の選択を行う必要があるが、再生療法の適応症でもある骨縁下ポケットの治療法において、再生療法が第一選択肢となりうるか検証してみたい。

### ●歯周外科で歯周組織再生は可能か？

『炎症の改善だけでなく歯周組織が再生すれば、さらに安定した治癒が得られるのではないか』と、従来から歯周組織再生の試みがいくつも行われてきた。たとえばRoslingら(1976a)(**101ページ参照**)は、歯周外科後に適切な口腔清掃状態を維持すれば骨の添加が認められたと報告している。

一方Catonら(1980)のアカゲザルを用いた研究では、ウィドマン改良フラップ手術(MWF)で得られる骨の添加は、新付着ではなく長い接合上皮を伴っていたと報告している。つまり、『病的組織を除去し血餅が維持されれば、歯根面に歯周組織が再生するのではないか』と考えられていたが、実際には上皮の成長がもっとも早く起こるため、根尖側よりにきわめてわずかな歯根膜(新付着)が形成されるに留まり、残りは長い接合上皮となってしまうのである。ゆえに歯周外科では、歯周組織再生は困難と言える。

なおNymanら(1982)は、『膜を使って上皮の成長を阻止すれば歯根膜組織が再生するのではないか』と考え、GTR法を開発し、ヒトではじめて歯周組織を再生させることに成功した。再生療法の誕生である。

では組織学的に歯根膜が再生したことで、臨床的によりよい結果が生まれるのであろうか？

### ● GTR法とフラップ手術の比較

Nygaard-Ostbyら(1996)は、6mm以上の深い骨縁下ポケットの治療では、GTR法による再生療法もフラップ手術も、ともに効果がみられ、良好な結果が得られていると報告している。GTR法のほうが、わずかに歯肉退縮が大きい分だけポケットが浅くなっているが、臨床的なアタッチメントゲインはどちらも差はなかった。

なおGTR法によって獲得した付着は、一部不完全な部分はあるもののセメント質の新生を伴う新付着の獲得(Nyman, 1982、Gottlow ら, 1986)であるのに対して、フラップ手術で得られた臨床的な付着の獲得は長い接合上皮(Caton ら, 1980)であることが予測される。

### ● Emdogain® とMWFの比較

Heijiら(1997)は、6mm以上の深い骨縁下ポケットの治療において、Emdogain® による再生療法も従来からのMWFも、ともに良好な結果が得られ、臨床指標ではEmdogain® のほうがより改善がみられたと報告した。しかし盲検化のためプラセボゲルを使用しているが、これがMWFの治癒を妨げている可能性がある。また、ポケットの減少ならびにアタッチメントゲインの改善の差はごくわずかで、臨床的に大きな意味はないかもしれない。一方、骨の改善についてはEmdogain® にのみみられ、Emdogain® の優位性を示唆している。

いずれにしても、Emdogain® によって不完全ではあるものの新付着が得られることが示唆されるが(Heijiら, 1997、Yuknaら, 2000)、はたして新付着が歯周組織の安定に寄与するのであろうか？

### ●新付着の臨床的意義

長い接合上皮による治癒と再生療法によって得られた新付着による治癒では、感染に対する抵抗力に差はあるだろうか？　サルを使ったMagnussonら(1983)の研究では、人工的に作られた骨縁下ポケットを外科処置にて治癒した後、再度人工的な感染を作った実験群と、健康な部位に人工的な感染を作った対照群の組織切片を観察した結果、長い接合上皮も通常の歯肉溝も炎症性細胞浸潤は同程度の深さまでであった。またCortelliniら(1996)は、GTR法と盲目下またはフラップ手術を伴うSRPによって治療した部位の、長期的なアタッチメントレベルの変化を比較した結果、GTRとSRPのあいだに差はみられず、プラークコントロールやメインテナンスの受診、喫煙のほうが変化に影響を及ぼしていたと報告している。

### ●骨縁下ポケットに対する治療法の選択

以上のことから、歯周治療後の歯周組織の安定に必ずしも新付着が必要でないことがわかる。骨縁下ポケットに対しても、歯周治療の基本に則り、感染除去を確実に行うことがもっとも大切である。再生治療が歯周病の治癒や治療後の組織の安定に大きく寄与しないことから、対費用効果や術式が複雑になることを考慮すれば、第一選択とはなり得ない。

## 再建手術による歯周組織の治癒：GTR の効果

Nygaard-Ostby P, Tellefsen G, Sigurdsson TJ, Zimmerman GJ, Wikesjö UM. Periodontal healing following reconstructive surgery: effect of guided tissue regeneration. J Clin Periodontol 1996;23(12):1073-1079.

**【研究の目的】**

深い骨縁下ポケットに対する GTR 法とフラップ手術（GFS）による歯肉と歯槽骨の変化を評価した。

**【研究デザイン】**

非ランダム化比較試験

**【研究対象者】**

全身状態が良好で、1つ以上の骨縁下ポケットを持つ重度歯周炎患者で、歯周基本治療後6mm のポケットで4mm 以上のくさび状骨欠損を有していた患者28名（34～70歳）。喫煙者6名を含む。

**【介入方法】**

実験群15名と対照群13名は、くさび状骨欠損の状態により、バランスがとれるように振り分けられた。

歯肉溝切開ならびに全層弁剥離し、肉芽組織の除去と根面のデブライドメントを行った。実験群は GTR 膜を用いて弁を戻し、対照群は膜を用いずそのまま弁を戻した。術後3週間テトラサイクリン250mg の全身投与と6週間の0.12%クロルヘキシジンによる含嗽が行われ、3週間後に抜糸、実験群のみ5週間後に膜を除去し、さらに1週間後に抜糸が行われた。3か月後にメインテナンスを受け、6か月後に評価された。

**【評価方法】**

開始時と6か月後に、プラーク指数、歯肉炎指数、プロービングデプス（PPD）、プロービング時の出血、アタッチメントレベル、骨レベル（浸麻下でプローブを用いて）、歯肉退縮、外科処置中に骨欠損状態を計測した。

**【おもな結果】**

PPD の減少は実験群で3.8mm、対照群で2.9mm、アタッチメントゲインは2.4mm と2.2mm、エックス線写真上の骨の改善は2.0mm と2.4mm で、PPD のみで有意差がみられた（**図5-1-1**）。

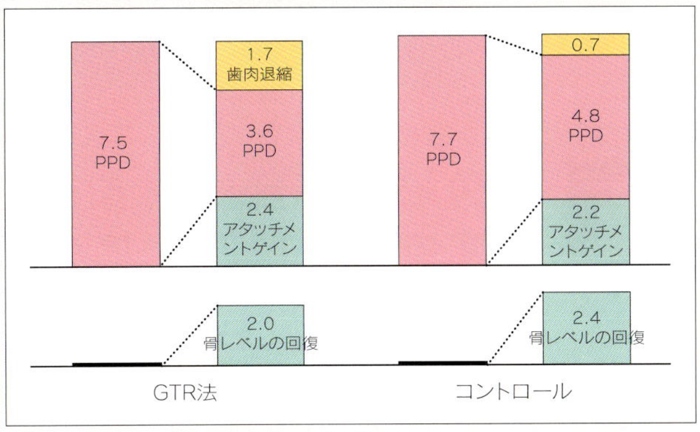


**図5-1-1**　ベースライン時と6か月後の臨床指標の変化（mm）。

## Emdogain® による骨縁下欠損の治療

Heijl L, Heden G, Svärdström G, Ostgren A. Enamel matrix derivative (EMDOGAIN) in the treatment of intrabony periodontal defects. J Clin Periodontol 1997;24(9 Pt 2):705-714.

**【研究の目的】**

MWF に Emdogain® を用いた治療と、MWF にプラセボゲルを用いた治療の長期的な効果を比較した。

**【研究デザイン】**

ランダム化比較試験（トリプルブラインド、マルチセンター、スプリットマウス）

**【研究対象者】**

同顎で別々に分けて治療できる2か所の歯間部に、それぞれ6mm 以上のポケットで、エックス線写真上で深さ4mm、幅2mm 以上の骨縁下ポケット（1壁性と2壁性）を持つ33名（33～68歳、平均48歳）の患者の34ペア（1名のみ2ペア）。

**【介入方法】**

治療部位は歯槽頂切開ならびに全層弁剥離を行い、上皮および肉芽組織の除去と根面のデブライドメントを行った後、根面に酸処理を行い、実験側は Emdogain® を、対照側では溶媒（PGA）のみのプラセボゲルを用い、フラップを閉じた。

術後3週間ドキシサイクリン100 mg の全身投与と4～6週間の0.2%クロルヘキシジンによる含嗽が行われた。

**【評価方法】**

開始時および8、16、36か月に、プラーク指数、PPD、プロービング時の出血、アタッチメントレベルを計測し、エックス線写真にて骨レベルの計測を行った。

**【おもな結果】**

PPD の減少は実験群で3.1mm、対照群で2.3mm、アタッチメントゲインは2.2mm と1.7mm、エックス線写真上の骨の改善は2.6mm と0.0mm で、いずれも有意差がみられた。

### 2つの論文から言えること・わかること

フラップ手術と GTR では臨床指標に差がなく、フラップ手術と Emdogain® ではわずかに差がみられる。Emdogain® との差はプラセボゲルが治癒を妨げている可能性がある。いずれにしても差はごくわずかで、臨床的な意味はない。フラップ手術と2つの再生療法との大きな差は、新付着が得られたかどうかであろう。感染除去による歯周組織の治癒と、その安定を目的とするなら、必ずしも新付着が必要とは言えない。

# 迷 GTR 法により根分岐部病変は治癒する

エビデンスで検討すると…

# 真 根分岐部病変に対する GTR 法の効果は限られており、適応症例を吟味する必要がある

## ● GTR 法 VS. 根分岐部病変

歯周治療の目的は、まず第1に感染除去によって炎症をなくし、健康な歯周組織を得ることである。次に感染除去によって得られた組織の健康を長期にわたって維持していく環境を整えることであり、さらには失われた歯周組織を再生し、より健康な状態を維持しやすくすることであろう。

現在いくつかの歯周組織再生療法があるなかで、GTR 法は歴史もあり長期的にも一定の効果が証明された方法である。しかしその効果は万能ではなく、適応症は限られている。では GTR 法は、根分岐部病変に対しても効果があるのであろうか。根分岐部に対する従来の治療法と GTR 法の効果を比較し検証してみよう。

## ●種々の治療法とその予後

根分岐部病変は、進行度（Ⅰ〜Ⅲ）や上下顎、歯種、根分岐部の部位、解剖学的形態などによってさまざまな状況を呈する。1つの万能な治療法はなく、状況に応じていくつかの治療方法が提案されている（**74ページ参照**）。

Nordland ら（1987）は、プロービングデプス（PPD）が3.5mm 未満であれば、根分岐部でも他部位と同様に適切なプラークコントロールをすることで、スケーリング・ルートプレーニング（SRP）にて効果が得られたとしている。また Hamp ら（1975）は、Ⅰ度の病変では SRP やファーケーションプラスティーによって良好な結果が得られたとしている。これらから、Ⅰ度の病変に対しては SRP、時にはファーケーションプラスティーを併用することで対応できる。それではⅡおよびⅢ度病変に対しては、どのような治療法が効果的であろうか。

Ross ら（1978）は、歯周外科（骨整形、リセクションなし）が行われた根分岐部病変を有する歯のうち、18年間で12％が抜歯されたとしている。この研究は、術前の状態の詳しい記載がないこと、ならびに術前にすでに抜歯された歯が多数あることを考えると信頼性に欠ける。しかしリセクションなどの積極的な治療を行わなくても、限られてはいるが適応症例の選択を誤らなければ、歯周外科でも一定の効果が得られることがわかる。Hirschfeld ら（1978）の報告では、歯周外科（リセクションなし）の後、22年間に31％が抜歯されたとしている。このことから、歯周外科でも一定の効果は得られるものの、症例によっては、リセクションなどより積極的な治療を検討する必要がある。

## ●リセクションやトンネリングなど積極的な治療の予後

上述の Hamp ら（1975）の研究では、リセクションやトンネリングを行ったⅡ度およびⅢ度の根分岐部病変において、歯周病的には良好な結果が得られたが、トンネリングによって57％に根面う蝕がみられた。また Langer ら（1981）は、リセクション後10年間で38％が失敗したと報告している。その失敗理由の26％は歯周病であり、47％は歯根破折であった。これらのことから、積極的な治療は歯周病的には改善がみられるが、う蝕のコントロールや補綴的には難しいことがわかる。

## ●GTR 法は良好な結果が得られるか？

下顎のⅡ度の根分岐部病変においては、Pontoriero ら（1988）の報告では膜を用いない歯周外科でも一定の効果を認めるが、GTR 法はよりよい結果が得られた。頬舌側で比較すると、舌側のほうがその効果はやや劣る。また下顎のⅢ度の根分岐部病変では、Pontoriero ら（1989）の報告では根分岐部の入口の面積が小さい（4mm$^2$未満）根分岐部病変ではよい結果が得られたが、大きな根分岐部病変では結果に差がみられなかった。

上顎のⅡ度の根分岐部病変では、Pontoriero ら（1995a）の報告では膜の使用の有無にかかわらず歯周外科の効果は限定的だった。近遠心では膜の使用の有無による差異も認められず、有意な改善はほとんどみられなかった。頬側では、GTR 法がアタッチメントレベルや骨の再生の一部臨床指標にてわずかな効果が認められるのみだった。上顎のⅢ度の根分岐部病変では、Pontoriero ら（1995b）や犬を使った Lindhe ら（1995）の報告のいずれにおいても GTR 法による効果は見れなかった。上顎、特に近遠心においては、感染の除去、膜の適合、フラップの適合など技術的な難しさから効果が得られないのであろう。

## ● GTR 法の適応症

これらの研究結果から、下顎ではⅡ度および入口が小さいⅢ度の病変は適応症となるが、入口が大きいⅢ度の病変は非適応症であることがわかる。また上顎では、頬側の根分岐部のⅡ度の病変のみが適応症の可能性があり、近遠心のⅡ度の病変ならびにⅢ度病変は非適応症である。

根分岐部病変は、解剖学的形態から感染の除去だけでも困難を伴うが、膜やフラップの適合といったさらに難易度の高い術式を用いるならば、術者の熟練も大きく影響するだろう。部位や進行度、骨の欠損形態など適応症例をよく吟味し、さらに術者の技術的レベルも考慮すべきであろう。

## 下顎大臼歯におけるII度の根分岐部病変に対するGTR法

Pontoriero R, Lindhe J, Nyman S, Karring T, Rosenberg E, Sanavi F. Guided tissue regeneration in degree II furcation-involved mandibular molars. A clinical study. J Clin Periodontol 1988;15(4):247-254.

**【研究の目的】**

下顎大臼歯のII度の根分岐部病変における、GTR法による組織再生の可能性を評価する。

**【研究デザイン】**

ランダム化比較試験(スプリットマウス)

**【研究対象者】**

左右の下顎大臼歯に、3mm以上の水平的アタッチメントロスを伴うII度の根分岐部病変を持つ、中等度から重度の歯周病患者21名。

**【介入方法】**

**実験側**：初期治療終了後2〜3か月後に、歯肉溝切開ならびに全層弁剥離を行い、根分岐部の入口をテフロン膜で覆い弁を戻した。1〜2か月後に膜を取り除いた。術後6か月間、2週間毎にPMTCを含むプラークコントロールプログラムを行った。

**対照側**：膜を用いず実験側と同様の手術を行った。

**【評価方法】**

プラーク指数(PlI)、歯肉炎指数(GI)、プロービング時の出血(BOP)、PPD、垂直的アタッチメントレベル(PAL-V)、水平的アタッチメントレベル(PAL-H)を、初診時、ベースライン時、6か月後に評価した。

**【おもな結果】**

PlIはベースライン時より良好に保たれ、GI、BOPは両群とも改善がみられた。

PPDの改善は、実験側で頬側4.5mmおよび舌側3.5mm、対照側で頬側2.8mmおよび舌側2.1mmで、頬側では有意差が認められた。また PAL-Vの改善は、実験側で頬側4.1mmおよび舌側2.9mm、対照側で頬側1.5mmおよび舌側0.6mmで、ともに有意差が認められた。PAL-Hの改善も、実験側で頬側4.1mmおよび舌側3.3mm、対照側で頬側1.9mmおよび舌側2.2mmであり、こちらもともに有意差が認められた。

完全閉鎖は実験側で14症例、対照側で2症例であった。

## 上顎大臼歯におけるII級の根分岐部病変に対するGTR法

Pontoriero R, Lindhe J. Guided tissue regeneration in the treatment of degree II furcations in maxillary molars. J Clin Periodontol 1995;22(10):756-763.

**【研究の目的】**

上顎大臼歯II度の根分岐部病変におけるGTR法の効果を評価すること。

**【研究デザイン】**

ランダム化比較試験(スプリットマウス)

**【研究対象者】**

左右の上顎大臼歯の1歯面のみによく似たII度の根分岐部病変を持つ、中等度から重度の歯周病患者28名(近心10名、遠心8名、頬側10名)。

**【介入方法】**

上記論文のプロトコールと同じ。加えて、6か月後にリエントリーを行い診査した。

**【評価方法】**

初診時、ベースライン時、6か月後にPlI、GI、BOP、PPD、アタッチメントレベル(PAL)、歯肉の退縮を評価した。

また外科処置時とリエントリー時に、CEJから骨頂までの垂直的距離(CEJ-BC)、骨欠損底までの垂直的距離(CEJ-BD)、入口から最深部までの水平的距離(HPBL)、入口の面積が計測された。

**【おもな結果】**

**近心および遠心根分岐部**：臨床指標、骨の変化ともに両側間でほとんど差はみられなかった。完全閉鎖も近心実験側で1症例のみであった。

**頬側根分岐部**：PPDは両側ともに有意な改善(実験側2.9mm、対照側3.9mm)がみられ、両側間にも有意差がみられた。PALは実側群で有意な改善(1.5mm)がみられ、対照側では改善はみられず、両側間に有意差がみられた。CEJ-BC、入口の面積はいずれも有意差を認めなかった。CEJ-BDは両側ともに有意な改善がみられ、両側間の有意差はみられなかった。H-PBLは両側ともに有意な改善(実験側1.1mmと対照側0.3mm)がみられ、両側間にも有意差がみられた。

完全閉鎖は実験側で2症例、対照側で1症例であった。

### 2つの論文から言えること・わかること

II度の根分岐部病変においては、病変の部位により結果に大きな差異が出ることが示唆される。下顎大臼歯においては、膜を用いない歯周外科でも一定の効果は得られるが、GTR法を用いることでより効果が高まる。頬舌側でみてみると、舌側のほうがその効果はやや劣る。一方、上顎大臼歯においては、膜の使用の有無にかかわらず歯周外科の効果は限定的で、近遠心では効果は望めず、頬側ではGTR法が一部臨床指標においてわずかな効果が認められる。

# 迷 Emdogain® と GTR 法を併用すると、それぞれ単独で行った場合より効果が高まる

エビデンスで検討すると…

# 真 それぞれ単独で行った場合と効果は変わらない

### ●いいモノ＋いいモノ＝もっといい？

近年、歯周組織再生療法においてEmdogain® と GTR 法は広く一般の臨床に応用され、効果を表してきている。双方ともに歯周組織再生という目的は同じであるが、それぞれ作用機序が異なる。GTR 法は**80ページ**で解説したように、上皮のダウングロースを阻止し歯根膜細胞の持つ再生能力により組織の再生を図る方法である。一方、Emdogain® は、歯根面に歯根膜の誘導因子を直接添加することで再生を図ろうとする方法である。「ならば作用機序の違う2つの方法を併用すれば、より高い治療効果を得られるのではないか？」といった発想から、近年併用応用する例がみられるようになった。

しかし、本当に両者を併用することで、より高い治療効果を得ることができるのだろうか？

### ●動物実験による組織学的な違い

サルを使い、Emdogain® と GTR 法単独、両者併用、フラップ手術単独の4つの方法を比較し、新付着の獲得と骨の再生を組織学的にみた Sculean ら(2000)の研究によると、組織学的には、フラップ手術では根尖側のわずかな新付着と長い接合上皮であるのに対し、他の3つの再生療法では新付着がみられた。GTR 法単独ではシャーピー線維を歯面に垂直に埋入した細胞性セメント質のみ、Emdogain® 単独と併用の2つの群では、根尖側では無細胞性セメント質、歯冠側では無細胞性セメント質の上に細胞性セメント質が形成されるといった違いがみられた。

### ●組織学的な違いは臨床的に意味があるだろうか？

その後、臨床研究で4つの方法を比較した Sculean ら(2001)の研究では、1年間の経過でプロービングデプス(PPD)の減少は4グループ間に有意差はみられなかった。臨床的アタッチメントレベル(CAL)の獲得は、Emdogain® と GTR 法単独および併用の3グループとフラップ手術間で有意差がみられるものの、3グループ間では有意差はみられなかった。

引き続き同じ被検者を5年間観察した Sculean ら(2004)の研究では、5年間良好なプラークコントロールが保たれたことで、短期的な結果は5年間良好に維持され、すべての臨床指標は4グループ間で有意差がなかった。

組織学的にもより正常に近い状況を求めることは理にかなっているようにもみえるが、これら一連の研究では、組織学的には差がみられたとしても、5年後の臨床指標が安定していることから、組織学的な差が臨床的にさほど寄与しないことがわかる。新付着の組織的な違いだけでなく、長い接合上皮であっても新付着であっても、4つの治療方法には臨床的な差はない。

### ● GTR 法と自己血小板の併用は？

Emdogain® 以外にも、成長因子や骨誘導因子を用いて組織再生を図るいくつもの研究がなされている。GTR 法と自己血小板を用いた Moder ら(2011)の研究をみてみよう。

スプリットマウスデザインで GTR 法単独と自己血小板の併用を7年後に比較したところ、歯肉退縮と CAL では有意差はみられず、PPD のみ有意差($p<0.05$)がみられ、PPD4mm と5mm で併用群がわずかに悪い結果となった。この研究は脱落率が高く、また定期的な SPT 受診率も1/4と低く、7年後の治癒状況もあまり良好ではないなど問題点も多いが、GTR 法に自己血小板を併用することに意味がないことを示唆している。

### ●再生療法よりプラークコントロール

Scuiean ら(2004)の研究では、ベースライン時から最終評価時までプラークコントロールは良好に保たれていた。各グループで良好な結果が得られたのも、良好なプラークコントロールが大きく寄与している。かたや Moder ら(2012)の研究では、必ずしもプラークコントロールが良好でなかったことで、治療効果はどちらの治療法も限定的であった。

結果を左右する因子として、再生療法の違いよりも、プラークコントロールのほうが重要であることがわかる。

### ●併用することの是非

上皮のダウングロースを阻止し、自己の持つ治癒能力で組織を再生しようとする GTR 法と、根面に添加した成長因子や骨誘導蛋白によって再生を図る他の再生療法とは相入れない。Emdogain® のような異種のものだけでなく、自己血小板のような自家のものであっても同様である。本来 GTR 法は単独で行うべきものである。さらに対費用効果を考慮すれば、併用に臨床的な意義はないものと考えられる。実際の臨床では、フラップ手術を行うのか再生療法を応用するのか、もし再生療法を応用するならどのような方法を選択するのか、これらの結果も参考にし、症例に応じて熟慮する必要がある。

＊　＊　＊

本テーマとは趣旨は異なるが、Sclean ら(2001)の研究では、GTR 法単独と併用グループの一部の症例で、膜の露出がみられた。GTR 法は技術的難易度が高く、治療法を選択する際の参考となるであろう。

## Emdogain® と GTR 法を用いたくさび状骨欠損の治療(前向き臨床研究)

Sculean A, Windisch P, Chiantella GC, Donos N, Brecx M, Reich E. Treatment of intrabony defects with enamel matrix proteins and guided tissue regeneration. A prospective controlled clinical study. J Clin Periodontol 2001;28(5):397-403.

**【研究の目的】**

Emdogain®(EMD)単独と、GTR 法単独、EMD と GTR 法の併用、フラップ手術を用いたくさび状骨欠損の治療の効果を比較すること。

**【研究デザイン】**

ランダム化比較試験(シングルブラインド)

**【研究対象者】**

患者56名(女性32名・男性24名)。平均年齢36歳(29～68歳)。患者選択の基準は以下のとおり。

①6mm 以上の骨縁下ポケットを1か所以上有する

②歯周病の治癒に影響を及ぼすような全身疾患を有していない

③最近6か月間、抗菌薬を使用していない

④良好な口腔清掃状態

**【介入方法】**

初期治療後、以下の4つのグループにランダムに割り当てた。

① EMD(Emdogain®)

② GTR 法(Resolut)

③ EMD と GTR の併用

④ OFD(フラップ手術)

術後2か月間は2週ごとに、1年間は1か月ごとに SPT を行った。

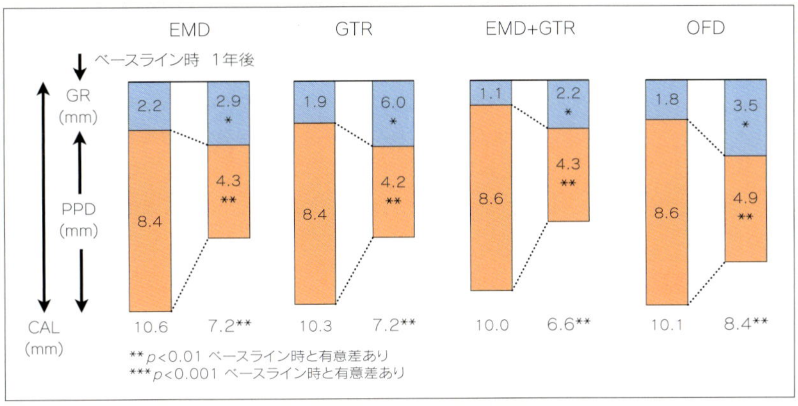


**図5-3-1** ベースライン時と1年後の変化。

**【評価方法】**

ベースライン時と1年後に、各歯6点法にて、プラーク指数(PlI)、歯肉炎指数(GI)、プロービング時の出血(BOP)、PPD、歯肉退縮(GR)、CAL を測定する。

**【おもな結果】**

結果の詳細を**図5-3-1**に示す。

- **平均 PlI**

  4グループすべてで、ベースライン時、1年後ともに平均0.6～1.0と良好

- **PPD の変化**

  EMD −4.1mm

  GTR −4.2mm

  併用 −4.3mm

  OFD −3.7mm

  それぞれ有意差なし

- **CAL**

  EMD −3.4mm

  GTR −3.1mm

  併用 −3.4mm

  OFD −1.7mm

  単独および併用の3グループと OFD に有意差あり($p<0.05$)

  3グループ間に有意差なし

＊　＊　＊

なお、GTR 単独で6か所、併用で5か所に膜の露出がみられた。

## Emdogain® と GTR 法を用いたくさび状骨欠損の治療の5年間の結果

Sculean A, Donos N, Schwarz F, Becker J, Brecx M, Arweiler NB. Five-year results following treatment of intrabony defects with enamel matrix proteins and guided tissue regeneration. J Clin Periodontol 2004;31(7):545-549.

**【研究の目的】**

EMD 単独と、GTR 法単独、EMD と GTR の併用、フラップ手術を用いたくさび状骨欠損の治療の5年後の結果を報告する。

**【研究対象者】**

上記研究に参加した56人の患者のうち、5年間追跡できた42名(平均47歳)。

**【研究デザイン・介入方法・評価方法】**

上記に同じ 。加えて3か月毎に SPT を行い、5年後に検査を行った。

**【おもな結果】**

口腔清掃状態は良好に保たれていた。

- **PPD の変化**

  EMD −4.3mm

  GTR −3.9mm

  併用 −4.0mm

  OFD −2.7mm

- **CAL の変化**

  EMD −3.4mm

  GTR −3.2mm

  併用 −3.0mm

  OFD −1.3mm

＊　＊　＊

PPD、CAL ともに4グループ間に有意差はなかった。

### 2つの論文から言えること・わかること

4つのグループ間の結果に差がないことから、Emdogain® と GTR 法を併用することに意味はない。さらに、くさび状骨欠損においては再生療法を行わなくても、フラップ手術だけで良好な結果は得られる。

# COLUMN

## 部分矯正は歯周治療に有効か？

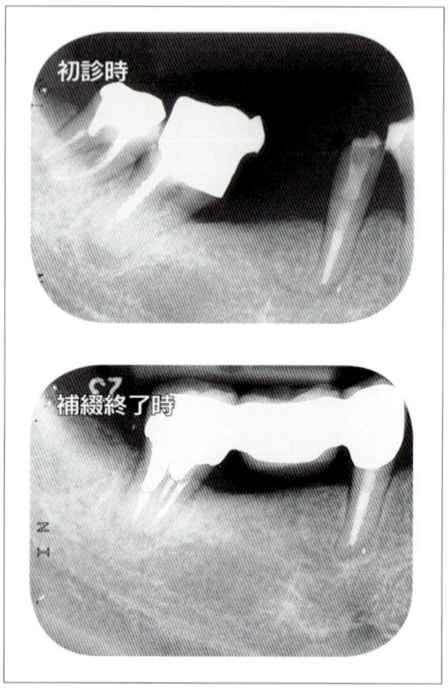


7|近心傾斜。一見するとアップライト後くさび状骨欠損に骨が添加したようにみえるが、近心側が挺出したことによるもので付着の位置に変化はない。

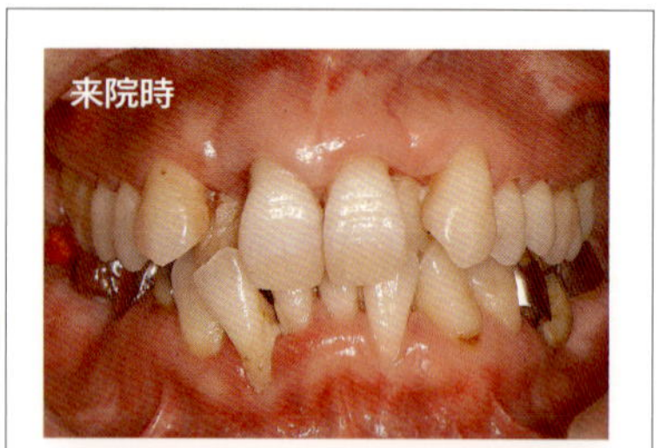

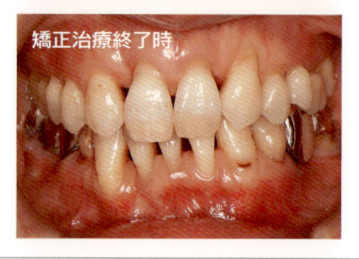


慢性歯周炎重度。前歯部に叢生があり、プラークコントロールが困難なため部分矯正を行う。進行した3歯を抜歯し歯列を整えることで、プラークコントロールが改善し、歯周組織を安定させることができた。

歯周病予防として歯列矯正を行うことには正当性はない（**116ページ参照**）。しかし日常臨床では、歯周治療を行ううえでよりよい環境を整えるために歯列矯正を行うことがある。ストレートワイヤーテクニックが主流の全顎矯正に比べ、歯周治療の一環として行われる部分矯正は、歯列や歯・歯周組織の状態、目的、治療法もさまざまである。いくつかのケースにて、それらを検討してみよう。

**●近心傾斜した大臼歯に対するアップライト**

「アップライトで歯周組織が再生した」という症例報告があるが、実際に歯周組織は再生するのであろうか？　下顎6番欠損、7番近心傾斜に対して、5～7番までのブリッジ補綴の前処置として、7番のアップライトは比較的よくみられるケースである。アップライトにより7番近心のくさび状骨欠損が再生し、平坦な骨形態になったかのようにみえる。しかし多くの場合、歯が近心傾斜しているため近心側面と歯槽骨頂との角度が鋭角になり、くさび状のようにみえるだけである。くさび状骨欠損の定義を歯槽骨頂から骨欠損底まで2mm以上とするならば、これはくさび状骨欠損とは言えない。また、アップライト前後を比較しても、歯根面における付着の位置に変化はない。近心側は挺出し歯根膜とともに歯槽骨が持ち上がるため、あたかも骨が再生したかのようにみえるのである。

**●囲繞性骨欠損を伴う歯に対するエクストルージョン**

囲繞性骨欠損を伴う歯や隣在歯に比べ、1歯だけ骨欠損が進んだ歯に対するエクストルージョンも、一般開業医にとって比較的行いやすい治療である。アップライト同様、骨の添加や歯根に対する付着の位置に変化はないが、歯冠歯根比が改善することで補綴的には有効な手段であろう。しかし、他の部位に比べ進行している何らかの要因がそこには存在する。エクストルージョンによってその要因が改善されるわけではないことから、治療後もハイリスク部位として、徹底したプラークコントロールやSPT中の経過観察を怠ってはいけない。

**●上顎前歯のフレアーアウトの改善**

中等度以上の歯周炎患者では、下顎側方歯群の近心傾斜と咬合高径の低下、それに伴う下顎前歯の挺出と叢生、上顎前歯のフレアーアウトをみかけることがある。歯周病によって歯列に変化が生じていても、適切な歯周治療が奏効すれば歯周組織は安定する。しかしプラークコントロールのしやすさや審美的要因などによっては、部分矯正も1つの選択肢となる。矯正治療後の補綴による永久固定が必要となることもあり、技術的な難易度やコストから必ずしも必要ではないが、患者の希望と術者のスキルとを考慮して行うならば、より質の高い治療が望める。

**●歯周病に罹患した叢生部位の矯正治療**

叢生と歯周病の因果関係は証明されていないが、臨床的には歯周炎に罹患するとプラークコントロールが困難で、進行停止が困難になることがある。叢生を改善しプラークコントロールをしやすくすることは、歯周組織の安定に寄与する。

＊　＊　＊

部分矯正は、歯周治療や補綴前処置として適切に行われるならば、よりよい環境を整えるための有効な手段であるといえよう。（小牧令二）

# CHAPTER 6

# 角化歯肉の意義に関する迷信

# 迷 付着歯肉がないと歯周病は進行しやすい

エビデンスで検討すると…

# 真 付着歯肉がなくても歯周病の進行には影響しない

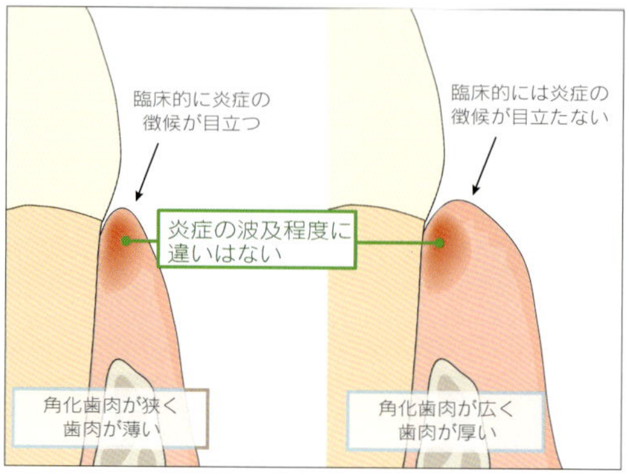


**図6-1-1**　付着歯肉がなかったり角化歯肉が狭かったりすると、図のように炎症は臨床的に目立ちやすくなるが、実際の波及程度に違いはない。

### ●健康維持に角化歯肉幅は必要か？

かつては、付着歯肉あるいは角化歯肉の幅は歯周組織の健康を維持するために重要な要素であると考えられてきた。実際に臨床的な印象として、角化歯肉が少ないと状態が悪いように思えることがしばしばある。

Lang と Löe（1972）は歯学部学生に6週間口腔清掃を行った後に検査を行い、角化歯肉幅が2mm 未満の部位に炎症症状が持続したことから、歯周組織の健康維持に必要な角化歯肉幅は2mm であることを示唆した。しかしながら Miyasato ら（1977）の研究では、角化歯肉幅が1mm 以下の場合と2mm 以上の場合で、25日間口腔清掃を中止した後に生じた臨床的炎症徴候に差がなかったことを報告している。

このように、研究によって意見に相違がみられたが、これらの研究は『臨床的な歯肉の炎症症状』に着目したもので、実際の炎症の組織内での波及や歯周炎の進行について検討したものではなかった。

### ●動物実験からわかった炎症の波及と角化歯肉（付着歯肉）の関係

組織内で炎症がどの程度波及しているか確認するためには、組織学的な観察が必要である。ヒトからバイオプシーを採るのも1つの手であるが、倫理的に限界がある。このような場合こそ、動物実験から得られる情報は貴重である。

Wennström と Lindhe（1983a、b）は、ビーグル犬を用いた動物実験で、幅が狭く可動性の角化歯肉と幅が広く硬い角化歯肉とを比較した。これらの歯肉は、プラークコントロールにより同様に健康な状態が作り出された。これらの組織に40日間プラークを蓄積させたところ、臨床的な炎症症状は可動性の角化歯肉のほうが顕著にみられたが、組織学的にはこれら2種類の歯肉における炎症性細胞浸潤の波及程度は同程度であったことが観察された。

したがって、付着歯肉がなかったり、角化歯肉幅が狭いと状態がよくないという臨床的な印象は、角化歯肉幅が狭い場合には歯肉が頬舌的に薄いので、炎症が頬側の表面から透けて見えることによるものと考えられる（**図6-1-1**）。逆に角化歯肉幅が広い場合には、頬舌的な厚みがあるので炎症が表面上は見えにくいが、プラークに対する炎症反応は角化歯肉幅が狭い場合と変わりないと考えられる。

### ●長期的な臨床研究からわかった歯周組織の健康状態と角化歯肉（付着歯肉）の関係

以上は歯肉内における炎症の波及程度についての考察であったが、臨床的にもっとも重要なのは、角化歯肉幅が歯周炎の進行に影響するのかということである。

Kennedy ら（1985）は、角化歯肉幅が2mm 未満で、かつ付着歯肉が1mm 未満の部位を両側の頬側面に有する32名を対象に、片側は遊離歯肉移植をして角化歯肉幅を約4mm に増加させ、反対側には移植を行わず、6年間観察した。その結果、アタッチメントロスの量に差はみられなかった。また Hangorsky と Bissada（1980）、De Trey と Bernimoulin（1980）、Kisch ら（1986）も同様の結果を得た。

つまり、角化歯肉幅が狭い部位は、持続的なアタッチメントロスに対し、角化歯肉幅が広い場合と同程度の抵抗性を有することが示唆されるのである。

### ●歯肉移植をどう考えるか

上述の研究結果からもわかるとおり、角化歯肉の幅は歯周組織の健康状態には影響を与えない。すなわち歯周炎の進行に直接左右する要因とはならないことが明らかとなっている。

臨床的には歯肉移植を行うのかどうかがポイントとなるが、単に角化歯肉あるいは付着歯肉が狭いというだけの理由で移植を行うことは正当ではない。角化歯肉の幅が狭いため歯ブラシがうまく当たらず、炎症症状がとれないという場合に、はじめて移植の可能性を検討すべきである。

## 付着歯肉幅の長期的評価

Kennedy JE, Bird WC, Palcanis KG, Dorfman HS. A longitudinal evaluation of varying widths of attached gingiva. J Clin Periodontol 1985;12(8):667-675.

**【研究の目的】**

付着歯肉幅を増幅させる必要性を、6年間の観察により検討する。

**【研究デザイン】**

ランダム化比較試験(スプリットマウス、非盲検化)

**【研究対象】**

両側の付着歯肉幅が1mm 以下だった患者32名。

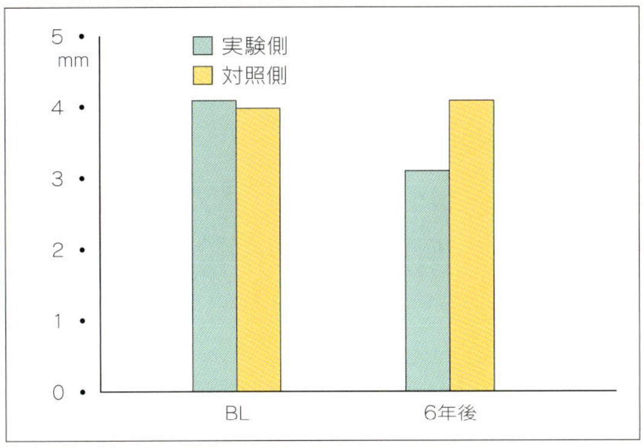


**図6-1-2** 実験側および対照側のアタッチメントレベルの変化。付着歯肉幅が狭い部位に移植を行わなくてもアタッチメントレベルは維持されている。

**【介入方法】**

口腔衛生指導ならびにスケーリング・ルートプレーニング完了後、片側を実験側、反対側を対照側にランダムに振り分けた。

**実験側**：遊離歯肉移植により付着歯肉幅を増大。

**対照側**：移植を行わない。

その後3～6か月に1回のメインテナンスを継続した。

**【評価方法】**

プロービングデプス、歯肉退縮、臨床的アタッチメントレベル、角化組織幅、付着歯肉幅、歯肉炎指数、プラーク指数を、ベースライン(BL)時と6年後に測定する。

**【おもな結果】**

実験側と対照側の両方で歯肉の炎症症状とプラークコントロールの有意な改善がみられ、歯肉退縮やアタッチメントロスもみられなかった。両側で臨床パラメータに差異はなかった(**図6-1-2**)。

## 『非付着』可動歯肉の長期観察

Kisch J, Badersten A, Egelberg J. Longitudinal observation of "unattached," mobile gingival areas. J Clin Periodontol 1986;13(2):131-134.

**【研究の目的】**

付着歯肉がなく歯肉辺縁が可動性の場合の歯肉を観察する。

**【研究デザイン】**

観察研究

**【研究対象者】**

40～74歳の、おもに歯肉切除術により歯周炎の治療が施され、10～15年経過している20名の犬歯および小臼歯頬側面。

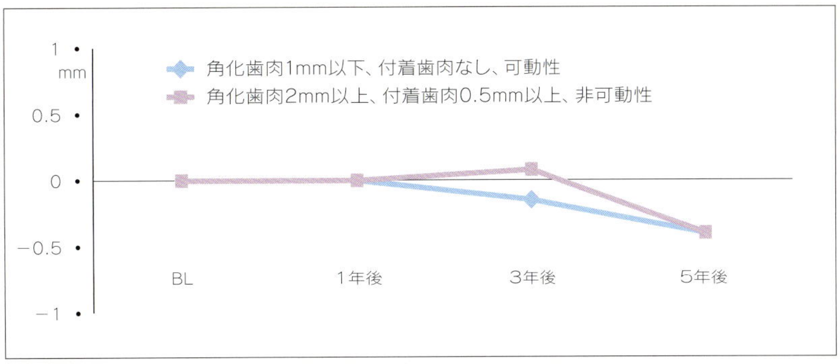


**図6-1-3** リスク部位と非リスク部位の臨床的アタッチメントレベルの変化。5年間のアタッチメントロスの量に差がみられなかった。

**【観察方法】**

**リスク部位**：角化歯肉幅が1mm 以下、付着歯肉なし、歯肉辺縁が可動性。

**非リスク部位**：角化歯肉幅が2mm 以上、付着歯肉幅が0.5mm 以上、歯肉辺縁が非可動性。

これらの部位について、角化歯肉幅、プロービングデプス(PPD)、歯肉辺縁の位置、臨床的アタッチメントレベルを BL、1、3、5年後に測定する。

**【おもな結果】**

非リスク部位では角化歯肉幅が減少する傾向がみられたが、リスク部位では変わらなかった。PPD は両部位で変化がなく、歯肉退縮と臨床的アタッチメントレベルは増加する傾向がみられたが、両部位で差はみられなかった(**図6-1-3**)。

### 2つの論文から言えること・わかること

臨床的な印象や断面的な観察結果からすると、角化歯肉幅が少ないことと歯周組織の状態とのあいだに関連がみられるとの印象を受けがちだが、上述の研究のように長期的に観察していくと、予後に差がないことが理解できる。

# 迷 角化歯肉幅が狭いと歯肉退縮が起きやすい

エビデンスで検討すると…

# 真 角化歯肉幅が狭くても歯肉退縮が起きやすいとは言えない

**●なぜ角化歯肉や付着歯肉が必要と考えられていたのか？**

角化歯肉幅や付着歯肉幅の臨床的意義に関する論点は、大きく分けると、

①幅が狭いと歯周病の進行が起きやすいかどうか

②幅が狭いとブラッシングなどの機械的刺激により歯肉退縮が起きやすいかどうか

という2つである。しかしながら多くの場合、漠然と『角化歯肉（あるいは付着歯肉）の重要性』という形で語られ、①と②とが混同されてしまっている。「この論文では付着歯肉がなくても歯周組織の健康状態は維持できるとあるが、別の論文では付着歯肉幅が狭いと歯肉退縮が起きやすいとある。だから付着歯肉は重要だ」という具合である。

また歯周炎の波及を観察する目的で行われた研究に対して、「ブラッシングによる外傷の影響をみていない」と批判するのも的外れな話である。結局のところ臨床的には『移植が必要かどうか』ということを考えなければいけないわけであるが、①のように歯周病の進行にかかわるとすれば積極的に行うべきであろうし（**88ページ**にて述べたように実際には歯周病の進行には影響しないが）、②のように歯肉退縮にかかわるとすれば、これはおもに審美性の問題であり、患者さんの審美的要求によって決定するべきことなので、また違う話になるのである。

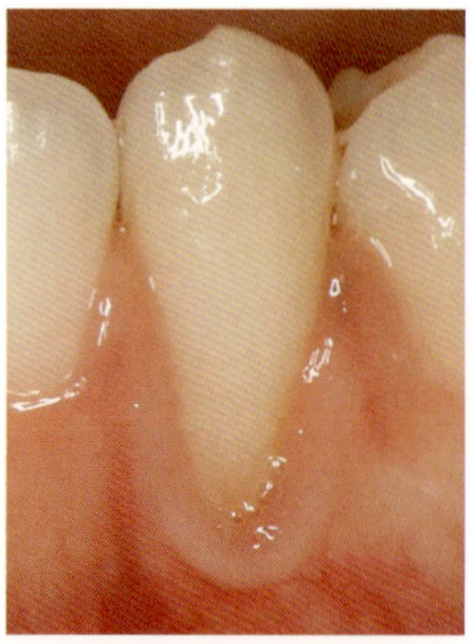

**図6-2-1**　歯肉退縮によって角化歯肉幅が狭くなっている症例。歯肉が退縮した結果として幅が狭くなったのか、角化歯肉幅が狭かったことが原因で歯肉が退縮したのか、一時点の観察ではわからない。

**●長期的な前向き研究で明らかとなった真実**

経験上、「歯肉の幅が少ないところで退縮がよく起こっている」という印象を持っている歯科医師が多いかもしれない。また Stoner と Mazdyasana（1980）による断面研究でも、同様に歯肉幅が狭いことと歯肉退縮とのあいだに関係があることが示されている。

しかし、これらはあくまで『ある一時点』で関係があるということに過ぎない。すなわち、歯肉幅が狭いために退縮が起こったのか、あるいは退縮が起こった結果歯肉幅が狭くなったのか、判別不能なのである（**図6-2-1**）。したがってこれらを区別するためには、断面的でなく、縦断的なみかたをする必要がある。つまり、角化歯肉幅が狭い場合と十分にある場合で、その後の歯肉退縮の量に違いがあるかどうかを観察する方法でないと、結論は出せない。

Lindhe と Nyman（1980）は、歯周外科後3～6か月に1回のメインテナンスを行い、10～11年後の歯肉退縮の量を計測した。その結果、角化歯肉の有無にかかわらず、歯肉辺縁の歯冠側への1mm以下の増加がみられたことを示した。

また Kennedy ら（1985）は、歯肉退縮があり付着歯肉のない患者32名の片側にスケーリング・ルートプレーニング（SRP）と遊離歯肉移植を行い付着歯肉幅を広げ、反対側には移植を行わずSRPのみを行い、その後3～6か月に1回メインテナンスを続け、6年間観察したが、結果的に移植を行った部位でも行わなかった部位でも歯肉退縮の進行が起こらなかった。また術後5年間メインテナンスを受けなかった10人の患者においても、移植部と非移植部とのあいだに歯肉退縮量に差がなかったとしている。

このように長期的な前向き研究の結果は、角化歯肉幅が歯肉退縮量に影響する要因ではないことを示している。

**●歯肉移植の適応症とは**

歯肉移植はどのようなときに適応すべきなのであろうか。もっとも考えられるのは『審美性の改善』であろう。すなわち、頬側の歯肉退縮について、患者さんが審美的に不満を持っている場合である。そして、場合によっては歯肉幅が不十分なために歯ブラシがうまく当てられないことがあり、そのような場合にも適応を考えてよい。

補綴物のマージンが歯肉縁下にある場合に、プラーク付着による炎症に伴う歯肉退縮が起こりやすいことから移植が行われる場合があるが、この場合は歯肉の幅ではなく頬舌的な厚みの影響が大きいと考えられている。また、移植よりも適切なプラークコントロールを徹底することがより重要と考えられる。

いずれの場合も、角化歯肉の幅や厚みはその歯の予後を左右する決定的な因子ではないので、単に「角化歯肉や付着歯肉が欠如しているから」という理由だけで移植を行うことは正当ではない。

## 歯周外科手術後の軟組織辺縁の位置変化

Lindhe J, Nyman S. Alterations of the position of the marginal soft tissue following periodontal surgery. J Clin Periodontol 1980;7(6):525-530.

**【研究の目的】**

歯周外科手術後メインテナンスを10～11年継続している患者の、頬側歯肉辺縁の位置が変化するかどうかを検討する。

**【研究デザイン】**

縦断的観察研究

**【研究対象】**

平均50%の骨吸収がみられた26～64歳の歯周炎患者43名。

**【介入方法】**

バス法および歯間清掃器具（デンタルフロス、歯間ブラシ、トゥースピック）による口腔衛生指導ならびにSRP後、すべての患者に骨切除を伴う根尖側移動術が行われ、骨クレーターやくさび状骨欠損が修正され、深いポケットが除去された。その後3～6か月に1回のメインテナンスが継続され、口腔衛生指導、PTC、必要な場合はSRPが行われた。

**【評価方法】**

歯周外科手術前、手術後初期、手術から10～11年後に、切歯、小臼歯、大臼歯頬側のセメントエナメル境（CEJ）から歯肉辺縁（GM）までの距離を測定する。また角化歯肉の有無を判定する。

**【おもな結果】**

歯周外科手術前、GMからCEJの距離は、角化歯肉がある部位（KG）とない部位（NKG）の両方で平均約3mmであった。手術の2か月後、その距離はすべての歯で約5.5mmになった。この変化もKGとNKGで違いはなかった。その後10～11年のあいだに、若干の歯冠側へのGMの移動（0.6～1.1mm）がみられたが、KGとNKGで差はみられなかった（図6-2-2）。

また、術前は角化歯肉がない部位は切歯部で22%、小臼歯部で27%、大臼歯部で21%であったが、2か月後の検査時では切歯部で31%、小臼歯部で52%、大臼歯部で39%に増加した。しかし最終検査時では角化歯肉がない部位は各部位で6～13%に減少した。すなわち、外科手術直後は角化歯肉がない部位が増加したが、10～11年後にはそれらの部位は10分の1の頻度まで減少した。

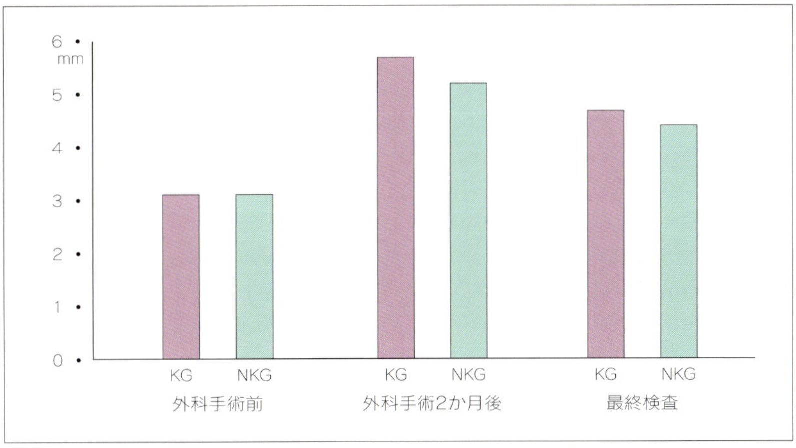


**図6-2-2** 角化歯肉がある場合とない場合の歯周外科前後の歯肉退縮量。

### この論文から言えること・わかること

一時点のみの観察、すなわち断面研究では歯肉退縮と角化歯肉幅に相関が見いだせる可能性があるが、それらの因果関係まで知ることはできない。上述の研究結果のように縦断的な観察研究結果を見るかぎり、角化歯肉幅は歯肉退縮の要因にはならないようである。

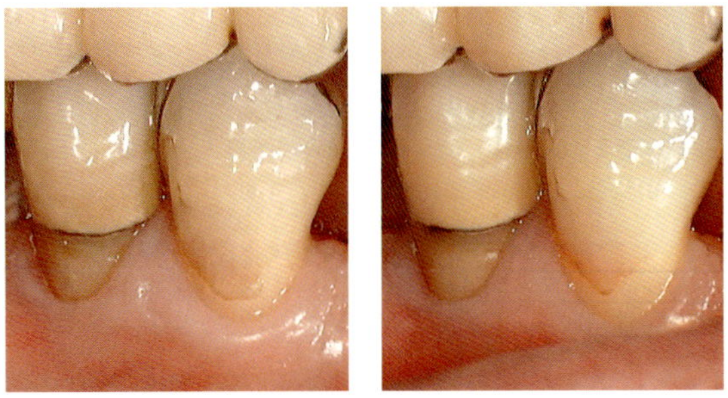

SPT開始時（左）とSPT開始5年後の5 4|の状態。5|は4|と比較して角化歯肉幅は狭いが、歯肉退縮量に違いはない。

## 迷 歯肉弁根尖側移動術で付着歯肉を作ることにより、予後がよくなる

エビデンスで検討すると…

## 真 歯肉弁根尖側移動術をしても、長期的にはMGJの歯冠側方向への後戻りにより角化歯肉幅および付着歯肉幅は減少するが、それで予後が左右されることはない

### ●歯肉弁根尖側移動術とは

歯肉弁根尖側移動術（APF）のおもな目的は、従来はポケットの除去と角化歯肉幅または付着歯肉幅の獲得にあった（**図6-3-1**）。すなわち、フラップを根尖側に移動することによるポケットの除去と同時に、歯肉歯槽粘膜境（MGJ）をポケット底部よりも根尖側に下げることで、角化歯肉幅を広げたり付着歯肉を獲得しようというのである。

しかしながら**72ページ**で解説したように、付着歯肉幅が獲得できる術式にもかかわらず、APF は他の術式と比較して予後に差がない。まずこのことから、歯肉を根尖側に移動することで付着歯肉を獲得するという臨床意義が疑問視される。また Ainamo ら（1992）は片側を歯肉切除術、反対側を APF により MGJ を根尖側に移動させ、18年後に MGJ の位置を比較したところ、両側で差異がなかったことを報告した。また Gürgan（2004）は、APF 後に MGJ の位置が後戻りすることを報告しており、これらの所見は、MGJ は人為的に移動させることができるわけでなく遺伝的に決定しているものであることを示唆している。

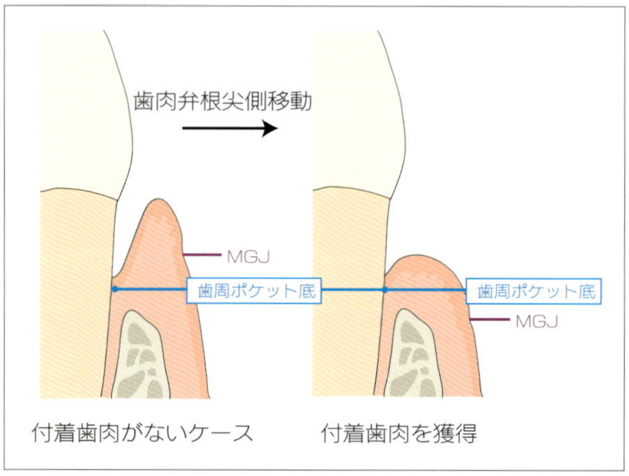


**図6-3-1**　歯肉弁根尖側移動術により付着歯肉が獲得される。

### ●メインテナンスを考えると、付着歯肉は必要不可欠？

さて、『メインテナンスが不十分な場合には、角化歯肉や付着歯肉があったほうがよい』と主張する臨床家もいるようである。Kennedy ら（1985）の論文のなかで、サブグループとして定期的なメインテナンスを受けなかった患者のデータが分析されている。この分析結果では、角化歯肉が少ないグループで、移植により角化歯肉幅が増加されたグループよりも歯肉炎指数が高いとなっており、その所見に基づいているようである。しかしながら**88ページ図6-1-1**に示したように、角化歯肉幅が広ければその分歯肉の厚みも増しており、その結果臨床的には歯肉の炎症は確認しにくくなる。そのことが歯肉炎指数の差として現れただけで、実際の炎症の波及程度には違いがあったかどうかは不明である。結局のところ、みた目の炎症ではなく、どれだけ歯周病が進行するかが重要である。それを示すもっとも適切な指標はアタッチメントロスの量であるが、それに関しては角化歯肉幅が多くても少なくても差がなかった。

以上から、メインテナンスが不備な場合でも、『角化歯肉幅が広いほうが歯周病が進行しにくい』という説を支持する根拠はない。

### ●現在の APF の目的は？

MGJ の位置は遺伝的に決まっていると考えられるため、人為的に根尖側や歯冠側に移動させても、いずれ元に戻るものと考えられる。しかし重要な点は、『MGJ の位置が術後に後戻りしたからといって、それが歯周病の予後に影響を与えたわけではない』ということである。たとえば「部分層歯肉弁で APF を行えば後戻りしない」という意見を聞いたことがあるが、後戻りしようがしまいが予後に影響することはないので、臨床的にはこれはあまり意味がない。

従来、『歯肉歯槽粘膜外科手術（MGS）』と呼ばれていた一連の術式が、近年では『歯周形成外科手術（Periodontal Plastic Surgery）』という名称に変更されつつある。この国際的な流れは、角化歯肉の臨床的意義が薄れてきたことから生じたものである。したがって従来 MGS と呼ばれた治療法のほとんどは形成外科手術、つまり審美性の改善を主目的としたものというコンセプトに変更されている。APF は歯根をむしろ露出させてしまう術式なので、形成外科の意味合いはなくこの範疇には入らない。現在 APF を適用する目的があるとすれば『ポケットの除去』である。

## 歯肉弁根尖側移動術後18年経過時における歯肉歯槽粘膜境の位置

Ainamo A, Bergenholtz A, Hugoson A, Ainamo J. Location of the mucogingival junction 18 years after apically repositioned flap surgery. Clin Periodontol 1992;19(1):49-52.

**【研究目的】**

歯肉切除術および歯肉弁根尖側移動術施行18年後の、歯肉歯槽粘膜境（MGJ）の位置と角化歯肉幅を調査する。

**【研究デザイン】**

後ろ向き研究

**【研究対象者】**

下顎両側の前歯部から小臼歯部に5mm を超えるポケットがない患者17名。

**【介入方法】**

口腔衛生指導、スケーリング・ルートプレーニング後、片側に歯肉切除術（GE 群）、反対側に歯肉弁根尖側移動術（APF 群）が行われた。

**【評価方法】**

手術18年後に13名の患者が再来院した。手術を受けた107歯中15歯が、歯周炎の進行または補綴的理由で抜去されていた。残りの92歯のうち12歯は、反対側の同名歯を喪失していた。合計で40組の歯について分析が行われた。9名の患者では歯の喪失がみられなかった。

歯槽粘膜をヨード溶液で染色し、歯肉辺縁から MGJ までの距離を測定した。また MGJ にエックス線不透過性の泊をつけたパノラマエックス線写真上で、下顎骨下縁から MGJ までの距離を測定した。

**【おもな結果】**

GE 群および APF 群においては、歯肉辺縁から MGJ の距離は前歯部では約4〜5mm、小臼歯では約3mm であり、統計学的有意差はみられなかった（**図6-3-2**）。また下顎骨下縁から MGJ までの距離は両群で約35〜38mm であり、統計学的有意差はみられなかった。

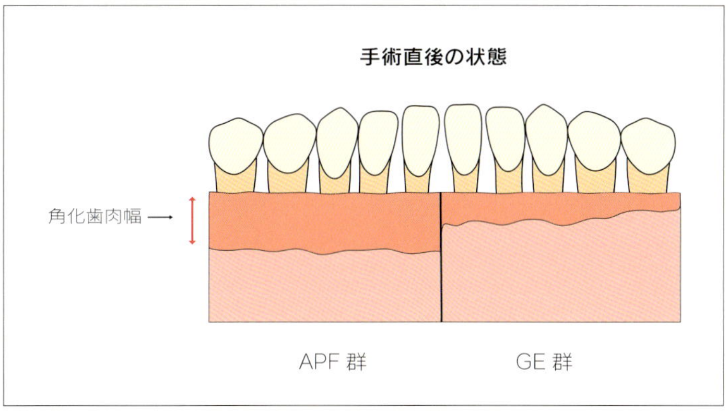


**図6-3-2a**　手術直後の状態を示す模式図。APF が行われた部位（左）のほうが角化歯肉幅が広くなっている。

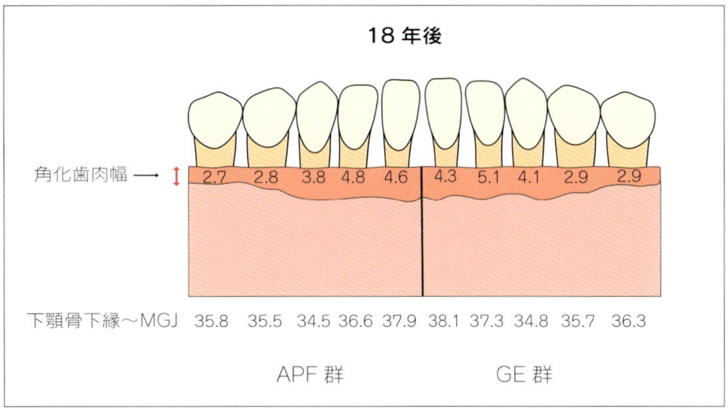


**図6-3-2b**　18年後では、MGJ の位置が後戻りしたため、角化歯肉の幅は差がなくなっている。

### この論文から言えること・わかること

この研究から考えられることは、『MGJ の位置は遺伝的に決定されており、人工的に移動させてもいずれ元の位置に戻る』ということである。しかし本研究は後ろ向き研究なので、得られるデータは限られている。たとえばプロービングデプスなどの詳細な臨床データが示されていない。

しかし、他の長期的臨床研究結果を考え合わせてみると、まず角化歯肉や付着歯肉の幅で予後が左右されないことが証明されているので、MGJ の位置の移動が永続的であるかどうかという議論自体は、（生物学的には興味深いものであるが）臨床的にはあまり意味がないものと思われる。

# COLUMN

## エビデンスの誤った使いかた

近年、日本においても『エビデンス』ということばが講演や学会、書物などでよく使われるようになり、エビデンスベースでさまざまな学説が論議されるようになってきている。エビデンスベースでものを語ることは正しい方法であるが、時折誤った使いかたをされているのも目にするようになった。たとえば、ある学説について次のように論じられていたのを読んだことがある。

「『○○がないと歯周組織に悪影響を及ぼす』という論文があります。しかし『○○は歯周組織に影響を及ぼさない』という研究結果も存在します。後者の研究は対象が歯学生でした。歯学生だと知識もあるし、これで『○○が影響しない』という結論を出すのは無理がありますね。」一見もっともらしく聞こえる話である。しかしながら引用された論文をしっかりと読んでみると、最初に引用した論文も、実は対象者が歯学生であった。この時点ですでに理論破綻が生じているのだが、さらに話は次のように進んでいく。「一方、ある研究者が『○○は歯周組織に影響を及ぼさない』という結果を発表しています。」ここで引用された論文は、歯周炎患者を対象にした長期的観察研究であったが、この議論は次のように結論づけられた。「しかしその４年後、『○○は歯周組織に影響を及ぼす』という結果を発表しました。やはり○○は重要なのです。」この議論の最終的な結論として引用された論文は、実はビーグル犬を対象にした動物実験であった。

この理論構成を皆さんはどのように受け止めるであろうか？　最初は「歯学生が対象の研究でモノを言うには無理がある」としていたはずなのに、ビーグル犬を使った実験的研究を引用して結論を導き出しているのである。これは「歯学生よりもビーグル犬のほうが患者さんに近い」と言っているのである。常識的にみても、この理屈は到底受け入れられない。

他にも似たような事例がある。筆者があるシンポジウムで話をしたときに、ある検査について、筆者が支持する学説と反対の意見を唱える学者も参加していた。その講演のなかでその学者は、筆者が有効性に疑問を投げかけたある検査法について、「ある先生を中心とした多施設試験が行われて、その検査と歯周病の状態との相関が証明されました。多施設試験の結果が得られたということは、この検査のエビデンスができたと言えるでしょう」とのコメントを出された。筆者はすでにその多施設研究の内容を学会発表で聞いて知っており、さらにその内容に欠点があることに気がついていた。そのことを指摘すると、その学者は「実は私は内情を知っているのですが、ある先生のデータはちゃんとしていたのです。しかし他の施設のデータが今ひとつだったので、そのような結果になりました」と答えたのである。この発言内容は、妥当であろうか？　多施設試験がなぜエビデンスが高いのかというと、より大規模な調査を行うことで、理論を『一般化』することができるからである。本書で何度か書いているが、エビデンスとは『いかに一般的に言えるか』を追求したものである。しかしこの学者のコメントのように、１つの施設だけキレイなデータが出て、他の数施設でバラツキが大きいデータが出たとしたら、これをどう解釈すべきなのか？　筆者なら「その検査法は一般的に言って、得られる結果のバラツキが大きくなる可能性が高く、再現性が低い方法なので、検査法としては不適当である」と解釈するのだが……。

自分が支持したい学説に都合がよいデータだけを、都合よく解釈するために学術論文があるのではない。それをやってしまうと、これらの例のようなおかしな理屈になってしまうのである。

（関野　愉）

# CHAPTER 7

# 再評価、メインテナンス（SPT）に関する迷信

# 迷 基本治療後の再評価の時期は、1〜2か月後が適切である

エビデンスで検討すると…

# 真 治療の3か月後が適切である

### ●歯周治療の再評価では何をみているのか?

歯周炎の治療は、通常は口腔衛生指導、歯肉縁下デブライドメントを主体とする歯周基本治療から開始される。この治療がひととおり完了した後、最終補綴またはサポーティブペリオドンタルセラピーに進むか、再度歯肉縁下デブライドメントを行うか、歯周外科手術をするか、あるいは治療の反応が悪い歯を抜歯するかなどを判断するために『再評価』が行われる。しかしこの再評価については、動的治療完了後、どれだけ治癒期間を置いてから行うべきか、あまり厳密に考えられていない場合が多いのではないだろうか。

歯周治療の再評価は、当然ながらプロービングにより行われる。プロービングにより計測されるのは、おもにプロービング時の出血(BOP)とプロービングデプス(PPD)である。BOPがあるということは、歯肉縁下にプラークによる炎症が残存していることを示す。PPDが5mm以上ある場合も、やはり歯肉の炎症が残存し結合組織のプロービング力に対する抵抗性が十分に回復していないことを示す場合が多い。したがって、治療後にこれらの指標が改善し安定する時期まで待って再評価するのが妥当である。

### ●臨床研究にみる再評価のタイミング

いくつかの臨床研究で、再評価の時期について示唆されるものがある。たとえばMagnussonら(1984)の研究では、歯肉縁下スケーリング・ルートプレーニング(SRP)後に継続的に歯面清掃(PTC)を続けた被験者において、4週間後にPPDは約3mm減少し、その後その状態が維持されたが、BOPは4週後約40%、8週後さらに約20%、12週後さらに約20%減少し、それ以降はその状態が維持された。またHeftら(1991)の研究では、歯周治療後1か月でBOPは約40%減少し、3か月後にさらに減少したことが観察された。Barderstenら(1984ab、1985ab、1987)、Loosら(1988a)の研究でも3か月以降は臨床的パラメータが安定しているという結果が得られている。

これらのことから、再評価の時期は『治療の3か月後』が適切であると言える。

### ●『治療の3か月後』をどう考えるか

3か月という期間は、治癒を待つ時間としては長いと感じるかもしれない。たとえば、ブラッシング指導に数か月かけ、その後歯肉縁下デブライドメントを全顎に行ってから3か月待って再評価し、治癒が起こっていない部位に歯周外科を行ってからさらに3か月待って再評価という場合、それだけで1年くらい時間がかかってしまう。それは患者にとって負担だと思われるかもしれない。しかし、治癒を待つ3か月の期間中は、口腔衛生の維持のためにアポイントは必要であるが、毎週のように頻繁に呼ぶ必要はなく、実際にはそれほどの負担にはならないと思われる。さらに、動的歯周治療後、10〜20年以上SPTを継続することを考えれば、長期的にみて、初期の段階での3か月は取るに足らないものではないだろうか。

また、「経験上だいたい予測できるから、私は1か月くらいで大丈夫」と考える人もいるかもしれない。そのような人は、一般的な健康診断を想像してほしい。たとえば中性脂肪や肝機能、血糖値などを見るために血液検査を行う場合、データに影響がないように前日の夜から検査当日まで絶食する。そのあいだに物を食べてしまうと、正しいデータにならないからである。当然ながら『食べた状態ということを想定して正常なデータを予測できる』という考えは正しくない。このように疾患の検査をする場合には、正しい検査の時期というものがあるので、それは守るべきである。

### ●タイミングを知ることは、不要な手術を避けることにもつながる

次のような経験をしたことがある読者もいるのではないだろうか。歯周治療が進み、歯肉縁下スケーリングを全顎終え、その数週間後に再評価を行ったところ、ある部位にBOPを伴う5mm程度のポケットが残存したので、歯周外科手術を行う計画を立てた。しかしその前に暫間補綴物の調整、う蝕処置などで数か月時間がかかり、それらが終了した後に再び当該部位をプロービングしたところ、BOPが消失、プロービングデプスも4mmとなり、歯周外科の必要がなくなっていた……。

この理由は、当初の再評価の時期では当該部位に十分に治癒が起こっていなかったことが考えられる。このように不要な手術などを避けることができるので、適切な治癒期間まで待つことは臨床的に重要なのである。

## 歯肉の炎症とプロービングによる疼痛の関係について

Heft MW, Perelmuter SH, Cooper BY, Magnusson I, Clark WB. Relationship between gingival inflammation and painfulness of periodontal probing. J Clin Periodontol 1991;18(3):213-215.

**【研究の目的】**

歯周組織をプロービングする際に生じる疼痛と歯肉の炎症とを関連づけること。

**【研究デザイン】**

ケースシリーズ

**【研究対象】**

20～55歳の歯肉に炎症症状があり、歯周基本治療が施された患者46名。

**【介入方法】**

ベースライン検査の後、すべての患者にSRP、予防処置、ブラッシング指導が行われた。

**【評価方法】**

治療開始前(BL)、1か月後、3か月後に以下の臨床的パラメータが計測された。

- BOP
- 改良歯肉炎指数(視診のみによる評価)

プロービングは25gの力で6点法で行われた。またヴィジュアル・アナログ・スケール(VAS)によるプロービング時の疼痛の評価が行われた(今までに経験した最大の痛みが水平線の150mmの部分とされた)。

**【おもな結果】**

BOPの頻度はBL時には73.8%であったのが、1か月後には33.5%、3か月後では26.1%に減少した(**図7-1-1**)。歯肉炎指数はBL時86.7%から1か月後42.2%になり、3か月後にはさらに24.4%まで改善し、以降は変化しなかった。またプロービングによる疼痛はBL時64.9mm、1か月後51.7m、3か月後43.2mmとなった。

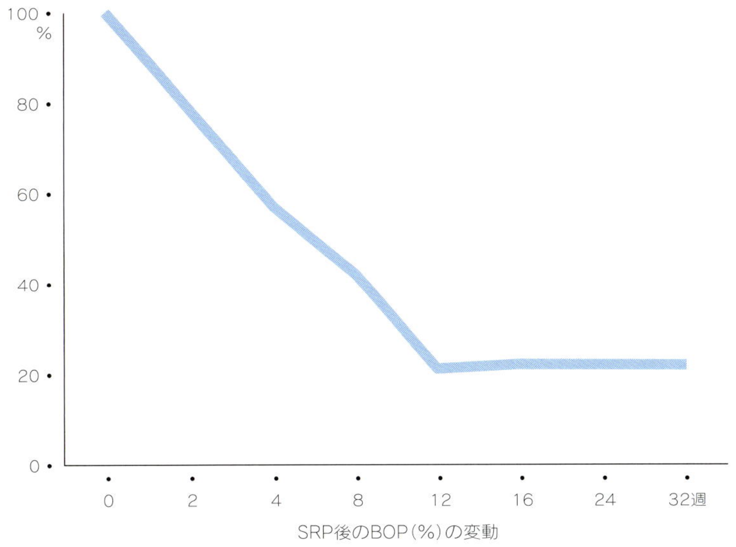


**図7-1-1**　SRP後のBOP(%)の変動。SRP後、BOPは減少し、3か月以降で安定する。

### この論文から言えること・わかること

歯周病の診断にもっとも重要な指標はBOPなので、その変動に基づいて再評価の時期を考えるべきである。上述の研究結果から、治療後BOPの割合は減少するが3か月でピークとなり、その後大きな変動はない。このことから、歯周治療の再評価の時期は治療の3か月後が適切であると考えられる。

なお、関連論文として**45ページ**のMagnussonらの論文もチェックしてほしい。

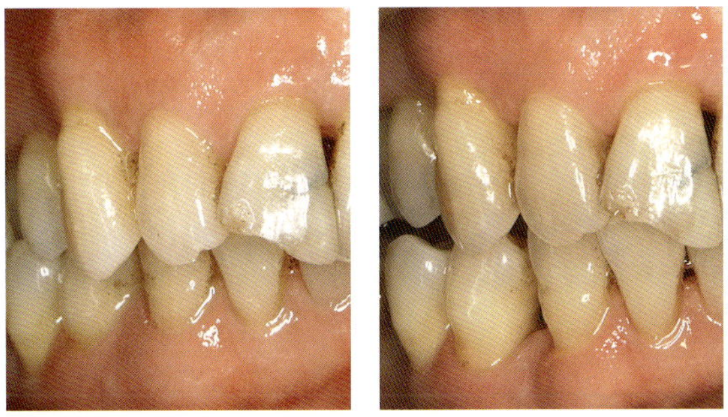

非外科的治療前(左)と治療3か月後(右)の所見。歯肉退縮は炎症が改善したことを意味する。このように十分に治癒が起こった時期をみて再評価を行うことが重要である。

# 迷 メインテンス時にBOP＋ならば、必ず再治療が必要である

エビデンスで検討すると…

# 真 BOP＋でも、再治療の必要性は他の検査結果も合わせて判断する

### ●メインテナンス時のBOP＋

歯周組織検査のなかでもっとも重要な項目の1つに、プロービング時の出血（BOP）がある。これはポケット内にプローブを挿入して引き抜いた後の出血の有無を検査することで、ポケット内の炎症の有無を判定するものである。動的治療においては、他の結果と合わせ治療計画の立案ならびに治癒の指標となる。ではメインテナンス時におけるBOP＋は、どのような意味を持つのだろうか？　つまりBOP＋ならばポケット内に炎症が存在し、歯周病が進行するのだろうか？　さらに、進行を防ぐために必ず再治療が必要なのだろうか？

### ● BOPの意義

Greensteinら（1981）のBOPと炎症性細胞の関係を調べた研究によると、ポケット内縁上皮側で炎症性細胞の占める割合は、BOPのない部位では28.4％に対し、BOPのある部位では44.9％と、有意（$p<0.01$）に多かった。しかし、歯肉の外側（口腔内に面した側）ではそれぞれ6.7％と8.7％であり、有意差はみられなかった。また、Demmerら（2008）のBOPの有無とポケット内の細菌叢の関係を調べた研究では、BOPがある部位は、ない部位に対して歯周病に関連する細菌（*A. actinomycetemcomitans*、*P. gingivalis*、*T. denticola*、*T. forsythia*）が5.25倍（$p<0.001$）、健康に関連する細菌（*A. naeslundii*、*V. parvula*）は0.68倍（$p<0.001$）であった（いずれもオッズ比）。

これらのことは、肉眼的に歯肉に炎症がみられなくとも、BOPがあればポケット内には歯周病関連菌が増え、ポケット内縁上皮に炎症が存在することを示唆している。つまり組織学的・細菌学的には、BOPはポケット内の炎症の指標となることがわかる。

### ● BOPと歯面毎の歯周病進行の関係

では内縁上皮の炎症が、臨床的に歯周病のさらなる進行（アタッチメントロス）につながるのだろうか？

Langら（1986）のメインテナンス時のBOPと歯周病の進行に関する後ろ向き研究では、重度歯周炎の治療後4年以上メインテナンスを受けている患者の、直近2年間に半年毎に行われた4回の歯周組織検査でのBOPの有無と、歯周病の進行（2mm以上のアタッチメントロス）の関係を調査したところ、4回の検査のうち4回ともにBOP＋の歯面では30％で進行がみられ、3回では14％、2回では6％、1回では3％、0回では1.5％であった。このことは、BOPで歯周病の進行を予知することは難しいことを示唆している。

またLangら（1990）の研究では、歯面ごとのBOPを歯周病の進行の指標として見た場合、感度29.2％、特異度88.4％、陽性的中率5.8％、陰性的中率98.1％としている。このことは、有病率が2.4％と低ければ（比較的良好な経過をたどっている集団では）メインテンス期間中にBOPがないことは歯周組織が安定していることを示している。一方、陽性的中率が低いことから、BOPがあるからといって、必ずしも進行するとは限らない。この研究ではBOPがあるたびに再スケーリング・ルートプレーニングを行っているが、陽性的中率が低いことを考慮すると、毎回行う必要はないだろう。同じ部位でBOP＋が何回続くというような経時的な評価や、もともとポケットが深かったといったBOP以外の指標も加えて、再治療の要否を判断する必要がある。

### ●口腔単位で見た両者の関係

前出のLangら（1990）の研究に引き続き行われたJossら（1994）の研究では、平均53か月間のメインテナンスを受けた結果、平均BOPスコア（全歯面数に対するBOP＋の歯面の割合）が30％以上の患者で1人平均5.0部位に進行（2mm以上のアタッチメントロス）がみられ、20％以下ではわずか2.6部位であった。このことから、BOPスコアが高ければアタッチメントロスを起こす確率が高くなることがわかる。しかし、本研究の患者個々のデータをみるとばらつきが大きいことから、実際には歯面別BOPと同様に、他の検査結果も合わせて総合的に判断する必要がある。

### ●メインテナンス期間中の再治療の必要性を知るパラメータとしてのBOP

メインテナンスの目的は、歯周病の再発や、新たな進行を防ぐことにある。再発や進行を予測するパラメータがいくつかあるなかで、BOPはもっとも重要なパラメータであろう。ゆえにメインテンスの目標として“BOPをなくすこと”は重要であるが、再治療をするかどうかはポケットデプスやプラークコントロールなど他の指標も合わせ、さらに初診時の状況や経時的な判断が必要となる。

しかし、現時点で再治療を行うかどうかを決定する基準値にコンセンサスはない。術者の感覚だけに頼らず、各医院において一定の基準を決めておいたほうがよいだろう。そのうえで、メインテナンス期間中もいくつかのパラメータでモニタリングを怠らないことが重要である。

## BOP が認められないということは、歯周組織が安定していることの指標である

Lang NP, Adler R, Joss A, Nyman S. Absence of bleeding on probing. An indicator of periodontal stability. J Clin Periodontol 1990;17(10):714-721.

**【研究の目的】**

BOP が認められないことが歯周組織の健康を維持することを予測できる可能性を評価した。

**【研究デザイン】**

前向き観察研究

**【研究対象者】**

1/4顎ごとに1つ以上の進行した病変（プロービングデプス（PPD）が7mm 以上、骨の喪失が40%以上）を持つ、中等度から重度の歯周病患者に初期治療を行い、1か月後に PPD が5mm 以上の部位に歯周外科を実施した。

50名の患者のうち、定期的にメインテンスに来院できる41名（年齢20～60歳）を対象とした。

**【観察方法】**

被検者はベースライン検査の後、2～6か月間隔で、2～2年半の研究期間中に5～9回のメインテナンスを受診した。メインテナンスは経験豊かな歯科衛生士と歯周病専門医によって BOP を測定し、状況に応じた口腔衛生指導と、歯肉縁上スケーリング、PMTC、フッ化物の塗布を行った。ただし BOP＋の部位のみ、再スケーリング・ルートプレーニングを行った。

**【評価方法】**

メインテナンス受診時毎の BOP と、ベースライン時と最終来院時に歯肉炎指数（GI）と PPD、アタッチメントレベル（CAL）、ファーケーションを測定した。観察期間中の BOP の測定回数は5～9回と被検者によって違いがあるため、すべての被検者が6回となるように補正を行った。

**【おもな結果】**

3,807部位のうち、BOP＋が0～1回みられた部位が58%、2～4回が30%、5～6回が12%であった。1mm 以上のアタッチメントロスのあった部位は17.3%、2mm 以上は2.4%だった。

2mm 以上のアタッチメントロスを歯周病の進行、ならびに BOP＋が5回以上を検査陽性とした場合、感度29.2%、特異度88.4%だった（**表7-2-1**）。

**表7-2-1**　2mm 以上のアタッチメントロスを歯周病の進行とした場合の各種確率（%）

| 検査陽性の BoP+ の回数 | ≧2 | ≧5 |
|---|---|---|
| 真の陽性 | 1.6 | 0.7 |
| 偽陽性 | 40.3 | 11.3 |
| 真の陰性 | 0.8 | 1.7 |
| 偽陰性 | 57.3 | 86.3 |
| 有病率 | 2.4 | 2.4 |
| 精度 | 58.9 | 87.0 |
| 感度 | 66.7 | 29.2 |
| 特異度 | 58.7 | 88.4 |
| 陽性的中率 | 3.8 | 5.8 |
| 陰性的中率 | 98.6 | 98.1 |

（各用語については13ページ参照）

## BOP は臨床における歯周組織の状態を監視するパラメータである

Joss A, Adler R, Lang NP. Bleeding on probing. A parameter for monitoring periodontal conditions in clinical practice. J Clin Periodontol 1994;21(6):402-408.

**【研究の目的】**

上記研究における臨床パラメータとしての BOP の有用性を確認する。

**【研究デザイン】**

前向き観察研究

**【研究対象者】**

1990年の研究（上記参照）の参加者41名のうち、引き続き参加できる39名（男13名、女26名）。

**【観察方法】**

前回の研究に引き続き2年間メインテナンスを継続した。平均53か月（SD4か月）のメインテナンス期間に7～14回来院した。

**【評価方法】**

メインテナンス受診時毎の BOP スコア（%）と、ベースライン時と最終来院時に GI と PPD、CAL、ファーケーションを測定した。

**【おもな結果】**

平均53か月間に2～8か月間隔で、7～14回のメインテナンスを受けた結果、全部位の4.2%で2mm 以上のアタッチメントロスがみられ、そのうちの半数はポケットの深化、残り半数は歯肉退縮であった。

平均 BOP スコアが30%以上の患者で1人平均5.0部位に進行がみられ、20%以下ではわずか2.6部位であった。

### 2つの論文から言えること・わかること

BOP を歯周病の進行の指標とした場合、歯面毎にみれば、比較的良好な経過の集団では BOP－が歯周組織の安定を示しているが、BOP＋が進行を予測するとは限らない。また全歯面に対する BOP＋の歯面の割合をみれば、割合が少ないほうが進行も少ない。

これらのことから、BOP は『安定』のバロメータとなるが、BOP のみで『進行』のバロメータとはならない。

## 迷　動揺が大きい歯は予後が悪い

エビデンスで検討すると…

## 真　動揺は疾患の結果生ずる二次的な症状であり、これだけでは予後を判断できない

### ●動揺が主訴の患者が来院しました

ある患者が臼歯部の動揺を主訴として来院した。動揺がみられたのは上顎の鋳造冠により連結されていた上顎第一大臼歯と第二大臼歯であった。まずエックス線写真を撮影してみると、第二大臼歯は明らかに歯周病が進行し透過像が根尖を超えており、プロービングすると根尖相当部に到達した。明らかに抜歯の対象であった。しかし第一大臼歯は若干の骨吸収はみられたものの、絶望的な状態ではなかった。連結冠を外してみると、やはり第二大臼歯は大きく動揺し今にも抜け落ちそうであった。そして第一大臼歯も、第二大臼歯ほどではないが大きく動揺していた。動揺度の大きさだけをみたら、抜歯されてもおかしくなかった。というよりも、歯科医師が10人いれば8～9人は第二大臼歯とともに抜歯しただろう。しかし、第一大臼歯のプロービングデプス（PPD）は深いところで6mmだった。プロービング時の出血（BOP）もみられたが、このデータとエックス線写真所見とを照らし合わせれば、保存可能な範疇である。さて、この歯は保存すべきか、抜歯すべきか――。ここはやはり、科学的に検討すべきであろう。

### ●歯の動揺の臨床的な影響

歯の動揺のおもな原因は、①歯槽骨の吸収、②歯根膜腔の拡大、③歯肉の炎症、④その他（歯根破折、根尖性歯周炎など）である。

いうまでもなく①と③は歯周炎の進行により生じる歯の動揺である。歯周炎の治療が奏功し、歯肉の炎症が軽減すれば、歯の動揺度は減少する。場合によっては、再生療法などにより組織学的なアタッチメントゲインが生じ歯の動揺が治まることもあるだろう。一方②は、咬合などによる外傷によって生じる病態または機能的適応である。この場合は、動揺の原因である外傷が取り除かれれば、拡大した歯根膜腔は元にもどり、動揺もなくなる。

なお、歯周治療を行った結果、BOPが消失しても支持組織の量は必ずしも回復しないため、歯の動揺が残る場合もある。しかし動揺の残存は疾患が治癒しなかったことを意味する訳でなく、動揺による機能的問題がないのであれば、それ以上の介入を行う必要はない。

文献的にみると、Rosling ら（1976a）は、くさび状骨欠損を伴う歯は、動揺のある歯もない歯も歯周治療により同様に治癒すると述べている。また Nyman と Lindhe（1976）の症例報告でも、治療後に動揺が残った歯の長期的に良好な予後が報告されている。一方 Freszar ら（1980）は、動揺度の大きい歯は小さい歯と比較して歯周治療の反応が悪いことを報告しているが、**64ページ**で取り上げた Neiderud ら（1992）の『動揺歯では付着の喪失がなくてもプロービングをした場合にやや深く挿入される』という所見を考慮するべきであろう。

近年、Matuliene ら（2008）は、臨床パラメータと歯周炎の進行および歯の喪失との関係を長期的に観察した結果を報告している。この研究では、ポケットが5mm以上残存している場合には、歯周炎の進行および歯の喪失が起こる可能性が高くなることを報告した。歯の動揺と歯の喪失の関係に関しては、動揺度1度の場合オッズ比1.5、2度で3.8、3度で5.3であったが、統計学的に有意だったのは2度のみであった。

### ●動揺歯に対する治療方針

冒頭の症例では、筆者はまず第二大臼歯の抜歯を計画した。この歯に関しては、エックス線写真上で根尖を超える骨吸収を認め、さらにBOPと根尖部まで到達する深いポケットがみられたため、歯周炎の進行による動揺と判断した。つまり『歯肉の炎症＋アタッチメントロス』があったわけである。歯周炎の進行が根尖部を超えた場合は、抜歯するのが妥当であろう。

一方、大きな動揺がみられた第一大臼歯については『歯周炎＋咬合性外傷』と判断した。なぜならプロービングデプスや骨吸収の状態からすると、通常は起こりえないほど歯が動揺していたからである。第二大臼歯はほとんど脱落寸前の状態であったことから、そこに加わる咬合力もすべて連結されていた第一大臼歯で負担していたため外傷が生じ、大きな動揺が起こっていたのであろう。そうならば、この場合の歯の動揺は外傷を除去すればおさまる。なぜなら、外傷により歯根膜腔が拡大したために生じた歯の動揺は可逆性だからである。

実際には、連結冠を外し第二大臼歯のみを抜歯し、動揺のみられた第一大臼歯は1～2週間そのままようすをみた。すると歯の動揺は著しく減少した。その後は、残存したポケットに対してスケーリングを行い、この歯は治癒した。

この例からわかるように、歯の動揺は疾患の結果であり、動揺そのものが疾患の進行を引き起こすわけではない。したがって臨床の現場では、歯の動揺を主訴に患者が来院した場合でも、動揺だけで状態を判断するのではなく、プロービングにより得られたデータやエックス線写真の所見をみて治療方針を決定しなければならない。

## プラークコントロールが骨縁下ポケットにおける骨再生に及ぼす影響

Rosling B, Nyman S, Lindhe J. The effect of systematic plaque control on bone regeneration in infrabony pockets. J Clin Periodontol 1976;3(1):38-53.

**【研究の目的】**

適切な口腔衛生状態を維持している患者では、歯周炎が治療可能で骨縁下ポケットにおいて骨再生が起こるという仮説を検証する。

**【研究デザイン】**

ランダム化比較研究

**【研究対象】**

29～68歳の骨縁下ポケットを複数有する歯周炎患者24名。

**【介入方法】**

臨床検査、エックス線写真検査、モチベーション、口腔衛生指導が行われた後、ウィドマン改良フラップ手術がすべてのクアドラントに行われた。

患者は以下の2群にランダムに振り分けられた。

**実験群**：2週間に1回リコールし専門家による歯面清掃が行われた。

**対照群**：12か月に1回リコールされ清掃が行われたが、再動機づけ、口腔衛生指導は行われなかった。

**【評価方法】**

研究開始時、プラーク指数、歯肉炎指数、PPD、臨床的アタッチメントレベル（CAL）、骨レベル（エックス線）、歯の動揺度の検査が行われ、6、12、24か月後に再検査が行われた。

**【おもな結果】**

研究開始時、実験群の37歯、対照群の44歯に大きな動揺（スコア2）がみられた。最終検査時には実験群の25歯で動揺がなくなった（スコア0）が、他の12歯には動揺が残存した。また対照群の40歯で動揺が残ったが、4歯で動揺がなくなった。

実験群においては、すべての2～3壁性の骨欠損で骨添加が起こった。対照群では歯周外科が行われたにもかかわらず、歯周病の進行が起こった。

動揺歯における骨縁下ポケットも、動揺のない歯の骨縁下ポケットと同様に治癒が起こった。

## 動揺が歯周治療の結果に及ぼす影響

Fleszar TJ, Knowles JW, Morrison EC, Burgett FG, Nissle RR, Ramfjord SP. Tooth mobility and periodontal therapy. J Clin Periodontol 1980;7(6):495-505.

**【研究の目的】**

歯の動揺と歯周治療の臨床的反応に関係があるかどうかを検証する。

**【研究デザイン】**

後ろ向き研究

**【研究対象】**

歯周基本治療後、歯周ポケット掻爬、ウィドマン改良フラップ手術、またはポケット除去療法が行われた82名。

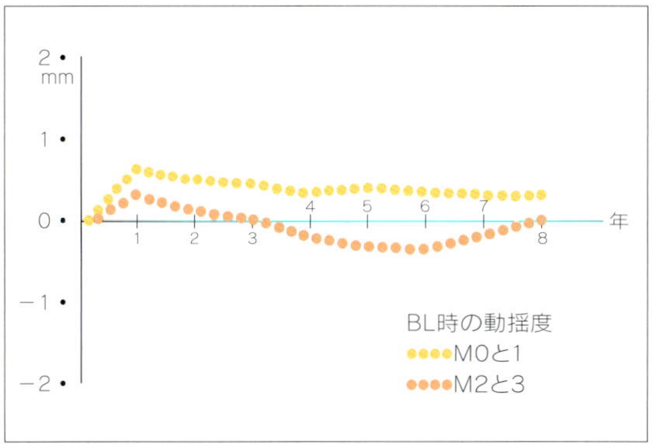


**図 7-3-1**　PPD4～6mm のカテゴリーにおける M0 と M1、M2 と M3の、歯のアタッチメントレベルの経年変化。

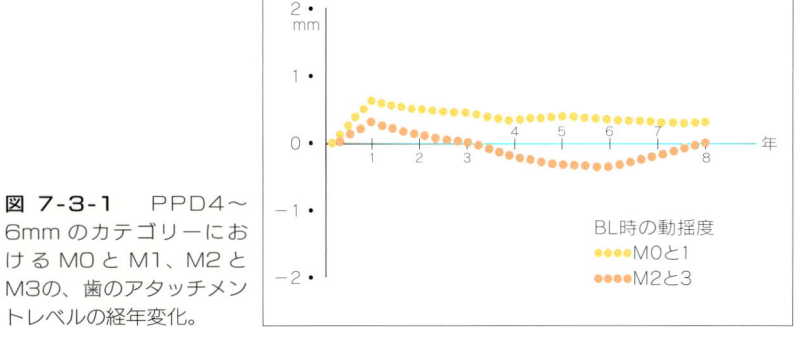

**【評価方法】**

治療前の検査（BL）の後の8年間、3か月に1回の SPT 継続期間中に年1回、PPD、CAL、動揺度を分析した。動揺度の基準は以下のとおり。

**M0**：生理的動揺、しっかりとした歯

**M1**：わずかに増加した動揺

**M2**：高度に動揺が増加したが機能は阻害していない

**M3**：極度の動揺、機能時に不快感がある『ゆるんだ』状態

PPD の深さにより、1～3mm、4～6mm、7～12mm の3つのカテゴリーに分類し、それぞれのカテゴリーにおいて動揺度ごとに臨床的パラメータの変化を追跡した。

**【おもな結果】**

8年間で39名の患者が脱落した。各カテゴリーにおいて、動揺度が大きいほどアタッチメントロスが大きくなる傾向がみられた（**図7-3-1**）。また動揺度が大きい場合、小さい場合と比較して歯周ポケットの減少が少ない傾向がみられた。

### この論文から言えること・わかること

動揺歯の予後に関しては相反する研究結果が発表されているが、これは動揺を引き起こす要因がさまざまであることによると思われる。重要なことは、動揺は疾患の結果であり、動揺そのものが危険ではないということである。したがって、臨床においてはそれぞれの原因に対応した治療法の選択をすべきである。

動揺そのものが予後に及ぼす影響を調べられるのは、同程度に動揺がある歯の片方を固定し物理的に動揺をなくし、固定しない場合と比較するというデザインである。これについては、**40ページ**と**102ページ**を参考にしていただきたい。

# 迷 動揺歯は固定したほうが歯周炎の進行は起こりにくい

エビデンスで検討すると…

# 真 固定により歯周炎の進行をコントロールすることはできない

### ●「固定でもたせておく」という治療法

歯周炎を治療する過程において、動揺歯に対する処置として固定が行われる場合が多い。しかしながら**100ページ**で解説したように歯の動揺は疾患の結果であり、結果のみを除去しても根本的な解決にはならないことは気に留めておかなければならない。また、暫間固定を行って動揺を止めても、固定を行わなかった場合と比較して歯周治療の結果を向上できるわけでもない。

ところが、固定は歯の動揺を主訴として来院した患者に対しては即効性のある治療であり、手っ取り早く主訴を解決することが可能である。そのことにより、患者は満足してしまうかもしれない。そして歯科医師も安心してしまい、「固定は治療効果がある」との潜在意識を持ってしまうかもしれない。このことから、歯周治療がうまくいかずプロービング時の出血(BOP)やポケットが残存している場合に、無意識のうちに「固定でもたせよう」と考えてしまう場合があるかもしれない。

実際に歯科医師同士の症例のディスカッションのなかで、「固定でもたせておいて……」なるコメントを何度も聞いたことがある。

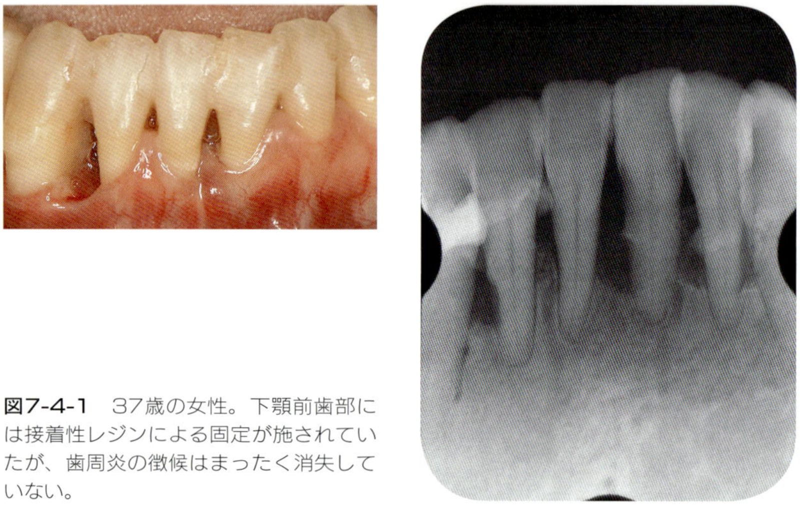

**図7-4-1** 37歳の女性。下顎前歯部には接着性レジンによる固定が施されていたが、歯周炎の徴候はまったく消失していない。

### ●動物実験にみる歯の固定の意義

『なんらかの要因が歯周病の進行にかかわるかどうか』について検証する臨床研究はなかなか難しい。なぜなら臨床医は、歯周病患者がいたら治療するのが義務であり、研究目的とはいえ、治療せずに長期間観察のみを行うことは倫理的に許されないからである。

他に考えられる方法としては、SPT患者を対象にして、動揺歯を固定した場合としなかった場合で長期観察することが考えられる。しかし、同じ状態の動揺歯をランダムに固定する群としない群に振り分けて、その状態で長期観察する実験系は現実的に困難であるし、筆者が知るかぎりそのような研究は存在しないようである。

ではどうすればよいだろうか？　このような場合は、動物モデルを用いて観察することが有効であろう。

Ericssonら(1993)は、ビーグル犬を用いた動物実験で、天然歯の両隣接部位にインプラントを埋入し、片側のみ天然歯と連結した状態で、両側の天然歯に結紮糸を巻き『実験的歯周炎』を発症させた。その結果、固定した場合でも固定しなかった場合でも、歯周炎の進行は同程度であった。この動物実験結果をみる限りは、歯を固定しても歯周炎の進行には影響しない可能性が高いと考えられる。

### ●「固定でもたせておく」ことは不可能

結論を言うと、歯周炎により生じた動揺に対する固定は基本的には対症療法に過ぎず、固定により歯周組織の治癒が促進されたり進行が抑制されることはない。

固定が治療効果を発揮する場面で1つ考えられるのは、動揺歯に対するクロスアーチブリッジの適応である。歯周治療後、支台歯となる歯にBOPはみられなくなったが、歯の動揺が残り、このままでは少し強い咬合力が加わると動揺の増加が起こり歯が脱臼してしまう可能性がある場合など、クロスアーチブリッジは有効である。クロスアーチブリッジにする理由は、左右の歯で歯の動揺の方向が違うので、それらを拮抗させることにより固定効果が得られるからである。ただし、この場合もクロスアーチブリッジにより『歯周炎』が進行しにくくなるということではなく、あくまでも外傷により脱臼を防ぐ目的であることを理解しなければならない。

くり返すが、動揺歯の固定はそれだけで歯周炎の進行を抑制できる可能性は低く、多くの場合『固定で歯をもたせる』ことは困難である。

## 固定した場合としなかった場合の歯周組織破壊の進行

Ericsson I, Giargia M, Lindhe J, Neiderud AM. Progression of periodontal tissue destruction at splinted/non-splinted teeth. An experimental study in the dog. J Clin Periodontol 1993;20(10):693-698.

**【研究の目的】**

歯を固定することが実験的歯周組織破壊の進行に影響するかどうかを検討する。

**【研究デザイン】**

動物実験

**【研究対象】**

ビーグル犬5頭

**【介入方法】**

両側の下顎第二小臼歯、第三小臼歯、第一大臼歯が抜歯された3か月後に、チタン製インプラントが第三小臼歯および第一大臼歯相当部位に埋入された。その3か月後にアバットメントの連結が行われ、片側の第四小臼歯とインプラントの連結が行われた（実験群）。反対側の第四小臼歯は連結されなかった（対照群）。

その後両側の第四小臼歯に結紮糸がまかれ『実験的歯周炎』が惹起された。結紮糸は月に1回交換された。

**【評価方法】**

180日後に、エックス線写真撮影および組織学的観察、動揺度の検査（Periotest®）が行われた。

**【おもな結果】**

180日目の歯の動揺度は、実験群と対照群で同程度であった（PV 約10～11）。エックス線写真上での骨吸収量は、実験群で30%、対照群で25%で、統計学的有意差はみられなかった。

さらに、組織計測および形態計測（遊離歯肉の高さ、幅、骨縁上歯肉結合組織の高さ、歯肉辺縁からの炎症細胞浸潤の最根尖部（aICT）までの距離、骨頂から aICT までの距離、歯根膜腔の幅）の結果も、差異はなかった。

**PV（Periotest 値）**

- 臨床的に動揺のない歯：−8～+9
- 明らかな動揺（中等度）：+10～+19
- 顕著な動揺：+19より大きい値

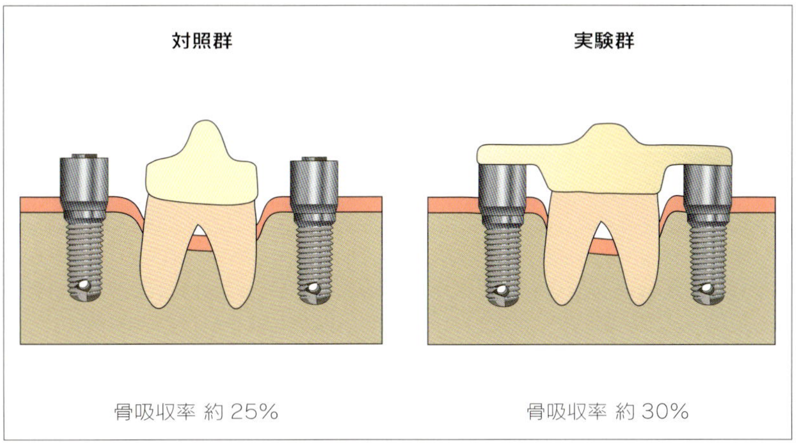


**図7-4-2** 固定を施した歯と固定しなかった歯で、実験的歯周炎による骨吸収程度に違いはなかった（統計学的有意差はなかった）。

### この論文から言えること・わかること

この研究論文は動物実験であるが、歯周病の進行のシミュレーションとして有効な実験モデルである。

なお、少々本題とはずれるが、ここでこの論文の内容に関して「インプラントと連結したことによって天然歯は廃用萎縮したのではないか」という疑問を持った人もいるかもしれない。つまり、生理的な動揺がないインプラントと天然歯を連結することで、天然歯にはまったく力が加わらなくなり、その結果、歯根膜に廃用萎縮が起こり、それが結果に影響したのではないか、という疑問である。この論文では、歯根膜の面積や構造に関しては、インプラントと連結した場合もしなかった場合も差異がなく、したがって廃用萎縮という所見はこの研究においては観察されなかった、としている。またこの論文の筆者は、このことに関して次のような興味深い考察をしている。

そもそも『力が加わっていない歯の廃用萎縮』は、なぜ生じるのだろうか？　歯根膜の廃用萎縮の所見として『歯根膜腔の狭小化』『歯根膜線維の走行が縦方向になる』などがある。これはおもに対合歯がない歯における所見である。しかし、対合歯がない歯におけるこれらの所見は、廃用萎縮というよりも『歯の挺出』にともなう変化とも考えられる。すなわち、対合歯を失い歯が挺出すると、それにともなって歯根膜線維の走行が縦方向になり、歯根膜腔の狭小化が起こるというのである。これは、今まで『廃用萎縮』といわれていたこれらの所見が、実は廃用萎縮ではなく、『歯の挺出に伴う一時的な変化ではないか』という説である。この論文では、「これがインプラントと連結した場合に廃用萎縮がみられなかった理由である」と考察しているのである。

# 迷 ポケットはすべて3mm 以下にしなければならない

エビデンスで検討すると…

# 真 4mm 以下が一般的な基準である

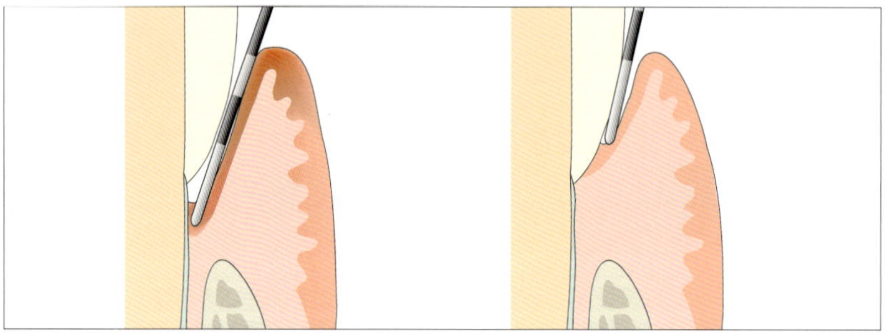

**図7-5-1** 歯肉に炎症があると、歯肉結合組織のプロービング圧による機械的抵抗性が低くなるのでプローブは深く埋入され、PPD も高い数値となる。

### ●プロービングでみているものは?

「ポケットは3mm にしなければならない」「いや2mm 以下にしなければ……」

歯周病のケースプレゼンテーションが行われるとき、このような意見を聞くことがある。また『ポケット3mm 以下』というのを健康な数値として記載している教科書もある。しかしながらわれわれは、ポケット3mm あるいは2mm という数値をなんとなく一般論として受け入れ、潜在的に『当たりまえ』と信じてはいるものの、それらが科学的に検証された結果得られた数値なのか、追求する機会は少ないように思える。

このトピックを考えるときに理解していなければならないのは、『プロービングでみているものは何か』ということである。この問いかけに正しく答えられる歯科医師は以外と少ない。

歯周病の本体は、歯肉結合組織の炎症である。結合組織は健康である場合、おもな成分であるコラーゲン線維が密集している。その部位にプロービングをすると、組織のプロービング力に対する機械的抵抗性が高いためプローブは深く入らず、数値も低く測定される。しかしながらプラークの付着により歯肉に炎症が生じた場合には、結合組織内のコラーゲン線維が部分的に崩壊するため、プロービング力に対する機械的抵抗性が減少する。このことにより数値が高く計測され、また炎症により上皮に潰瘍が生じているなどの理由から出血が生じるのである。したがってプロービングでみているのは、『歯肉のプロービング力に対する機械的抵抗性』なのである。

つまり、歯肉が健康でプロービング力に対する機械的抵抗性が強ければ出血は起こらずポケットの深さも浅くなり、歯肉に炎症が生じている場合にはプロービング力に対する機械的抵抗性が弱くポケットが深く測定されて出血も生じる、というわけである(**図7-5-1**)。

### ●ポケットの深さに関する臨床研究ではどんな結果を示しているのか

それでは、プロービングに対してどの程度機械的抵抗性が増せば、歯周炎が治癒したと言えるのだろうか。もっとも重要な指標はプロービング時の出血(BOP)の有無である。組織が健康を回復すれば、上述の理由から BOP がみられなくなる。

では本項のトピックであるポケットの深さではどうだろうか。これに関して、Bardersten ら(1990)の研究では、歯周治療後のプロービングデプス(PPD)が4mm になった場合と3mm 以下になった場合で、その後42か月間でアタッチメントロスを起こす確率が同程度であることが示されている。また Matuliene ら(2008)の平均11年間の長期研究では、PPD が6mm 以上ある場合、3mm 以下の場合よりも歯を喪失する確率が高くなり、再治療を要すると結論づけている。

### ●2~3mm ではなく4mm 以下

上記の研究結果から、学術的には『4mm 以下』が一応の基準ということになる(もちろん BOP がないということも重要である)。しかしながら、臨床においてはどんなときでもこの4mm が基準となるかと言えば、その限りではないと考える。

たとえば初診時に PPD が10mm あったものが治療の結果5mm になったとすれば、これは組織が治療に反応したと見なすことができるかもしれない。逆に PPD が4mm であっても BOP があり、初診時には2mm であったとすると問題かもしれない。

そもそも『mm』という単位は人間が勝手に設定したものであり、生体の反応を正確に表せるものではないし、個体差や歯面による違いもあると思われる。一応の基準を知っていることは重要であるが、数値だけで単純に話を片づけるのではなく、前の状態と比べてどうか、今後どうなっていくのか、歯面にどのような特徴があるのか、など総合的に考えて、治癒を判断すべきであろう。

少なくとも『2~3mm にしなければならない』なる説には、しっかりとした根拠はない。

## プラーク、出血、排膿とプロービングデプスによるアタッチメントロスの予測：基本治療後3年半の観察研究

Claffey N, Nylund K, Kiger R, Garrett S, Egelberg J. Diagnostic predictability of scores of plaque, bleeding, suppuration and probing depth for probing attachment loss. 3 1/2 years of observation following initial periodontal therapy. J Clin Periodontol 1990;17(2):108-114.

**【研究の目的】**

各臨床パラメータがアタッチメントロス予測にどれだけ有用か検討する。

**【研究デザイン】**

縦断的観察研究

**【研究対象】**

32〜65歳の進行した慢性歯周炎患者17名。

**表7-5-1** 各検査時における残存したPPDの程度による0〜42か月目までに起こるアタッチメントロスを予測できる確率(%)

| 残存したPPD(mm) | 観察期間(月) | | | | |
|---|---|---|---|---|---|
| | 3 | 12 | 24 | 36 | 42 |
| ≧4.0 | 15 | 16 | 14 | 18 | 18 |
| ≧5.0 | 20 | 22 | 24 | 27 | 28 |
| ≧6.0 | 26 | 26 | 32 | 36 | 37 |
| ≧7.0 | 24 | 26 | 38 | 45 | 50 |
| ≧8.0 | 20 | 26 | 39 | 63 | 61 |
| ≧9.0 | (29) | 21 | 35 | 72 | 80 |

**【介入方法】**

ベースライン検査の後、すべての患者に口腔衛生指導を行い、超音波スケーラーまたは手用スケーラーによる局所麻酔下での歯肉縁下デブライドメントを、2回のアポイントで全顎に行った。その後、ポケットまたはBOPが残存した部位のデブライドメントおよび歯面のポリッシングを含むメインテナンスを継続した。

**【評価方法】**

一歯につき6〜10歯面のプラーク、BOP、排膿、PPD、臨床的アタッチメントレベル(CAL)を3か月毎に42か月間測定した。42か月目までに15回測定されたCALから回帰直線を作製し、42か月目の切片が1.5mm以上で直線のP値が0.05以下であった場合に『アタッチメントロスが生じた』とされた。

**【おもな結果】**

1人平均10%の部位でアタッチメントロスが起こった。プラークスコアによりアタッチメントロスを予測できる可能性は低かった。排膿はある程度予測可能であったが、起こる頻度が低かった。特に24か月目以降の検査においては、残存したPPDの値が大きいほどアタッチメントロスが起こる可能性が高くなる傾向がみられた(**表7-5-1**)。

メインテナンス開始数年後、BOPの頻度が高く、PPDの増加がみられる場合に、アタッチメントロスを予測できる可能性がもっとも高かった。

Egelbergは、著書"Periodontics The Scientific Way 3rd Edition"において、この研究と同じマテリアルを用い、3か月目および12か月目のPPD値毎の分析結果を示した。これによると、PPD6mm以上の場合は20〜30%の部位でアタッチメントロスが起こったが、PPD4mmの場合には3mm以下同様、10%以下であった(**図7-5-2**)。

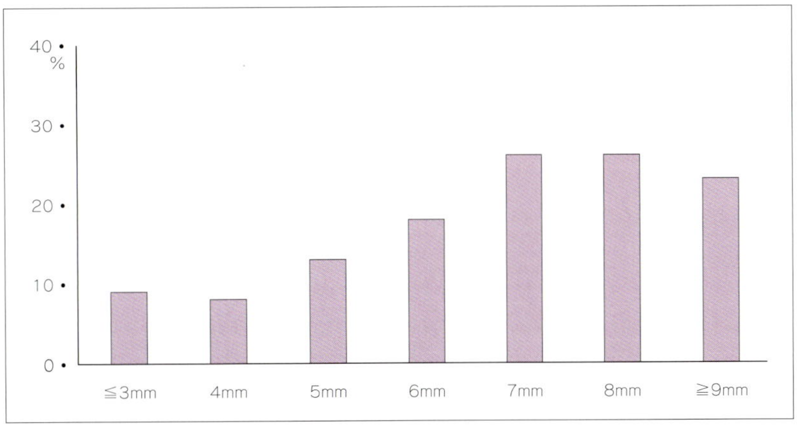


**図7-5-2** 歯周基本治療後に残存したPPD値毎のアタッチメントロスを起こす頻度。4mm以下でアタッチメントロスを起こす頻度が最小となる。

### この論文から言えること・わかること

歯周炎の治癒のもっとも重要な指標はBOPの有無であるが、PPDについては『4mm以下』が1つの目安となる。ただしこれはあくまで目安であり、初診時や前回検査したときの状態と比較してどう反応しているのか判断するべきであろう。たとえば**図7-5-2**で確認できるようにPPDが5mmであっても、その後サポーティブペリオドンタルセラピー(SPT)継続中に歯周炎が進行する確率は約15%(逆にいうと80%以上の確率で進行しない)であり、治療前の状態よりもリスクが減少したのならばSPTをそのまま継続することも正当な選択と考えられる。

## 迷　メインテナンスでもっとも重要なのはPMTCである

エビデンスで検討すると…

## 真　患者自身による日々のブラッシングのほうが重要であり、メインテナンスでは患者のモチベーションを維持することがもっとも重要である

### ● PMTCの定義

まずProfessional Mechanical Tooth Cleaning（PMTC）という言葉であるが、Axelsson博士によると、その定義は『予防歯科看護婦、歯科衛生士、歯科医師のような特別な訓練を受けた専門家により、器具とフッ化物入りペーストを用いて、すべての歯面の歯肉縁上および縁下1～3mmのプラークを機械的に選択除去する方法』となっている。また『PMTCには歯石除去や深い歯肉縁下プラークの除去も含まれるが、歯科医師か歯科衛生士のみが行い、これは一般にスケーリングと呼ぶ』とも記載してある。日本ではラバーカップなどを用いたポリッシングのことをPMTCと呼ぶ場合が多いが、本当の意味はもっと広いわけである。

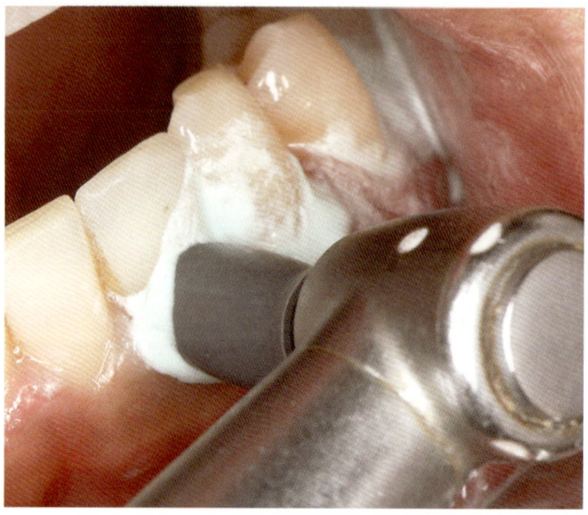

図7-6-1　専門家による歯面清掃＝PMTC。

さらにPMTCという用語は、本来は学術用語でない。実際にpubmedなどで検索してみても、わずかしかヒットしない。しかしながらprofessional tooth cleaningで検索すると相当数の論文がヒットする。これは、実はPMTCという用語が本来は商業的な意味合いが強く、学術用語として確立されたものでないことを意味している。

前置きが長くなったが、混乱を避けるため、ここではおもにラバーカップを用いたポリッシングやエバシステムなどによる歯肉縁上から縁下3mm程度までの専門家による歯面清掃を、PMTCと呼ぶこととする。

### ●歯科衛生士のケアと患者自身のケア、どちらが重要か

『PMTCは、メインテナンス（またはサポーティブペリオドンタルセラピー）において行う中心的な処置である』という印象を、だれもが持たれているかもしれない。たしかにAxelssonらの一連の研究では、そのう蝕や歯周疾患の予防効果が示されている。しかしこれらの研究では、PMTCの他にもフッ化物の応用やブラッシング指導が含まれていることも見逃してはならない。すなわち、どの介入に予防効果があったのか、はっきりとはわからないのである。

話を歯周疾患に絞ると、たとえばRamfjordら（1982）は『専門家による介入のほうが、患者自身のプラークコントロールよりも、メインテナンスにおいて重要である』との研究結果を報告している。しかしながらこの長期研究では、途中で多くの患者の脱落や歯周病の進行により抜去された歯が存在する。それらのことがデータの分析において考慮されていないという大きな欠点があり、実際にアタッチメントレベルが経時的に大きくなったり小さくなったりをくり返すという奇妙なデータとなっている。

Langら（1973）の研究によると、ブラッシングの間隔を3日以上開けると、毎回のブラッシング後に歯科衛生士によりプラークスコアが0になったことが確認されていたにもかかわらず、歯肉の健康は維持できないことが示されている。したがってメインテナンス時に2～3か月に1回PMTCをしても、普段磨けていなければ炎症のコントロールは不可能である。つまり、PMTCよりも日々の患者自身によるブラッシングの水準のほうが重要であることが言える。

### ● PMTCを行う理由

ではメインテナンス時にPMTCを行う理由はなんだろうか？　もっとも大きな理由は、おそらくPMTCにより患者に爽快感を与えることによるモチベーションの強化であると考えられる。日常臨床ではこのようなことを心がけてPMTCを遂行していただきたい。この継続により、Axelssonら（2004）は30年間の長期予後を報告し、その間のう蝕や歯周病の進行は非常に少なかったという結果を示している。

## ブラッシングの頻度とプラーク形成および歯肉の健康状態との関係

Lang NP, Cumming BR, Löe H. Toothbrushing frequency as it relates to plaque development and gingival health. J Periodontol 1973;44(7):396-405.

**【研究の目的】**

口腔衛生の頻度とプラーク形成および歯肉の健康状態との関係を分析する。

**【研究デザイン】**

ランダム化比較研究（単純盲検）

**【研究対象】**

歯肉が健康で口腔衛生状態のよい歯科学生31名。

**【介入方法】**

以下のグループにランダムに振り分けられた。

**グループ1**：1日に2回（12時間に1回）プラークを除去

**グループ2**：2日に1回（48時間に1回）プラークを除去

**グループ3**：3日に1回（72時間に1回）プラークを除去

**グループ4**：4日に1回（96時間に1回）プラークを除去

口腔清掃法はチャーター法が行われ、さらにデンタルフロスにより隣接面の清掃が行われた。毎回のブラッシング後、歯科衛生士が染め出しによりプラークが完全に除去できたかどうか確認した。

**【評価方法】**

6週後にプラーク指数、歯肉炎指数の記録が行われた。

**【おもな結果】**

48時間毎に行うプラークコントロールは、12時間毎のものと同様に歯肉の健康状態を維持できた。しかしこの間隔が48時間を超えると、歯肉炎が発症した。

## 成人におけるプラークコントロールプログラムの、歯の喪失率、う蝕、歯周炎におよぼす長期的効果について：30年間の結果

Axelsson P, Nyström B, Lindhe J. The long-term effect of a plaque control program on tooth mortality, caries and periodontal disease in adults. Results after 30 years of maintenance. J Clin Periodontol 2004;31(9):749-757.

**【研究の目的】**

注意深いプラークコントロールプログラムを30年間続けられた成人における歯の喪失、う蝕、アタッチメントロスの発生率を調査する。

**【研究デザイン】**

フォローアップ研究

**【研究対象】**

1971～1972年に開始された比較研究において、予防プログラムに組み込まれた375人のうちの257名。

**表7-6-1**　1972年から2002年までに歯を喪失した理由

| 歯の喪失理由 | 破折 | 歯根吸収 | う蝕 | 外傷 | 歯周病 | 歯内病変 | 合計 |
|---|---|---|---|---|---|---|---|
| グループ1（133人） | 31 | 6 | 4 | 6 | 2 | 9 | 58 |
| グループ2（100人） | 49 | 4 | 3 | 2 | 4 | 10 | 72 |
| グループ3（24人） | 28 | 2 | 5 | 0 | 3 | 5 | 43 |
| 全被験者（257人） | 108 | 12 | 12 | 8 | 9 | 24 | 173 |

**【介入方法】**

最初の2年間は2か月に1回、その後は個々の必要に応じて3～12か月に1回、適切なプラークコントロール法を含む、患者自身による診断およびケアについてのさらなる教育が行われた。さらに歯科衛生士によりフッ化物含有ペーストを使用したPTCが行われた。

**【評価方法】**

研究開始時に、年齢別にグループ分けが行われた（グループ1：20～35歳、グループ2：36～50歳、グループ3：51～65歳）。ベースライン、3年、6年、15年および30年後に、プラーク、う蝕、プロービングデプス、臨床的アタッチメントレベル、CPITNの記録が行われた。

**【おもな結果】**

30年間で、各年齢群で平均0.4～1.8歯が喪失した。おもな原因は破折であり、歯周炎またはう蝕による喪失はわずか21歯であった（**表7-6-1**）。う蝕の発生は各年齢群でそれぞれ1.2、1.7、2.1歯であった。

アタッチメントロスはおもに頬側に認められた。

### 2つの論文から言えること・わかること

プラークコントロールの間隔が3日以上開くと歯周組織の健康は維持できない。したがってメインテナンスや予防のためにPMTCを数か月に1回行っても、それ自体の効果はあまりないと思われる。しかしながらAxelssonらの研究では、PMTCを含むプラークコントロールプログラムによる30年間の成果が確認されている。メインテナンス時のPMTCの効果は、患者に対するモチベーションであると考えられる。結局のところもっとも重要なのは、患者自身による日々行われるプラークコントロールの水準である。

# 迷 リコールにより発見した病変を治療することは、予防に有効である

エビデンスで検討すると…

# 真 リコールを行っても、対症療法のみでは予防効果は低い

## ●早期の対症療法はケアと言えるか？

予防やメインテナンスの概念が歯科に導入され、多くの歯科医院がそれを実践し効果をあげている。この場合、当然ながら動的な治療時のように毎週のように患者を呼ぶ必要はなく、数か月の間隔をおいている。すなわち患者を『リコール』することでチェックアップしていくわけである。

リコール時には新たに生じた疾患を発見し、それを早期に治療することも重要であり、多くの歯科医師はそれを実践し、そのことで歯科疾患の進行が予防できると信じている。言いかえれば、対症療法を早期に行うことで歯の喪失を防ぐことができ、「それがケアだ」と考えているわけである。しかし本当に効果があるのだろうか。そもそも本当に予防を行っているのであれば、新たな疾患もさほど多く生じるはずもないと思うのだが……。

## ●カールスタッドでの研究にみる対症療法の効果

Axelsson と Lindhe（1978）は、専門家による歯面清掃（PTC）を含んだ口腔衛生プログラムの、歯周疾患およびう蝕の予防効果を検討する研究を行った。

最初の3～4回でスケーリング・ルートプレーニング（SRP）を行った後、最初の2年間は2か月に1回、3年目は3か月に1回口腔衛生指導とPTC がくり返し継続された。対照群の被験者には最初だけ口腔衛生指導が行われ、その後は歯に何らかの問題が生じた場合にのみ対症療法を受けた（いわゆる「予防効果があるケアである」と信じられ実践されている『リコール』に相当する）。

その結果、実験群ではプラークスコアおよびプロービング時の出血

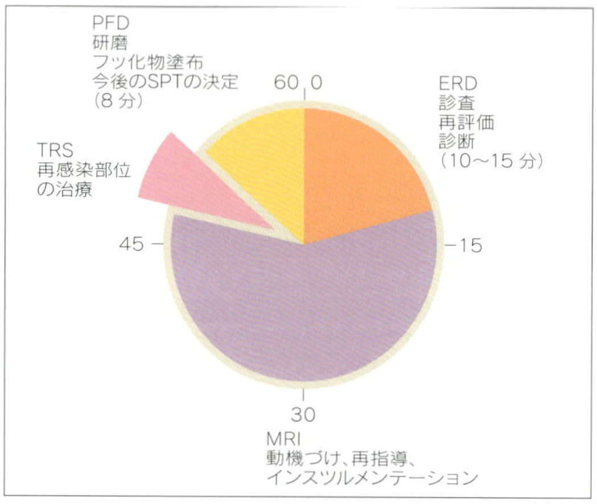


**図7-7-1**　メインテナンス（サポーティブペリオドンタルセラピー）におけるそれぞれの処置の典型的な時間配分。動機づけおよび指導に半分以上の時間がかかる。

（BOP）の頻度（%）が改善したのに対し、対照群ではそのような改善はみられなかった。またプロービングデプス（PPD）と臨床的アタッチメントレベル（CAL）については、対照群ではすべて値が上昇（つまり悪化）したのに対して、実験群では平均値が下がった（すなわち改善がみられた）。Axlesson と Lindhe（1981）はその後3年間（合計6年間）同様のプログラムを継続し、この予防プログラムが歯周炎の進行の予防に有効であることを証明した。

## ●リコール時にチェックアップするだけでは不十分である

これらの研究では、リコール時の対症療法では歯周疾患を予防できる可能性が少ないことを如実に表している。しかしこれらの対象者は、少なくとも6年間通院を続けた事実から、ある程度意識の高い患者であったことが考えられる。しかしそれでも実験群のように歯周組織の健康状態を維持できなかったのである。つまり、歯科医院に通いチェックアップと対症療法するだけでは、歯周病の予防効果はなく、リコールのなかで動機づけ、口腔衛生指導をくり返し行い続けることが予防につながる重要な要因なのである。

Lang ら（2005）は、サポーティブペリオドンタルセラピー（SPT）は ERD（診査、再評価、診断）、MRI（動機づけ、再指導、インスツルメンテーション）、TRS（再感染部の治療）、PFD（歯列全体の研磨、フッ化物の塗布、今後の SPT の結定）の4項目からなり、それぞれの時間割は患者個人の状況に合わせて設定するとしている。しかし一般的には、SPT のアポイントが1時間あるとすれば、MRI に大部分の時間（30～40分）が費やされるとしている（**図7-7-1**）。

近年、Axelsson ら（2004）は3～12か月に1回の頻度で一連の予防プログラムを継続した結果、対象となった257名の患者で、合計173歯が喪失したが、歯周炎によるものはそのうち9歯のみであったことを報告した。また平均 CAL は頬側面のみで増加したが他の歯面では減少傾向がみられ、この予防プログラムの長期的効果を証明している。

以上、リコールを行ったとしても、チェックアップと対症療法だけでは予防効果は少なく不十分であることが理解いただけたことと思う。

## 成人のう蝕および歯周病に対して、コントロールされた口腔衛生法を6年間続けた場合の効果

Axelsson P, Lindhe J. Effect of controlled oral hygiene procedures on caries and periodontal disease in adults. Results after 6 years. J Clin Periodontol 1981;8(3):239-248.

**【研究の目的】**

6年間、適切に口腔衛生法が継続された成人の、う蝕および歯周病の状態を観察する。

**【研究デザイン】**

非ランダム化比較試験

**【研究対象】**

スウェーデン・カールスタッド住民555名(実験群375名、対照群180名)。

**【介入方法】**

ベースライン検査において、口腔衛生状態、BOP、PPD、CAL、う蝕、エックス線写真検査が行われた。すべての被験者に不適合修復物の修正およびう蝕処置が行われた後、対照群に振り分けられた被験者には最初に口腔衛生指導およびケースプレゼンテーションが行われたのみで、その後12、24、36、72か月後に再検査が行われた。

対照群の被験者は、その間、歯に何らかの問題が生じた場合のみ歯科治療を受けたが、口腔衛生改善のための指導は受けなかった。

実験群の被験者には、最初の2年間は2か月に1回、3年目以降は2～3か月に1回、口腔衛生指導と予防処置が行われた。指導および処置の手順は、約30分かけて以下のように行われた。

①染めだし
②バス法によるブラッシング指導
③歯間部清掃のためのデンタルフロスおよびトゥースピックの推奨
④口腔衛生法チェックおよび修正
⑤歯肉縁下のスケーリング・ルートプレーニング(最初の3～4回で完了)
⑥ラバーカップ、回転ブラシ、デンタルフロス、歯間部清掃用チップ(往復運動型、Eva システム)、フッ化ナトリウム含有ペーストによるPTC

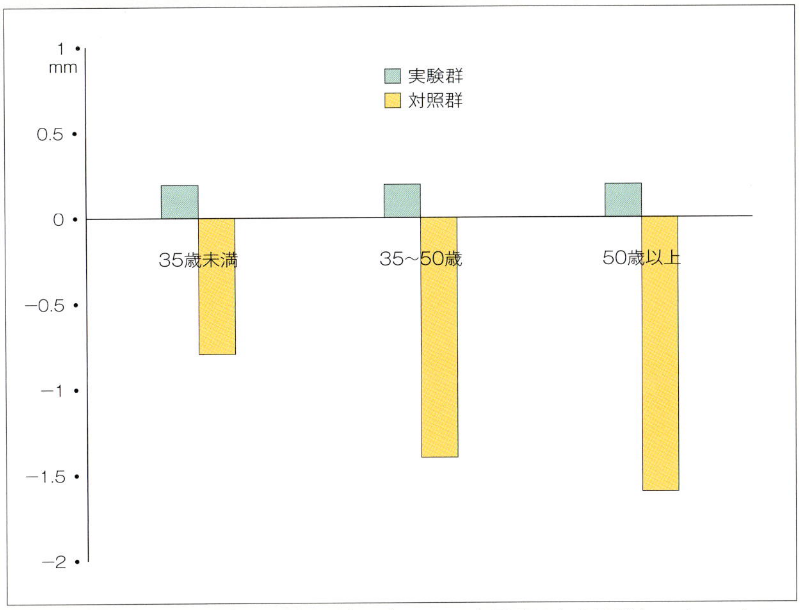


**図7-7-2** PMTC を含む口腔衛生プログラムを6年間続けた実験群と、チェックアップと対症療法のみを受けてきた対照群のアタッチメントレベルの変動。

**【評価方法】**

検査間のデータの差をグループ間でスチューデントの t 検定により比較した。

**【おもな結果】**

ベースラインから6年後、実験群では310人、対照群では146人が再検査を受けた。その結果、実験群ではすべての年齢群でプラークスコアおよび BOP(%)の平均値が改善したのに対して、対照群ではそのような改善はみられなかった。また PPD および CAL(**図7-7-2**)については、実験群では平均値が有意に減少しその状態が維持されたのに対して、対照群ではすべての年齢群で上昇した。また実験群において発症したう蝕はわずかであったが、対照群では特に若い年齢層で新たなう蝕が多く発生した。

この定期的にくり返される予防処置は、患者の口腔衛生に対する意識を向上させ、う蝕および歯周炎の進行を抑制することが可能であることが結論づけられた。

### この論文から言えること・わかること

メインテナンスあるいはサポーティブペリオドンタルセラピー(SPT)は、一旦改善した歯周組織の健康状態を維持するのに必須であるが、これは単なるリコールやチェックアップのことではない。この研究における対照群のように定期的にリコールをし、その都度問題が生じた部位に対症療法を行う行為、すなわち『早期発見・早期治療』的なことでは、予防効果はあまり期待できない。もちろん早期発見も重要ではあるが、それよりもブラッシング指導やモチベーションの維持、強化がもっとも重要である。

近年、欧米において『メインテナンス』という言葉が『SPT』という言葉に置き換わりつつある背景には、このように単なるリコールではなく、歯周病の進行を抑制するために必要な『治療』であるという概念が強調されたことがある。

## 迷　歯周病がなおると根面う蝕が多発する

エビデンスで検討すると…

## 真　根面が露出すると根面う蝕のリスクが高まる

### ●歯周病がなおると根面う蝕が多発するか?

歯周病がなおるとう蝕ができやすくなるという言葉を耳にすることがある。実際の臨床でも、サポーティブペリオドンタルセラピー(SPT)期間中、歯周病は安定しているのに根面う蝕が発生し、充填や補綴処置、またその再治療を余儀なくされる患者に遭遇することがある。

根面は歯冠部に比べ無機質に富んだエナメル質がなく、歯面から歯髄までの距離も短いことから、エナメル質う蝕より短期間で歯面の広範囲にう蝕が広がり、歯髄まで達してしまう。治療のためにう蝕歯質を除去すれば、歯冠部を失い、時には抜歯となりかねない。せっかく歯周病が安定しているにもかかわらず歯を失い、治療計画を再度立て直さなければならないこともある。

では、本当に歯周病がなおると根面う蝕が多発するのだろうか?

### ●根面う蝕の発生に関与しているリスクは?

歯周治療後のフォローアップから根面う蝕のリスクを評価した一連の研究のうち、当初4年間の報告をしたRavald ら(1981)によると、露出根面の5%に新たなDFSがみられたが、はっきりした関連を示すリスクを見つけることはできなかった。

同様に8年目を調査したRavald ら(1986)によると、5~8年の4年間に新たな根面DFSがなかった群と露出根面の5%以上で新たなDFSがみられた群では、リスク評価のうちlactobacillus、mutans streptococcus の菌数、プラーク指数(PII)、飲食回数で差がみられ、ベースライン時の根面DFS%と8年間のDFS%に相関関係がみられた。

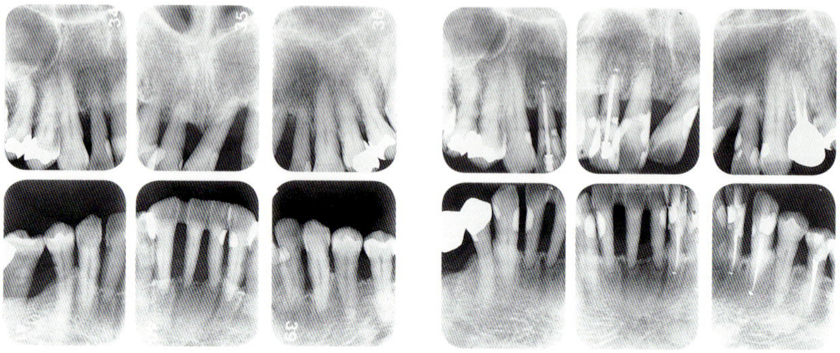

**図7-8-1**　初診時(左)と14年後(右)のエックス線写真。初診時60歳・男性、慢性歯周炎重度にて歯周治療を行う。初診時にすでに根面う蝕がみられ、充填処置を行い、SPTに移行。14年後の現在も歯周組織は安定した状態を保っているが、根面う蝕の発症・再発は止まらず、充填・再充填をくり返し、14年間で12歯に充填治療、そのうち5歯は抜髄、1歯は抜歯に至った。

Ravald ら(1993)の12年目の調査では、12年間のSPT期間中、歯周組織は良好にコントロールされたが、根面う蝕は増加を見せた。しかし根面う蝕の発生の頻度は、患者によるばらつきが大きかった。9~12年の4年間に新たな根面DFSが5%以下の群と5%以上の群では、リスク評価のうちmutans streptococcusの菌数、PII、5~8年間の新たなDFS%で差がみられたが、何がもっとも大きな影響を与えている因子かを特定することはできなかった。

これらのことから、歯周治療後のSPT期において歯周組織を良好に保つことができても、根面が露出することで根面う蝕のリスクが高まることがわかった。しかし、発生の頻度は個人差が大きく、根面の露出以外の何らかの因子がかかわっていることも明らかになった。

### ●歯周病が治らなくとも根面う蝕は発生するか?

ドイツの60~80歳の高齢者のう蝕と歯周病の疫学調査を行ったMack ら(2004)によると、27%の高齢者に根面う蝕がみられ、60~69歳の79%、70~79歳の68%に4mm以上のポケットがみられた。この研究からは、歯周病が治っていなくとも、歯根が露出すれば根面う蝕が発生することがわかる。

### ●歯周治療時のう蝕予防の必要性

歯周治療そのものが問題ではないからといって、歯周治療時に根面う蝕に配慮しなくてもよいというわけではない。できることなら、予防や初期の歯周炎のうちに治療を行い、できるだけ根面の露出をさせないほうがよい。

しかし中等度以上に進んだ歯周炎では、治療後に根面が露出することは避けられない。初診時の検査の段階で治療後に根面の露出が予測されるなら、う蝕リスクを判定し、歯周基本治療時の口腔衛生指導で、プラークコントロールだけでなくフッ化物の使用や、食生活習慣の改善に対するアドバイスもあわせて行うことが大切である。

## 歯周治療患者の根面う蝕の感受性―12年後の結果

Ravald N, Birkhed D, Hamp SE. Root caries susceptibility in periodontally treated patients. Results after 12 years. J Clin Periodontol 1993;20(2):124-129.

**【研究の目的】**

歯周治療を受けた患者の12年間のフォローアップから、根面う蝕の発生に関連しているリスクの指標の妥当性を評価する。

**【研究デザイン】**

前向き観察研究

**【研究対象】**

スウェーデンの歯周病専門医に紹介された重度歯周炎のため歯周治療を受けた患者195名のうち、ランダムに選ばれた35名。4年目で4名、12年目で4名が脱落し27名が残った。

**【介入方法】**

ベースライン時の歯周組織検査の後、6か月間、口腔衛生指導とスケーリング・ルートプレーニング(SRP)を行い、その後2～4か月のあいだに歯周外科(ウィドマン改良フラップ手術か根尖側移動術のいずれか)を行った。その後それぞれの患者に応じたアドバイスをもとに、紹介元の一般開業医で修復治療と3～6か月の間隔でメインテナンスが行われた。

**【評価方法】**

専門医において、ベースライン時、1、2、4、8、12年後に露出した根面の割合、PII、プロービングデプス(PD)、唾液中の lactobacillus の菌数、露出した根面に対する増加したDFS%、4年目以降は前記に加えプロービング時の出血(BOP)、唾液流量、唾液の緩衝能を評価した。さらに8年目以降は mutans streptococcus の菌数、食餌指数(1週間の飲食回数)を評価した。なお8年目の検査時のみ、シュガークリアランス時間を評価した。

**表7-8-1**　9～12年の4年間における、根面う蝕の全歯面に対する増加の割合。DFS5%以下14名とDFS5%以上13名の、それぞれの群間の8年目における検査結果の差の評価。

| | DFS5%以下<br>平均(SE) | DFS5%以上<br>平均(SE) | p 値 |
|---|---|---|---|
| 年齢 | 54 (2.0) | 57 (2.5) | 0.38 |
| lactobacillus<br>(Dentocult による指数) | 1.6 (0.2) | 2.3 (0.4) | 0.12 |
| mutans streptococcus<br>(logCFU/ml saliva) | 3.6 (0.71) | 5.5 (0.10) | **<0.01** |
| プラーク指数(%) | 16 (1.9) | 41 (6.9) | **<0.001** |
| 唾液流量(ml/ 分) | 1.8 (0.1) | 1.5 (0.2) | 0.29 |
| 唾液緩衝能(pH) | 6.0 (0.2) | 5.9 (0.3) | 0.83 |
| シュガークリアランス時間(分) | 7.6 (1.6) | 8.5 (1.0) | 0.63 |
| 飲食回数(回／週) | 29 (3.4) | 41 (8.2) | 0.17 |
| 5～8年の4年間の<br>DFS の増加(%) | 3 (1.6) | 8 (1.7) | **<0.001** |

**【おもな結果】**

12年目の検査時の PD3～5mm の割合は10%、6mm 以上は2%、BOP 指数は15%、PII は26%で、歯周組織は良好に保たれた。

1～4年目、5～8年目、9～12年目の4年毎の各期間における、全歯面に対する根面う蝕の増加の割合(DFS%)は、平均して6.9%、5.0%、9.8%であった。根面う蝕が発生しなかった患者は、それぞれの期間で11、12、6名で、12年間通して根面う蝕が発生しなかった患者は3名だった。12年間で12歯面以上のDFS の増加がみられた患者は9名で、最終的にこの9名であわせて35歯面の活動性の根面う蝕がみられた。これら9名のうち6名と他の10名に、あわせて40歯面の非活動性の根面う蝕が見られた*。

9～12年の最後の4年間での DFS の増加が、全歯面に対し5%以下(14名)の群と5%以上(13名)の群のあいだで、8年目の評価時の検査項目のうち、下記の項目について有意差がみられた(**表7-8-1**)。

**mutans streptococcus の菌数**：それぞれ3.6logCFU/ml saliva、5.5logCFU/ml saliva

**プラークスコア**：それぞれ16%、41%

**5～8年の4年間での DFS の増加**：それぞれ3%、8%

＊研究開始時の1976年の時点において、活動性の根面う蝕のみを評価する Katz (1980)の根面う蝕指数(RCI)がなかったため、DFS に非活動性根面う蝕を含めて評価した。12年という長期データの収集のため、引き続き非活動性根面う蝕も含めて評価を行った。

### この論文から言えること・わかること

適切なメインテナンスが行われれば、歯周組織は良好に保つことができるが、根面う蝕はコントロールすることができないことがわかる。根面う蝕の発生頻度は患者によるばらつきが大きく、根面露出以外の因子がかかわっていることがわかる。しかし、何がもっとも大きな影響を与えている因子なのかを特定することはできない。

リスク評価のうち、mutans streptococcus の菌数、プラーク指数、5～8年間の DFS 増加で差がみられたことから、「歯周治療後、根面う蝕の発生がみられたならば、その後の根面う蝕の増加が予測されるので、徹底したプラークコントロールを含めたフッ化物の使用、食餌指導といった総合的なう蝕予防処置が必要である」と言える。

# 迷　根面う蝕にはフッ化物は効かない

エビデンスで検討すると…

# 真　根面う蝕には数種類の応用方法を組み合わせ、頻回に高濃度のフッ化物を使用すると効果的である

## ●根面う蝕にフッ化物は効かないか？

フッ化物のう蝕予防効果はよく研究されているが、ほとんどがエナメル質う蝕に対しての研究で、象牙質う蝕（根面う蝕）に対する研究は多くはない。一般的に根面う蝕にフッ化物は効きにくいということを耳にするが、実際にフッ化物が効かないのかどうか、検証してみたい。

## ●エナメル質と象牙質における脱灰と再石灰化の差

フッ化物の歯面に対する作用、すなわち脱灰の抑制と再石灰化の促進は、象牙質にも当てはまる。しかし、組成中の無機質成分はエナメル質96％に対して象牙質は70％と少なく、しかも表面は多孔性であり、さらに酸に対する感受性も高く、エナメル質の臨界pH値が5.7であるのに対して、象牙質は6.2のように1以上の差がある。そのため、ten Cateら（1995）の*in vivo*の研究によると、一般的な口腔内の環境下での象牙質の脱灰速度はエナメル質に比べ2.2倍速く、再石灰化速度は3/4と遅い。またこの基礎研究では、フッ化物含有歯磨剤の使用が象牙質に対しても脱灰を抑制し、再石灰化を促進することを明らかにしている。つまり、象牙質は酸に対して弱いものの、フッ化物は象牙質に対しても影響を与えるのである。

では実際の臨床において、フッ化物がどの程度効果があるのだろうか？

## ●フッ化物の根面う蝕に対する予防効果

Wallaceら（1993）は、1,200ppmF含有APF（リン酸酸性フッ化物）ゲルの使用や、0.05％ NaF（フッ化ナトリウム）洗口は、対照群に比べ根面DMFSが有意に少なかったと報告している。

重度歯周炎で歯周外科を行った患者に対する、Schaekenら（1991）の研究では、1年間の根面う蝕の増加は、対照群では1人平均1.57歯面に対して、3か月毎の40,000ppmFフッ化物バーニッシュを塗布した実験群では0.67と、有意（$p<0.01$）に少なかったとした。

これらの研究から、根面う蝕に対するフッ化物の効果が示唆されるものの、多くの臨床研究ではう蝕にかかわる因子がはっきりせず、結果にもばらつきがあるなど、フッ化物の根面う蝕に対する予防効果を証明するには至っていない。

## ●フッ化物の予防効果を高めるためには

フッ化物の濃度の差による効果を比較したBaysanら（2001）の報告では、5,000ppmF含有歯磨剤のほうが、1,100ppmF歯磨剤よりも有意に効果的であったとしている。

また、1日3回と2回のフッ化物の応用を比較したLaheijら（2010）の研究によると、3週間の観察期間中、1日2回1,400ppmF含有歯磨剤を使用し、さらに1日1回の250ppmF洗口剤の使用（FR）と、プラセボ洗口剤の使用（PR）を比較すると、歯面の無機質の増加は、エナメル質でFRは709vol％ min・μm（以下、単位同じ）、PRは656と有意差がみられなかったが、象牙質では、FRは1,357、PRは779と、有意にFRのほうが多かったと報告している。

診療室でのフッ化物の塗布と、家庭でのフッ化物の使用の組み合わせを比較したValeら（2011）の研究によると、APF（1.23％）ゲルの塗布の有無と、1日3回の1,100ppmF含有歯磨剤（FD）、またはプラセボ歯磨剤（PD）の使用をそれぞれ組み合わせた4群の比較では、根面の無機質の喪失がPDでは1951.8vol％×μmで、FDは376.7、APF＋PDは751.6、APF＋FDは183.9であり、APFゲルの塗布とフッ化物歯磨剤使用の組み合わせが有意に少なかった。

これらの研究から根面う蝕の予防には、フッ化物の濃度を高くしたり、使用回数を増したり、応用方法を組み合わせることで効果が高まることがわかる。しかし、現在の日本では1,000ppmF以上のフッ化物歯磨剤を購入することはできないため、フッ化物含有歯磨剤を用いてのブラシングの回数を増すこと、イエテボリテクニック®などのブラシング後に口腔内のフッ化物濃度をある程度保てる使用方法の選択、フッ化物洗口の併用、頻回に診療室での高濃度のフッ化物ゲルやバーニッシュの使用を併用するなどが現実的であろう。それに加え、食事指導を含む生活習慣全般の改善や、徹底したブラッシングなどの口腔衛生指導をあわせて行うことが重要である。

## ●活動性から非活動性へ

いくら徹底した予防を行っても、根面う蝕を完全に予防することは不可能である。しかし根面う蝕が発生しても、口腔衛生状態を良好に保ち、フッ化物や抗菌療法を応用すれば、Ravaldら（1991）では44％、Fejerskovら（1991）では77％、Ravaldら（1993）（**111ページ参照**）では53％が、活動性の根面う蝕が非活動性に変わったと報告している。仮に根面う蝕が発生しても、予防をより強化し徹底して行くことで、口腔の健康を維持することに貢献できるであろう。

## 歯科予防計画に参加する都市部の老人における、48か月間の根面う蝕の増加

Wallace MC, Retief DH, Bradley EL. The 48-month increment of root caries in an urban population of older adults participating in a preventive dental program. J Public Health Dent 1993;53(3):133-137.

**【研究の目的】**

リン酸酸性フッ化物(APF)ゲルかフッ化物洗口剤を用いた4年間の予防計画において、69.7%の根面う蝕の罹患率を持つバーミンガムの典型的な都市部の老人の、根面う蝕の増加と再石灰化について調査した。

**【研究デザイン】**

ランダム化比較試験

**【研究対象】**

バーミンガムの、施設に入所していない60歳以上で15本以上の歯を持つ老人603名をランダムに抽出した。4年後に帰ってきたのは466名であった。

**【介入方法】**

対照群(171名)にはプラセボ洗口剤を、APF群(147名)には1,200ppmAPFゲルとプラセボ洗口剤を、洗口群(148名)には0.05% NaF溶液の洗口剤を毎日使用させ、各群ともに半年毎にフッ化物塗布を行った。

**【評価方法】**

ベースライン時、1、2、3、4年後に、視診(色)と触診(硬さ)によるKatzら(1982)の判定条件を用いて根面う蝕の診断を行った。

**【おもな結果】**

4年間の新たな病変は対照群1.99歯面に対しAPF群は1.36*、洗口群は1.72と少なかった。また再石灰化はそれぞれ、1.11、1.01、1.53*であった。DMFSの増加数も、0.91、0.27*、0.26と、APF群と洗口群は少なかった(*$p<0.05$)。

## 5,000ppmFと1,100ppmF含有歯磨剤の使用による、初期根面う蝕の再石灰化

Baysan A, Lynch E, Ellwood R, Davies R, Petersson L, Borsboom P. Reversal of primary root caries using dentifrices containing 5,000 and 1,100 ppm fluoride. Caries Res 2001;35(1):41-46.

**【研究の目的】**

5,000ppmFと1,100ppmFの2種類のフッ化ナトリウム配合歯磨剤の、根面う蝕の再石灰化に対する効果を、臨床指標とElectrical Caries Monitor (ECM)を用いて比較する。

**【研究デザイン】**

ランダム化比較試験(ダブルブラインド)

**【研究対象】**

10本以上の天然歯を有し、そのうち1本以上に根面う蝕がみられる平均年齢59(27〜90)歳の201名。

**【介入方法】**

被検者を根面う蝕歯の所有数により層化して、ランダムに2群に振り分けた。歯ブラシに、対照群には1,100ppmF、実験群には5,000ppmFのフッ化ナトリウム配合歯磨剤を用いて、1日1回以上歯磨きするように指導した。他のフッ化物製剤を使用しないように指示した。

**【評価方法】**

初診時と3、6か月後に、う蝕根面の硬さ(探針を用いて100gの圧をかける)、う窩(深さ0.5mm以上)、面積、色、プラーク指数とECM(歯面の電気抵抗値を測定する機器で、石灰化した組織では高い値を、脱灰した組織では低い値を示す)を測定した。

**【おもな結果】**

6か月後、革様の硬さから硬く変化した歯面が、歯面単位で実験群が52.0%に対し、対照群が25.6%(**表7-9-1**)、被検者単位で56.9%と28.6%で有意($p=0.002$)に多かった。ECMの変化は、−0.41に対し、−0.11($p<0.001$)で、対照群のほうが再石灰化した。

**表7-9-1** フッ化物含有歯磨剤の使用による根面う蝕の表面の硬さの変化

| ベースライン | | 6か月後 | | |
|---|---|---|---|---|
| | | 硬い | 皮様 | 軟らかい |
| 5,000ppmF | 皮様 | 65 | 58 | 1 |
| | 軟らかい | 0 | 1 | 0 |
| 1,100ppmF | 皮様 | 30 | 85 | 1 |
| | 軟らかい | 0 | 1 | 0 |

### 2つの論文から言えること・わかること

Wallaceらの論文から、フッ化物に根面う蝕に対する予防効果があることがわかる。しかし結果は限定的で、対象となった被検者にばらつきがあり、はっきりと結論づけることはできない。またBaysanらの論文からは、日本では市販されていない5,000ppmF含有歯磨剤が根面う蝕の予防により効果的であることがわかる。根面う蝕の予防には、高濃度のフッ化物の使用が効果的であることが示唆される。

# COLUMN

## 最新の治療は最良か？

患者が歯科医師に求める要望は多種多様である。その中に“最新の治療”がある。マスコミに取り上げられると、それがもっともよい治療であるかのごとく、万能の救世主のように思い込んでしまうようである。われわれは、それが実際、歯科医学上どのような位置にあるのか見極めなければいけない。

新しい治療法や材料は、下記に示す手順に従って医学的な効果が証明される。

①*In vitro*　生体外での研究
②*In vivo*　動物実験
③人における症例研究（ケースレポート）
④複数の人における症例研究（ケースシリーズ）
⑤ゴールデンスタンダードとなっている従来の治療法との短期のランダム化比較研究
⑥長期のランダム化比較研究
⑦ランダム化比較研究のシステマティックレビュー

本来⑦の段階で正しく効果が認定されるが、実際の臨床では④、⑤の段階で歯科材料として認可が下りたり、“最新の治療法”として広まったりすることが多くみられる。そのため、一般臨床に応用された後に評価が大きく変わることがよくみられる。たとえば、GTR や Emdogain® は、④、⑤の段階では歯周治療における“万能薬”のように扱われたが、⑦の段階では臨床的に大きな効果が得られるわけではなく、さらに適応症も限られることがわかってきた。

しかし、ときにはランダム化比較研究が困難な治療法もある。たとえばインプラントに対する従来の治療法（ブリッジや義歯）では、現実的にはランダム化比較研究を行うことができない。このような場合は大規模なケースシリーズやケースシリーズのシステマティックレビューを判断の材料とするほかない。

では、効果が証明されれば最良の治療法として定着するのであろうか？　臨床において定着するかどうかは、効果以外に副作用、費用対効果（コストパフォーマンス）、技術的な難易度などのいくつもの要因によって左右される。どの研究段階にあるかとは別の観点から、Bo Krasse は著書『Caries Risk』（1985）のなかで、最新の治療が展開される典型的なパターンを**下図**のような曲線で解説している。新しい薬や治療法の効果は当初は“奇跡”とみなされる。その後、副作用や誤った使いかたによりよい結果が得られず、概して反発が起こり、“危険”“役に立たない”と評価される。最終的に適応症や正しい手順により一定の効果が得られ“正確に使用されれば有用”とバランスのとれた判断が達成される――。

われわれの実際の臨床では、その“最新の治療”がどの研究段階にあるか、あるいは臨床的にどの応用段階にあるのかを知ったうえで、適応症であるかどうかを判断し、患者に正しく説明し応用すべきであろう。

（小牧令二）

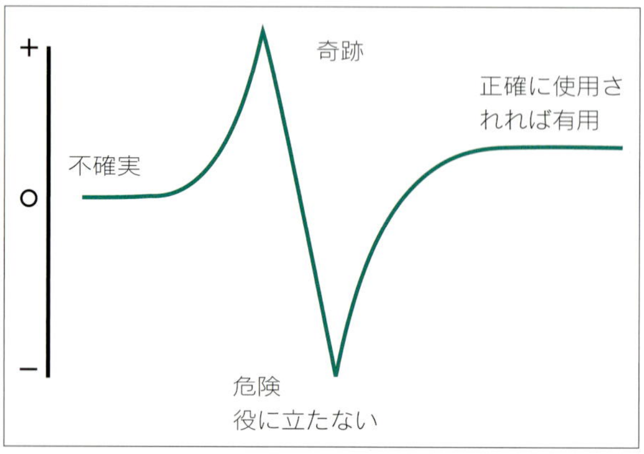


新しい薬剤や治療法の特性発展曲線（Bo Krasse. Caries Risk: A Practical Guide for Assessment and Control. Chicago: Quintessence Publishing Co., 1985. より引用改変）

# CHAPTER 8

## 他科と歯周病に関する迷信

# 迷　歯周組織の安定のために、歯列不正は矯正したほうがよい

エビデンスで検討すると…

# 真　歯列矯正をしなくとも、プラークコントロールができるなら、歯周組織は安定する

### ●歯周組織の安定のために、歯列不正は矯正したほうがよいのか？

「歯列不正は歯周病にかかりやすいので、歯列矯正をしたほうがよい」という言葉をよく耳にする。歯列不正のある部位で進行した歯周病がみられると、あたかもその言葉が真実であるかのように、歯列不正によって歯周病に罹患したように思えてしまう。しかし歯列不正があっても歯周組織が健康な患者をみかけたり、1人の患者の口腔内で歯列不正部位は健康なのに、正常歯列部位で進行した歯周炎がみられたりすることに出くわすこともある。

歯列不正と歯周病は、どのような関係にあるのだろうか？

### ●歯列不正とプラークコントロールの関係

まず重要な交絡因子となるプラークコントロールとの関係について、検討してみる。

154名の19～22歳の軍人を対象に行った① Ainamo（1972）の研究では、前歯部において歯列不正があることでプラークに有意差がみられるものの、歯列不正がない部位でもプラークコントロールは悪く、差はわずかである。臼歯部においては、n数が少なくはっきりとした結果は出ていない。

15～17歳の300名を対象に男女別に分析を行った② Buckley ら（1980）の研究では、男性はプラークコントロールが悪く、歯列不正の有無による有意差はみられなかった。女性はわずかに有意差がみられた。

同じ対象を歯列不正のタイプ別に分析した③ Louis ら（1981）の研究では、下顎前歯の叢生のみに有意差がみられ、上顎犬歯の位置異常や、水平・垂直被蓋の異常では有意差はみられなかった。

201名（平均12.7歳）の中学1年生を対象に行った④ Ashley ら（1998）の研究では、上下顎4前歯のみを対象に行い、歯列不正の有無による有意差はみられなかった。

4つの研究は、ともにプラークコントロールが悪く、さらに歯列不正があるとより悪くなるが、その影響はわずかであった。しかし、コントロールのよい患者における影響ははっきりしなかった。つまり、プラークコントロールに対する歯列不正の影響よりも、正しい歯磨きをするかどうかの影響のほうが大きいといえる。

### ●歯列不正と歯肉炎の関係

次に歯列不正と歯肉炎との関係を検討してみると、上述した①～③の研究では、プラークと同様に、①の前歯部と②の女性、③の下顎前歯の叢生のみに有意差がみられた。④では『歯間部にスペースのない位置異常』では有意差がみられ、『スペースのある位置異常』では有意差はみられなかった。②の男性では有意差はみられなかった。

これらの結果から、前歯部における叢生のような歯間部にスペースのない歯列不正は、歯肉炎を惹起しているかのようにみえる。

### ●プラークのほうが影響は大きい？

プラークと歯肉炎の関係は、①の研究では検討されていない。②の女性、③の下顎前歯の叢生では有意差が見られ、歯列不正とプラーク、歯列不正と歯肉炎との関係よりも、プラークと歯肉炎のほうが強い関係がみられた。②の男性のようにプラークコントロールが非常に悪ければ、歯列不正に関係なく全体に歯肉炎が起こってしまい、歯列不正と歯肉炎に関連は見られない。これらのことから検討してみると、歯列不正が直接的に歯肉炎を惹起するとは考えられない。

唯一④の研究の『スペースのない位置異常』においてのみ、プラークの影響を COVA を用いて調整しても有意差がみられた。しかし、さらにプラークと口唇閉鎖・口呼吸を COVA を用いて調整すると、一部指数に有意差はみられるものの、差は大きく減少した。

この結果からは、歯列不正と歯肉の炎症が関連することが示唆される。しかし、歯列不正よりもプラークや口唇閉鎖・口呼吸のほうが、歯肉の炎症に与える影響が大きいことがわかる。

### ●歯列不正が歯の生存に及ぼす中期的な影響

5～11年間メインテナンスを受けている患者（22～71歳、平均46歳）を対象に、その後5年間、歯の生存に影響を及ぼす各種因子について調査した MeGuire（1996）の研究では、歯の位置異常の有無による生存率（10～16年間）に有意差はないことを報告している。この研究では歯周病の進行との関係については不明だが、適切なケアが行われていれば歯列不正が歯の生存に影響を及ぼすことがないことを示唆している。

### ●適切なプラークコントロールが大切

現在のところ、歯列不正と歯肉炎の直接の関係の有無は証明されていない。上記のほとんどの研究は、プラーク指数にプラーク量を指標とする Löe と Silness（1963）の指数を用いている。**42ページ**にて解説されているように、歯肉炎の有無はプラークの量ではなくプラークの有無による。たとえ歯列不正があっても、プラークコントロールが適切に行われるならば、歯周組織の安定は得られるのである。

# 前歯の歯列不正とプラーク、歯肉炎の関係

Ashley FP, Usiskin LA, Wilson RF, Wagaiyu E. The relationship between irregularity of the incisor teeth, plaque, and gingivitis: a study in a group of schoolchildren aged 11-14 years. Eur J Orthod 1998;20(1):65-72.

**【研究の目的】**

前歯の歯列不正と歯肉炎の関係について、プラークの蓄積や口唇閉鎖と口呼吸のような他の因子による影響を調査し、より詳細な分析を行う。

**【研究デザイン】**

横断研究

**【研究対象者】**

中学1年生213名のうち、欠席者と矯正装置を装着したものを除いた201名(平均12.7歳、女86名、男115名)。上下顎4前歯のみを対象とした。

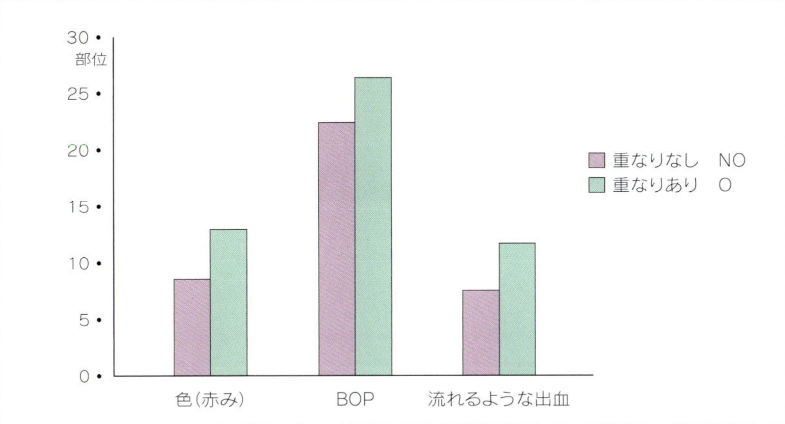


**図8-1-1** 128名の歯の重なりを持つ者と、73名の歯の重なりを持たない者の8前歯48部位のうち、歯肉炎の3つの指標(色(赤み)、BOP、流れるような出血)がみられた部位。

**【評価方法】**

上下顎4前歯の8歯のみ、6点法によって評価した。歯肉の炎症は、視診よる色(赤み)と、BOP、プロービング時の流れるような出血の有無の3つの診査項目によって判定した。プラークの蓄積はプラーク指数を改変してコード2(目で確認できる)を最高値として用い、さらに採取して乾燥重量を計測した。歯列不正は上下顎4前歯の3コンタクトについて、スペース(mm)、あるいは近遠心の重なり、頬舌的位置を金属製の定規を使って測定した。それぞれ1mm以下は記録しなかった。口唇の閉鎖について、上唇が上顎前歯を覆っているかをAddyら(1978)の基準を用いて診査した。口呼吸は質問とミラーテストを用いて行った。

歯列不正は近遠心的重なりを持つ唇舌的な位置異常(OD)、近遠心的重なりを持たない唇舌的な位置異常(DNO)、歯間離開以外のその他の位置異常(NS)、歯間離開(S)の4つのタイプに分け、歯列不正と口腔清掃、歯肉炎の3つの指標の関係をそれぞれ解析した。

さらに、歯の近遠心的重なりに対する歯肉炎の差を分散分析(ANOVA)し、さらにプラークにかかわる因子と、口唇閉鎖と口呼吸を共分散(COVA)を用いて調整した。

**【おもな結果】**

6つのコンタクトエリアで1つかそれ以上のそれぞれの位置異常を持つものは、

・OD：73名
・DNO：41名
・NS：97
・S：77

であった。

プラークの3つの指標(プラークの有無、目で確認できるプラーク、乾燥重量)に対して、歯肉炎の3つの指標(色(赤み)、BOP、流れるような出血)のそれぞれのあいだに有意差がみられた。

歯列不正と歯肉炎の3つの指標の関係は、ODとNSでは歯肉炎の3つの指標のすべてにおいて、またSではBOPと流れるような出血において有意差がみられたが、DNOでは3つの指標のいずれも有意差は見られなかった。

歯の近遠心的重なりを持たない128名のほうが、前歯列に1つかそれ以上の重なりを持つ(OD)73名より、歯肉の色(赤み)、BOP、流れるような出血の部位が、それぞれ34%、15%、35%少なかった(**図8-1-1**)。

プラークにかかわる因子と、口唇閉鎖と口呼吸の影響を共分析(COVA)を用いて調整すると、F値はそれぞれ5.41($p$=0.02)、2.19($p$=0.14)、4.53($p$=0.04)で、BOPでは有意差がみられなかった。

## この論文から言えること・わかること

歯列不正と歯肉の炎症が関連することが示唆される。特に近遠心的重なりを持つ位置異常と歯肉炎の関連がみられる。しかし、プラークの評価が有無ではなく量によってなされていることから、歯肉炎の重篤度との関連は評価できるが、発症を評価することはできない。さらに、プラークと口唇閉鎖・口呼吸の影響を除外すると、歯の重なりの有無によるBOPの差に有意差がなくなることから、歯列不正よりプラークや口唇閉鎖・口呼吸のほうが歯肉の炎症に与える影響が大きいこともわかる。

## 迷 無髄歯は歯周病を進行させる

エビデンスで検討すると…

## 真 歯髄の有無と歯周病の進行には関係はない

### ●無髄歯は歯周病を進行させるか

有髄歯は根面の象牙質が露出しても歯髄の内圧が高く、象牙細管内を歯髄液が根面方向に向かって流れていることから、細菌が象牙細管内に容易に侵入することはできない。しかし、無髄歯は露出した象牙細管に細菌が侵入してしまうことから、歯周病の進行をより進めてしまうのではないだろうか、という疑問が生じる。ここでは、有髄歯と無髄歯の歯周病の進行の差について検証してみたい。

### ●根尖病変の有無と歯周病の関係

根尖病変と歯周病の関係を調べたHhnevid ら(1993a、b)の研究によると、水平性骨欠損における非外科処置では、根尖病変を有するほうが、ないものに比べポケットの減少が有意に少なかった。しかし、外科処置やくさび状骨欠損における非外科処置では差はみられず、歯周組織と根尖病変の関係を証明することはできなかった。

しかし、同じ被検歯を用い違った角度から解析しなおしたJansson ら(1993)の研究では、無髄歯において根尖病変があるほうが、ないものに比べポケットが深かった。さらにJansson ら(1995)は、その3年後に根尖病変が改善したものは、しないものに比べエックス線写真上のアタッチメントロスが有意に少なかったとしている。

これらの結果からは、根尖病変の有無と歯周組織には関係があるようにみえる。しかし、エックス線写真の評価がブラインドされていない、歯周組織に影響を与えると思われる歯頸部付近の根充の状態が評価されていない、また、当初のプロトコルでははっきりとした差がみられなかったため、一連の研究で有意差が出るように目的を変え統計処理しなおしたように伺える。このためこの一連の研究からは、はっきりと関係があるという証明には至っていない。

### ●有髄歯と無髄歯を比較してみると

有髄歯と根管内に感染がある無髄歯の歯槽骨のレベルを比較したMiyashita ら(1998)の研究によると、根管内の感染が歯槽骨のレベルに影響しないことがわかる。この研究では、無髄歯のうち約69%が辺縁歯槽骨に影響があると考えられる歯頸部側3分の1の根管充填の状態が不良、あるいは壊死歯髄であるにもかかわらず、結果に差がないことから、根管内の状況が象牙細管を通して歯周組織に影響を与えることはないとしている。

これらのことから、歯髄の有無と歯周病とは関係がないことがわかる。しかし、根管内の感染が歯周組織に影響がないとしても、根管内に感染があれば根管治療は必要となる。

それでは、根管治療と歯周治療はどちらを優先すべきであろうか。

### ●根管治療と歯周治療、どちらを先にすべきか

筆者の臨床経験から、根尖病変から歯肉溝に排膿路(フィステル)が生じ、プローブが狭い1点のみ深く入るケースでは、歯周組織はまだ破壊されておらず、根管治療することによりプローブが入らなくなる。しかし陳旧化して歯周組織が破壊されているケースでは、根管治療を行っても深いポケットが残存してしまい、歯の保存が難しくなる。

つまり、根尖病変が存在しても、ポケット底との距離が十分にあれば、歯周治療と感染根管治療はどちらから行ってもよいが、深いポケットと大きな根尖病変が併存するときは、まず感染根管治療から行うべきであろう。

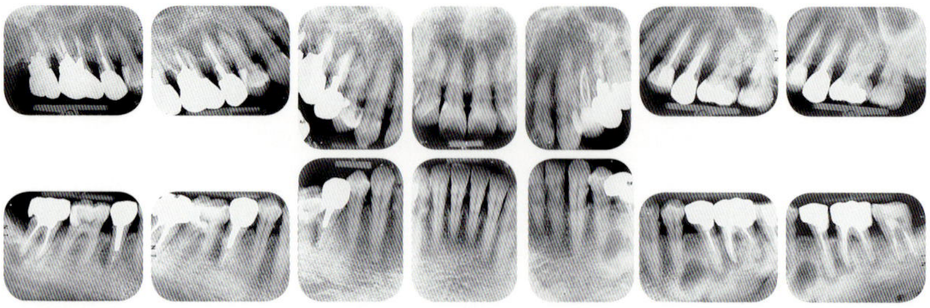

**図8-2-1** 54歳・女性の初診時エックス線写真。広汎型慢性歯周炎中等度である。全顎に渡って辺縁歯槽骨の吸収を認める。28歯中10歯が無髄歯で、そのうち5歯に根尖病変、1歯に根側の病変がみられ、5歯に鋳造ポストが装着されている。この症例からは、無髄歯が辺縁歯槽骨の吸収に影響を与えているようにはみえない。

## 辺縁歯槽骨吸収の進行にあたえる根管内の状態

Miyashita H, Bergenholtz G, Gröndahl K, Wennström JL. Impact of endodontic conditions on marginal bone loss. J Periodontol 1998;69(2):158-164.

**【研究の目的】**

根尖の状況と根管充填の質が辺縁歯槽骨に与える影響を調べる。

**【研究デザイン】**

横断研究

**【研究対象者】**

3つの異なった集団を用いた。グループAは経時的な歯周組織の変化を追跡する継続中の長期研究から引き継いだ。グループBは大規模工場の従業員の歯周治療の必要性を調査した以前の報告から得た。グループCはいろいろな原因でイエテボリ大学の放射線科に紹介され、全顎のエックス線写真を行ったものである。

研究対象者として、25〜45歳の108名(A：70、B：14、C：24)が選ばれた。研究対象者は、試験歯として、根管治療歯または治療されていないが明らかに歯髄は壊死し、根尖にエックス線透過像を持つ歯を1つ以上有していると同時に、対照歯として根管治療を受けていない、エックス線写真上で根尖部に異常像がみられない歯を有するものとした。

2人の観察者によって、試験歯に対応する対照歯は歯面が同じ(近心面には近心面、遠心面には遠心面)になるように決定し、対になる歯面が骨レベルを決定するのに適しているかを確認した。

また、他の因子の結果への影響を少なくするため、エックス線写真のクオリティの低いもの、試験歯と対照歯の写りかたに差があるもの、セメントーエナメル境(CEJ)のはっきりしないもの、傾斜歯や捻転歯、パーホレーションなどの医原性の損傷、プラーク停滞の原因となる修復物のオーバーハングのある歯は除外した。

最終的に87名(A：49、B：14、C：24)の115対の歯(161対の歯面)が対象となった。

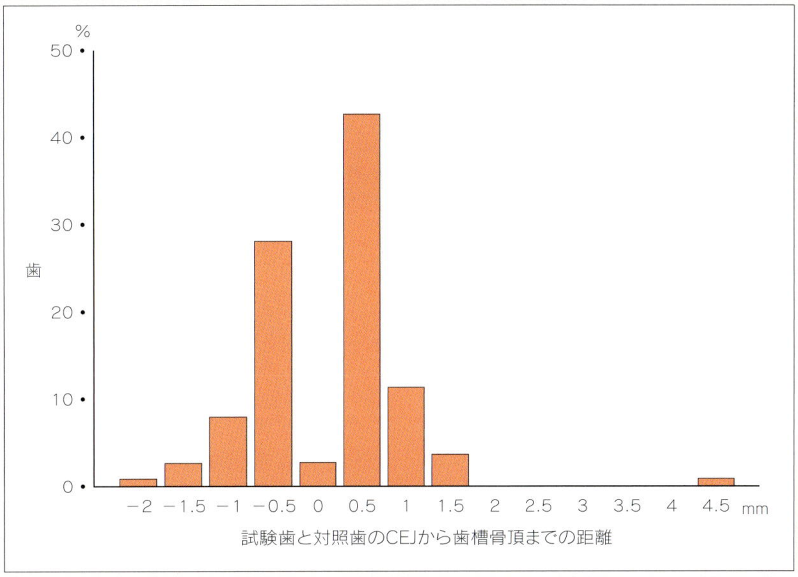


**図8-2-2** 試験歯と対照歯のエックス線写真上のCEJから歯槽骨頂までの距離の差。

**【評価方法】**

歯周組織は、研究の目的を知らされていない3人の放射線科医が、評価する歯の根管・根尖・歯冠部がマスクされた状態のエックス線写真で、CEJから歯槽骨頂までの距離を7倍の拡大鏡で0.1mm単位で計測し、歯槽骨の吸収量を評価した。

根管の状況は、根尖部の状態(歯根膜腔の幅や形状、歯槽硬線、骨の陰影や硬化像)、根管充填が適切か、ポストの有無、根管充填のクオリティ(辺縁歯槽骨に影響がある歯頸部側3分の1)を評価した。

**【おもな結果】**

AとBのグループの歯周組織の状態は、プラークが試験歯の84%、対照歯の83%にみられ、プロービング時の出血は両群あわせて58%、プロービングデプスは2.9mm(SD 0.8、3歯のみ4mm)であった。両群ともに、隣接面の75%でアタッチメントロスはみられなかった。

エックス線写真上で辺縁歯槽骨の状態が正常なものが71歯(62%)、骨吸収がみられるものが44歯(38%)であった。根管内の状態は、歯頸部3分の1の根管充填の状態が適切だったものが36歯(31%)、不適切だったものが70歯(61%)、未治療の歯が9歯(8%)であった。根管治療が行われている歯のうち34歯(30%)にポスト(スクリューポスト29歯、鋳造ポスト5歯)がみられた。

エックス線写真上のCEJから歯槽骨頂までの距離は、試験歯で1.9mm、対照歯で1.8mm、その差の平均は0.1mmで有意差はなかった。患者毎の試験歯と対照歯の差は、74%の患者が±0.5mm以内であった(**図8-2-2**)。58%の患者は試験歯のほうが大きかった。

### この論文から言えること・わかること

根管内の状況以外の交絡因子を排除し、徹底したブラインドによって検査者のバイアスを排除したこの研究からは、根管内の状況(有髄歯か無髄歯か)が、辺縁歯槽骨の吸収に影響を与えないことがわかる。

COLUMN

# 論文を読むときは<br>Discussion の部分を重視する?

Title
本当に読みたい論文?
↓
Introduction
Aim もしくは Purpose から
「どんな目的の研究か」を探る
↓
Material and Methods
論文デザインを徹底的に
批判的吟味する
↓
Resluts
図表を先に目を通す
↓
Conclusion
目的にあった結果か?
論文の質に相応しいか?
を吟味する

“Discussion を読まない”論文の読みかた上級者への道。

大学を卒業後、大学院に入学し研究生活に入ると、論文を読む機会が増えてくる。もちろん自分の研究テーマに近いものを参考にする目的もあるし、臨床のヒントを得るために読むことも多々ある。また、大学のほとんどの講座で『抄読会』も定期的に開催されているので、自分の担当が回ってくると嫌でも論文を読むことになる。筆者自身も、これまでいったい何本読んだのか、数えきれないほど膨大な本数を読んできた。

論文を読む経験を積んでくると、最初から最後まで一字一句読むことはしなくなり、ポイントをしぼって読めるようになってくる。しかしここに落とし穴が潜んでいる。論文は通常、Introduction — Material and Methods — Resluts — Discussion — Conclusion という流れで構成されているが、多くの人が Discussion を最重要視しているようである。場合によっては Discussion のみに目を通して論文を読んだ気になっている。実はこの習慣が、とても危険なのである。

たしかに Discussion には、結果がまとまって書いてあることも多く、結論めいたことが書かれているので、そこだけ読んでも論文の内容を理解した気になるものである。しかし Discussion は、実は論文のなかでもっとも客観性の低い部分である。もっと言うと、論文の著者の『主観』が並べられている部分と解釈してもいいくらいである。したがって Discussion 中心に論文を読むと、その著者の考えかたに偏りがあってもそのまま受け入れてしまう危険性がある。さらにはっきり書いてしまうと、論文を結果までしっかり読んでその内容を自分で解釈できるのであれば、Discussion は読まなくてもよいのである(ただし、論文によっては著者が何を言いたいのか解釈が困難なものもあり、そのような場合は目を通すこともある)。

それでは論文は、どこを重視してどう読めばよいのだろうか?

まずタイトルで読みたいものかどうか判断し、Introduction の部分にある Aim あるいは Purpose に簡単に目を通す。

どのような目的の研究かを理解したら、次に徹底的に分析しなければいけないのが Material and Methods である。同じようなテーマでも、たとえばランダム化比較試験なのかケースシリーズなのか、断面調査なのか縦断研究なのか、二重盲検なのかそうでないのか、などの違いでまったく解釈が変わってくるし、エビデンスのレベルも違ってくる。また本書ではあまり触れていないが、どのような統計学的手法を使っているかなども重要な要素である。この部分で、なるべく客観的に、かつ批判的に徹底的に吟味していく必要がある。

そして Results では、図表を先に目を通すべきである。なぜなら結果の書きかたが、場合によっては著者が支持する学説に都合よく書かれていることがあるからである(図表そのものも都合よく書かれている場合があるので注意が必要である)。上級者ならば、ここまでで自分なりの解釈、意見、批判などを上げることができるはずである。

そして Conclusion は、結果が研究の目的とあっているのか、その論文の質に相応しいものかも吟味する。臨床においてどんな意義があるのか、どう応用すればいいのかというところまで解釈できるようになれば、もう上級者である。

ぜひ論文の読みかたのトレーニングをして欲しい。

(関野　愉)

# CHAPTER 9

## 歯周炎患者への補綴に関する迷信

# 迷 クラウンのマージン位置は清潔域である歯肉縁下に設定すべきである

エビデンスで検討すると…

# 真 歯肉縁下にマージンを設定すると、歯肉の炎症や歯肉退縮が生じやすくなるので、極力縁上に設定すべきである

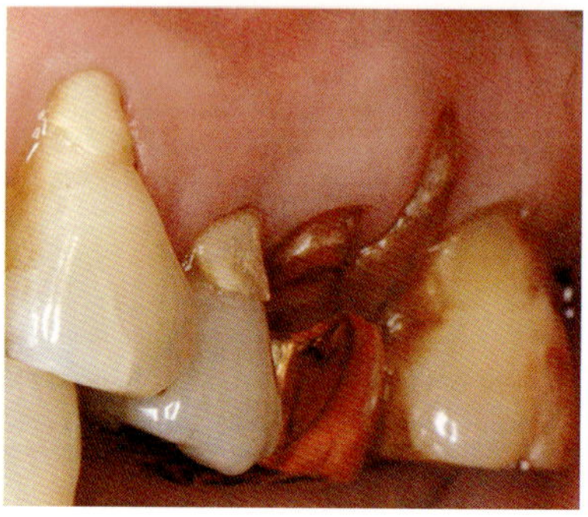

**図9-1-1** ⌊6の歯にはゴールドクラウンが装着されている。顕著な歯肉退縮と根面う蝕がみられる。このような所見から、クラウンのマージンが歯肉縁上にあると根面う蝕が生じやすいとの臨床的印象を受けやすい。

### ●歯肉縁下は清潔域？不潔域？

筆者が学生のころ、クラウンのマージンの位置は歯肉縁下0.5〜1mmの範囲に設定して形成する必要があると教えられていた。その理由は「歯肉縁下は清潔域だから」である。しかし歯肉縁下は本当に清潔なのであろうか？

Socransky ら（1991）は、歯周炎患者および健常者の歯肉縁上および縁下プラーク中の細菌叢をチェッカーボード DNA − DNA ハイブリダイゼーション法により調べ、それぞれ比較した。その結果、健常者においても歯周炎患者においても、歯肉縁上よりも縁下のほうが Red Complex や Orange Complex、すなわちより歯周炎に関連した細菌が多くみられた。つまり歯肉縁下は、清潔ではなかったのである。

また、修復物のマージンを歯肉縁下に設定すると、形成時や印象採得時に組織に外傷を与えたり、歯肉縁下プラークの蓄積が起こりやすくなることも考えられる。実際、印象採得も困難となるので、適合の悪い修復物になるリスクが高まることもありうる。

他方「クラウンのマージンを歯肉縁上に設定すると根面う蝕が起こりやすくなるのではないか」という意見もあるかもしれない。そのような理由から、やはりマージンを歯肉縁下に設定する臨床家も多いようである。

### ●臨床研究に見る歯肉縁下マージンのリスク

歯肉縁下にマージンを設定した場合、どのようなことが起こるのだろうか？

Reichen-Graden と Lang（1989）は、クラウン・ブリッジ装着後4〜8年観察した臨床研究において、クラウンのマージンが歯肉縁下に位置していた場合、歯肉縁上または歯肉縁と同じレベルに位置していた場合と比較して、歯肉炎指数2を示す頻度が高かったことを示した。

また Valderhaug ら（1993）は、15年間の観察研究において、クラウンのマージンが歯肉縁下に位置していた場合、歯肉縁上の場合と比較して、歯周支持組織の喪失量、深いポケット、歯肉退縮が有意に多くみられたことを観察した。また装着時に歯肉縁下に位置していたマージンは、10年後には歯肉退縮により約70％が歯肉縁上に露出していた。

また Valderhaug と Heoloe（1977）は、二次う蝕の発生頻度はアマルガム修復物のマージンが歯肉縁下に位置していた場合に、歯肉縁上の場合よりも倍であったことを示した。さらに Lang（1995）のレビュー論文において、ブリッジの支台歯についても同様の結果が記載されている。

他方、クラウンのマージンが歯肉縁上であっても縁下であっても差がないとの報告もある（Kerschbaum と Meier, 1977）。

クラウンの良好な適合など技術的にクリアできるのであれば、歯肉縁下にマージンを設定することも可能と解釈できるが、やはり一般的に歯肉縁上マージンのほうが技術的にも容易であろう。

### ●歯肉縁下に設定するならば

上述の研究結果から、クラウンのマージンを歯肉縁下に設定しても、その後歯肉退縮が生じマージンは歯肉縁上に露出することが多いので、歯肉縁下マージンが歯周組織によい影響を与えるとは考えにくい。根面う蝕についても同様である。クラウンのマージンが歯肉縁上にある場合には根面う蝕が起こりやすいという臨床的印象があるのは、歯根露出が起こった後に生じたう蝕が発見しやすいことや、歯肉縁下にある場合にう蝕が見つけにくいことが理由であろうと思われる（**図9-1-1**）。

クラウンのマージンは、審美的な理由や歯冠長が短くリテンションが十分に取れない場合を除き、極力歯肉縁上に設定すべきである。

やむを得ず歯肉縁下にマージンを設定しなければいけない場合には、『生物学的幅径』を十分考慮して注意深く形成を行うべきであろう。

## 固定式補綴物装着後の歯周組織およびう蝕の状態：10年のフォローアップ研究

Valderhaug J. Periodontal conditions and carious lesions following the insertion of fixed prostheses: a 10-year follow-up study. Int Dent J 1980;30(4):296-304.

**【研究の目的】**

クラウンのマージンの位置が、10年間で歯肉の炎症、アタッチメントロス、う蝕発症に及ぼす影響を調査する。

**【研究デザイン】**

フォローアップ研究

**【研究対象】**

固定式補綴物が装着された114人（単冠32本、ブリッジの支台389本）。

**【介入方法】**

補綴物装着前にすべての患者は歯周治療を受けた。再評価後に補綴物が装着された。

**【観察方法】**

歯周治療後の再評価時（BL）に、プラーク指数（PlI）、プロービングデプス（PPD）が測定された後、補綴物が装着された。その直後に、補綴物のマージンとポケット底との距離が測定された。歯肉縁下にマージンが位置した場合、歯肉辺縁から1mmとした。

その後10年間、口腔衛生指導が6か月ごとにくり返された。年に1回プラーク、歯肉炎指数（GI）、PPD、クラウンのマージンからポケット底までの距離、う蝕の検査が行われた。

**【おもな結果】**

82人が10年後の検査を受けた。他の歯を対照群とした。

PlIに関しては、クラウンが装着された歯と対照群とで大きな違いはなかった。GIについては、クラウンのマージンが歯肉縁下に位置した場合に、歯肉縁と同等または歯肉縁上の場合よりも高くなっていた。また、マージンが歯肉縁下に位置していた場合、歯肉縁上の場合よりもPPD、臨床的アタッチメントレベルがやや高かった（**図9-1-2**）。クラウンのマージンが歯肉縁上に位置していると、患者自身による口腔衛生の維持がしやすくなり、歯周組織の傷害も少なかった。

う蝕の発生率は、歯肉縁上の場合でも、歯肉縁と同等の場合でも、歯肉縁下の場合でも違いはなかった（**図9-1-3**）。

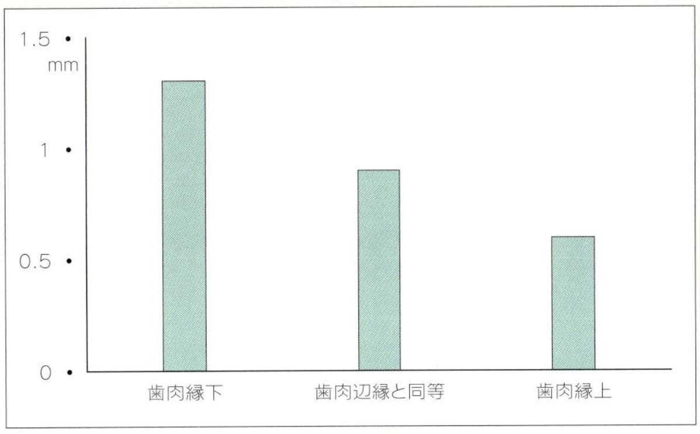


**図9-1-2**　10年間でのクラウンのマージンの位置ごとの平均アタッチメントロス（mm）。

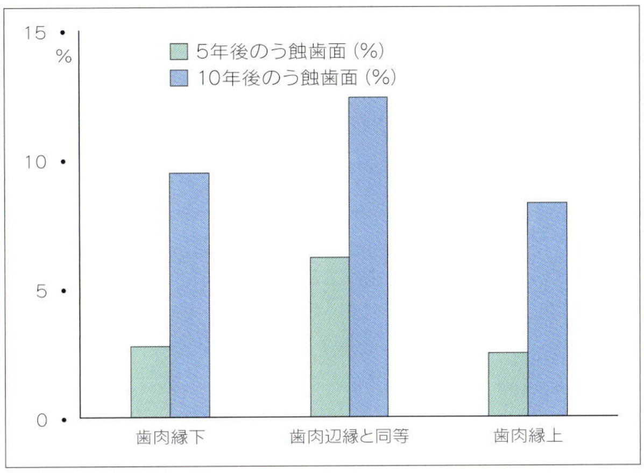


**図9-1-3**　5年後および10年後でのう蝕発生率（%）。

### この論文から言えること・わかること

クラウンのマージンを歯肉縁下に設定した場合、歯肉縁上よりもアタッチメントロスが多くなる傾向がみられ、またう蝕の発生率に違いはなかった。したがって、クラウンのマージンを歯肉縁下に設定しなければならないという根拠は見いだせない。「クラウンのマージンが歯肉縁上に設定されている場合に、歯肉退縮や根面う蝕が起こりやすくなる」という臨床的印象をもっている歯科医師も多いと思われるが、多くの場合、もともとは歯肉縁下にマージンが設定されていたものが、時間の経過とともに歯肉退縮が起こりマージンが歯肉縁上に露出し、その過程で歯周炎や根面う蝕が生じたと考えられる。

他方、審美的理由や補綴物を装着するためには歯冠長が不十分な場合に、マージンを歯肉縁下に設定しなければならない場合もある。本文にも書いたように歯肉縁下にマージンを設定しても、歯肉縁上マージンの場合と比較して予後に差がないという報告もあり、高い技術により補綴物の適合などに細心の注意を払って行い、メインテナンスを継続すれば、良好な予後が得られる可能性もある。

しかし歯肉縁下にマージンを設定した場合、『歯肉縁上の場合より予後が悪いまたは同等である』との研究結果はあるが、『歯肉縁上の場合より予後がよい』という結果がほとんどみられないことについては、気に留めておくべきである。

# 迷 Anteの法則に基づいてブリッジを設計しないと、歯周炎が進行しやすくなる

エビデンスで検討すると…

# 真 Anteの法則は科学的に実証されたものではないので、これに基づいて行う必要はない

**Anteの法則（1926）**
支台歯のセメント質表面積の合計は、補綴修復される欠如歯のそれと同等か、あるいは大きくなければならない。

**DuChangeの方法（1948）**
歯根膜表面積をもとに、各歯の咬合圧に対する抵抗と疲労を指数化し、ブリッジの適応症を検討する。

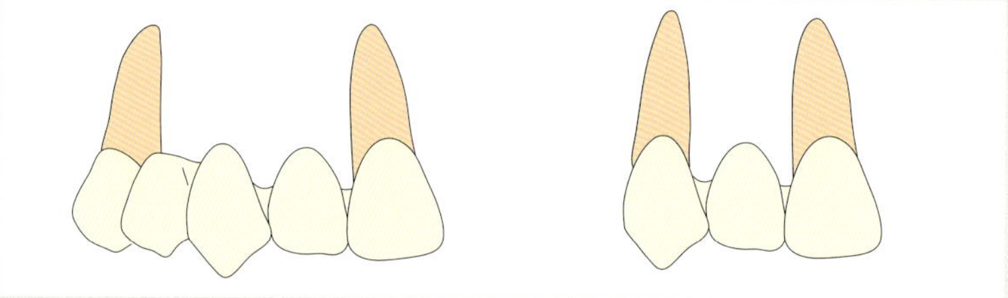

**図9-2-1**　Anteの法則やDuChangの方法に基づいてブリッジの適応を考えると、右図のようなブリッジは適応可能であるが、左図は不可である。

## ● Anteの法則が唱えられたのは1930年代

著者が学生時代は、「ブリッジの設計はAnteの法則に基づいて行う」と教えられていた。これは『支台歯のセメント質の表面積の合計が、補綴修復される欠損歯のそれと同等か、あるいは大きくなければいけない』という学説である。したがって、歯周病で多くの歯を欠損している場合には、基本的には可撤式の義歯により補綴を行うのが当たりまえと考えていた。

Anteの法則が唱えられた1930年代は、まだ現在のプラークコントロールを主体とした歯周治療がまったく確立されていない時代である。Anteの法則に基づいて各歯の負担能力を指数化した『DuChangeの方法』が考えだされた1940年代でさえも、確立されてはいなかった。

当時は、歯周病により生じる骨吸収は咬合の負担により起こると考える歯科医師が多く、したがってブリッジの設計も支台歯にかかる負担を少なくするように考えられていた。その考えは広く普及し、世界中の歯科医師がこのAnteの法則に基づいてブリッジの設計を行うようになり、日本でもこの考えかたが保険制度に導入された。

## ● Dr. Sture Nymanのエピソード

ここでGTR法の開発などで世界的に有名なSture Nyman先生のエピソードを紹介しよう。

彼は、イエテボリ大学で研究を始める以前は一開業医であった。その頃にある患者が来院した。その患者にはフルブリッジが装着されていたが、どうも調子が悪いという。検査をしてみるとほとんどの歯が保存不可能で、支持組織が残っている歯は数本であった。それら数本の歯を残したとしても、Anteの法則に基づいた考えかたからするとブリッジは不可能。かといって今すべて抜歯してしまうと、歯がまったくない状態でしばらく過ごさなければならない。

とりあえずの処置として、次回に即時義歯を入れることを前提に印象をとり、フルブリッジは残したまま保存不可能な歯をすべて切断抜去した。結果として、数本の歯で支えられたフルブリッジというAnteの法則からかけ離れた状態で、しばらくいることとなったのである。そして次のアポイント時、完成した義歯を入れるために残りの歯をすべて抜去しようとすると、患者が「今の状態が今まででいちばん咬めるので、抜かないでほしい」と訴えたという。

そこでNyman先生は、「はたしてAnteの法則というのは本当に正しいのだろうか」と大いに疑問を持ち、その後イエテボリ大学に研究者として仕事をするようになったときに、『少数支台のフルブリッジ』に関する業績を上げたわけである。

## ●反・Anteの法則研究が明らかにしたこと

『Anteの法則に基づかないブリッジ』について、その後も他の研究者により論文が発表されている。たとえばCarlsonとYontchev（1996）は、下顎犬歯2本を支台歯として12ユニットのフルブリッジの15年の予後を観察し、対象となった12人中、補綴物が除去されたのが4人、観察期間中機能したのが4人、観察期間中に死亡したが補綴物は維持されていたのが4人と報告した。失敗のおもな原因は歯内病変、維持の喪失、歯根破折、補綴物の破折で、支台歯周囲の辺縁骨の吸収はほとんどみられなかった。またOwallら（1991）も、同様の20年の観察結果を報告している。

以上の研究結果のように、Anteの法則からかけはなれた設計のブリッジであっても、長期的に機能する可能性があるのは明らかである。ただし、特に重度の歯周病患者においては、綿密なプラークコントロールが確立されていることが大前提である。

## ２本支台の12ユニットブリッジの20年間の成績

Owall BE, Almfeldt I, Helbo M. Twenty-year experience with 12-unit fixed partial dentures supported by two abutments. Int J Prosthodont 1991;4(1):24-29.

**【研究の目的】**

生活歯の下顎犬歯を支台とした12ユニットブリッジの20年間の経験を報告する。

**【研究デザイン】**

フォローアップ研究

**【研究対象者】**

上顎が完全無歯顎で、支持骨の高さが60～100％ある生活歯の下顎犬歯2本が残存している26～79歳の11名。

**【介入方法】**

上顎に総義歯、下顎には左右犬歯2本を支台としたカンチレバーを用いた12ユニットのフルブリッジを装着した。クラウンのマージンは歯肉縁上に設定された。ブリッジはコバルトクロム合金のレジン前装で、カンチレバーを両側に3本ずつ、犬歯と犬歯のあいだに4歯分のポンティックというデザインであった。

**【評価方法】**

2年に1回リコールが行われ、プロービングデプス（PPD）、臨床的アタッチメントレベル（CAL）、動揺度、歯肉の状態、プラークスコアが記録された。また年に1回エックス線写真と口腔内写真が撮影された。

**【おもな結果】**

1年後の検査結果では、1名の患者のブリッジに動揺の増加がみられたが、PPD と CAL に変化はなかった。

その後20年のあいだに2名の患者が死亡、1名は口腔がんによる放射線治療のためブリッジを除去、5名は維持の喪失、ブリッジの破折、歯根破折などの機械的な問題でブリッジが除去された。9歯で歯内治療が施された。

3名では20年以上機能し、7名では15年以上機能した。5名において5年以内に失敗が起こった。

歯槽骨の吸収はみられなかった。

## 下顎犬歯支持による広範囲固定性ブリッジの長期的観察

Carlson BR, Yontchev E. Long-term observations of extensive fixed partial dentures on mandibular canine teeth. J Oral Rehabil 1996;23(3):163-169.

**【研究の目的】**

下顎犬歯を支台として、広範囲のブリッジの長期的な成績を示し、この治療にかかる費用とインプラントを適用した場合の費用とを比較する。

**【研究デザイン】**

フォローアップ研究

**【研究対象】**

33～74歳の、上顎が完全無歯顎、下顎に犬歯2本のみが良好な状態で残存し、かつ下顎の可撤式義歯に失敗した経験のある患者12名。

**【介入方法】**

上顎に新たに総義歯を製作、または旧義歯が使えれば調整や裏装を行った。下顎には左右犬歯2本を支台としたカンチレバーを用いた12ユニットのフルブリッジを装着した。

ブリッジは金合金のレジン前装で、カンチレバーを両側に3本ずつ、犬歯と犬歯のあいだに4歯分のポンティックというデザインであった。小臼歯部と大臼歯部のカンチレバーは着脱、交換可能なようにされていた。

**【評価方法】**

ブリッジ装着5年後および12年後に検査を行った。

また、この補綴とメインテナンスにかかった費用と下顎にインプラントにより治療がなされた場合の費用とを比較した。

**【おもな結果】**

12人中4人の補綴物は観察期間中に除去され、他の4人は15年間機能した。別の4人は観察期間中に死亡したが、補綴物は装着されていた。

失敗した原因は、歯内病変、維持の喪失、歯根破折、補綴物の破折であり、支台歯周囲の辺縁骨吸収はほとんどみられなかった。

### 2つの論文から言えること・わかること

この研究において、2本支台のフルブリッジが長期間機能しうる可能性が示唆されている。少なくとも、Ante の法則や DuChang の方法からかけ離れた設計のブリッジでも成功する可能性があることはたしかである。また失敗した原因も、歯周病の進行ではなかったことにも着目されたい。Ante の法則や DuChang の方法は実は仮説にすぎず、科学的に実証されたものではないのである。

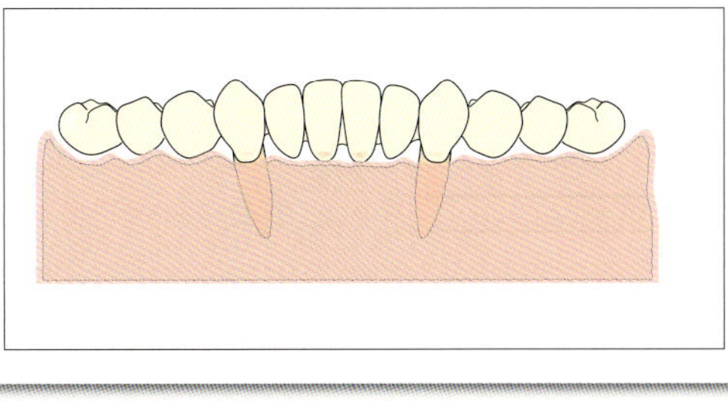

**図9-2-2**　要 Check 論文において適応されたブリッジの模式図。犬歯2本が支台の12ユニットのフルブリッジである。

## 迷　歯根の3分の1以上骨吸収があると予後が悪い

エビデンスで検討すると…

## 真　歯周炎が治癒すれば、その程度の骨吸収があっても長期的に保存可能である

### ●『歯根の3分の1以上の骨吸収は抜歯の適応』は信じていいのか？

「抜歯の基準は？」――歯科医師がよく抱く疑問である。『歯根の3分の1以上の骨吸収』という1つの目安を、学生時代に教えられた歯科医師も少なくないはずである。たしかにエックス線写真でみて歯根の3分の1の骨吸収があるということは、歯根は円錐型なので表面積からすれば約半分の付着を喪失したことを意味し、これはけっして楽観視できる状態ではない。

さらにその歯の隣在歯が欠損していた場合、歯冠歯根比が悪くなっており、動揺もするので、ブリッジの支台歯としては使えないと考えて、結局抜歯が適応されることになるかもしれない。

しかし、ここまで本書の内容を理解した読者ならば、この基準に疑問を感じるに違いない。また歯冠歯根比が悪いことがブリッジを設計するうえで制約になるかどうかについても、同様に疑問視されるであろう。

### ●臨床研究では、「ケアさえなされていれば長期的な保存は可能」

Lindhe と Nyman（1984）は、進行した歯周炎の治療を終えた61名に対して、14年間メインテナンスを継続した結果を報告している。これによると、歯周組織はほとんどが健康状態を維持し、アタッチメントレベルなどの臨床パラメータは安定していた。そして観察期間中に喪失した歯は1,330本中30本（2.2%）にとどまった。歯の喪失の理由は、歯周病によるものが16本、う蝕が9本、歯内病変が5本であった。この治療結果はきわめて良好なものであり、歯槽骨が吸収していても厳密なメインテナンスの継続により保存が可能であることを証明している。

また、Lindhe と Nyman（1979）は、歯根の50%以上の骨吸収がみられた歯周炎患者251人に対して、動的治療後に固定性ブリッジによる治療を施し、その経過を追跡した。全部で332個のブリッジが装着され、観察期間中に喪失したブリッジは26個（7.8%）であった。そして失敗した原因のほとんどが技術的なことであり、歯冠歯根比が悪かったことが歯周病の進行に影響したとは考えられなかった。

しかし、Randow ら（1986）の研究におけるブリッジの予後は、上述の研究結果と比べるとよくないものであった。この違いは、1つは技術的な違いで、もう1つはメインテナンス、すなわち患者のプラークコントロールの水準の違いが関係したと思われる。

いずれにせよ、歯槽骨の吸収が歯根の3分の1以上あり、歯冠歯根比が悪い場合にブリッジを施しても、厳密なプラークコントロールを含んだメインテナンスの継続により、長期的な保存が可能であることは明らかである。

### ●歯肉の炎症のコントロールがカギ

上述のように、骨吸収や歯の動揺は歯周炎が進行した結果生じるものであって、それら自体が危険なわけではない。すなわち骨吸収の程度が歯根の3分の1以上であっても、そのことにより歯周炎が悪化したり、その進行が早まったりするわけではない。また歯冠歯根比が悪い歯でも、ブリッジの支台として十分に使用できることが多い。むしろクロスアーチブリッジを適用することで固定効果も得られるので、支持組織が少なくなった歯こそブリッジの適応になりやすい。

重要なことは、骨吸収が生じた原因を制御すること、すなわちプラークコントロールを主体とした原因除去療法の徹底である。これにより歯肉の炎症がコントロールされれば、骨吸収が大きくても良好な予後が得られる可能性が高いのである（**図9-3-1**）。

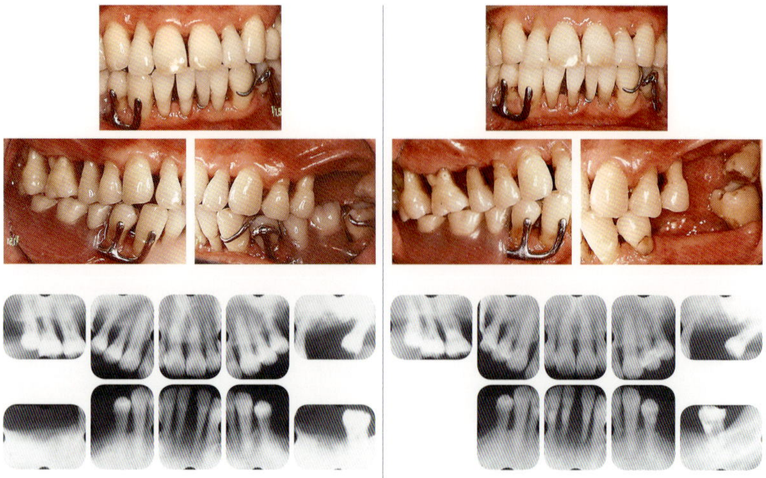

**図9-3-1**　サポーティブペリオドンタルセラピー開始直後（左）と開始11年後（右）の口腔内写真およびエックス線写真。

## 進行した歯周病治療後の長期的メインテナンス

Lindhe J, Nyman S. Long-term maintenance of patients treated for advanced periodontal disease. J Clin Periodontol 1984;11(8):504-514.

**【研究の目的】**
極度に進行した歯周病の動的治療後、メインテナンスにより14年間徹底的に管理した患者の歯周組織の状態を評価する。

**【研究デザイン】**
フォローアップ研究

**【研究対象】**
26～71歳の支持組織50%以上を喪失した進行した歯周炎患者61名。

**【介入方法】**
初診時の検査の後、すべての患者は口腔清掃指導、スケーリング・ルートプレーニング（SRP）、歯周外科手術（ポケット除去手術）を受けた。
動的治療終了後、3～6か月に1回のメインテナンスが継続された。メインテナンスではSRP、専門家による歯面清掃、口腔衛生の強化が行われた。

**【評価方法】**
初診時の検査、動的治療直後の検査の後、1、3、5、8、10、12、14年後に歯周組織検査が行われ、プラーク指数（PlI）、歯肉炎指数（GI）、プロービングデプス（PPD）、臨床的アタッチメントレベル（CAL）、エックス線写真上での骨の高さが測定された。

**【おもな結果】**
PlIとGIは治療前、それぞれ平均1.3、1.4であったが、治療後0.4、0.3となり、観察期間中は低値を維持した。
PPD4mm以上の部位（歯面）は平均76%の部位にみられたが、動的治療後1%となり、14年後では6%未満となっていた。
CALは動的治療によりアタッチメントゲインが生じ、その後のメインテナンスにおいては大部分の歯面で大きな変動はみられなかった。エックス線写真上での骨レベルの変化はなかった。しかし、最初の5年間で7名の12部位、次の10年後までに8名の16部位、14年後までに9名の13部位に3～5mm以上のアタッチメントロスが起こった。
また、6～10年の間に14歯、11～14年の間に16歯、合計30歯（約2%）が歯周炎、う蝕または歯内病変により喪失したが、他の98%の歯は14年間保存された。

## 進行した歯周炎患者に歯周治療と固定式補綴治療を行った場合の長期予後

Nyman S, Lindhe J. A longitudinal study of combined periodontal and prosthetic treatment of patients with advanced periodontal disease. J Periodontol 1979;50(4):163-169.

**【研究の目的】**
歯の動揺を伴う歯周炎に罹患していた患者に、歯周治療後に固定を兼ねた補綴治療を施し、プラークコントロールプログラムを続けた結果を記載する。

**【研究デザイン】**
フォローアップ研究

**【研究対象歯】**
23～72歳の支持組織の50%以上を喪失した進行した歯周炎患者299名。

**【介入方法】**
すべての患者に抜歯と動的歯周治療が行われた後、以下のグループに分けて観察が行われた。
**グループⅠ**：歯周治療後、補綴治療が必要なかった患者（48名）
**グループⅡ**：補綴治療が行われた50名（251名から選出）
**グループⅡa**：カンチレバーを伴わないクロスアーチブリッジ（21個）
**グループⅡb**：カンチレバーを伴うクロスアーチブリッジ（39個）
**グループⅡc**：片側ブリッジ（14個）
その後すべての患者に3～6か月に1回のメインテナンスが行われた。

**【評価方法】**
歯周治療後、5～8年間、年に1回PlI、GI、PPD、CAL、エックス線写真上での骨の高さが測定された。さらに技術的な失敗を評価するために251名の332個のブリッジの予後が記録された。

**【おもな結果】**
すべてのグループで、PlIとGIは動的歯周治療後から観察期間中それぞれ約0.3～0.4と低値を維持した。平均PPDは観察期間中2.1～2.4mmを維持し、CALは＋0.1mm～－0.2mmであった。観察期間中は骨吸収もほとんど生じなかった。
また観察期間中に、332個のブリッジのうち11個（3.3%）が維持の喪失、7個（2.1%）がブリッジの破折、8個（2.4%）で各1本ずつ支台歯の破折が生じた。

### 2つの論文から言えること・わかること

歯周炎により生ずる骨吸収はあくまで疾患の結果起こったことであり、それ自体が病的状況を引き起こすわけではない。したがってプラークコントロールを主体とした歯周治療により歯肉の炎症が治まれば、歯槽骨がもとの量の半分以下であったとしても保存可能である。またそのような『歯冠歯根比の悪い』歯をブリッジの支台として活用することも可能である。むしろ骨吸収量が多く動揺が大きい歯の場合には、クロスアーチブリッジを装着することで固定効果が得られ、機能的にもその予後に関しても有利な場合が多い。ただし、ブリッジの予後は術者の技術や術後のメインテナンスの水準により大きく左右することは理解しなければならない。

# COLUMN

## 可撤式補綴のほうが固定式よりも予後がよい？

歯周炎とは付着の喪失を伴う歯肉の炎症である。歯周治療により改善すると、歯肉の炎症は臨床的に消退する。しかしながら失った支持組織は戻らないことが多いので、しばしば歯の動揺は残存する。ゆえに「そのような歯を支台歯にしてブリッジを装着することは危険だ」と感じる臨床家も多いのではないだろうか？そして「ブリッジ装着後の荷重負担により歯が失われる可能性が高い」と考え、粘膜負担が期待できる可撤式のパーシャルデンチャーによる補綴法がしばしば選択されているのが現状であろう。しかしその一方で、パーシャルデンチャーの鉤歯の動揺度が結果的に増し、喪失に至った経験を持っている臨床家も少なくないだろう。インプラントにすれば残存歯に対する負担はなくなるが、費用の面も含めて、日本の現状ではインプラント治療を第一選択と考えるには時期尚早と思える。ゆえに現実的には『ブリッジかパーシャルデンチャーか』の選択を強いられることが多いのではないだろうか。

残念ながら、この種類の治療法に関してランダム化比較研究などを行うのは現実的ではない。なぜなら患者によって欠損状態が大きく異なるし、患者の希望などを無視して長期間ランダムに選択された補綴物を装着し続けさせることが困難だからである。したがって多くの場合、ケースシリーズを中心とした研究となる。

まず、たとえば**126ページ**で述べたように、少なくとも支持組織を喪失した歯に対する固定式ブリッジによる補綴の予後が良好なことは報告されている。また可撤式パーシャルデンチャーの場合も、適切なメインテナンスが継続され口腔衛生が維持されれば、必ずしも予後は悪くないとの報告がある。しかし日本の高齢者における長期研究では、クラスプの鉤歯の予後が悪いとの報告があるので注意が必要である。

一般的に言って、固定式の補綴装置を適用したほうが良好な結果が得られることが多いと考えられる。パーシャルデンチャーを適用する利点があるとすれば、『歯質の保全』が可能であることである。臨床ではそのあたりの要素を十分に考慮して、補綴物の設計を行うべきであろう。

なお固定式にしろ可撤式にしろ、予後を左右するのは治療後の徹底的な口腔衛生プログラムを含むメインテナンスである。まずこれを前提としなければ、いかなる補綴物も長くはもたないと考えられる。

（関野　愉）

# CHAPTER 10

# インプラントに関する迷信

# 迷　インプラント治療をする場合、歯周炎の歯は抜かなければならない

エビデンスで検討すると…

# 真　歯周炎の治療は確立されているものなので、可能な限り歯を残すべきである

**●歯周炎の歯を抜歯してインプラントにすれば、すべて解決する？**

「今はインプラントがあるから、骨がなくならないうちに歯周病の歯は抜きましょう」――講演会や歯科医師たちの日常会話で、このようなコメントをしばしば耳にする。要するに、今はインプラントがあるから、歯周炎が進行した歯は早期に抜いてしまえばそれで解決するというわけである。

このようなコメントついて、筆者はいつも2つの疑問を感じてしまう。まず『なぜ早期に抜歯するのだろうか？』**126ページ**で解説したように、進行した歯周炎であっても適切な治療計画に基づいて治療を行いメインテナンスを継続すれば、長期的に歯を保存できることは明らかである。

もう1つの疑問は『インプラント周囲炎』の発症の可能性である。歯を抜いてインプラントを入れても、インプラント周囲炎が生じる可能性があるのではないか？　結局のところ、歯を保存した場合のリスク、インプラントを入れた後のリスクを照らし合わせて総合的に判断しなければならないのではないだろうか。

**●歯周炎患者がインプラント周囲炎になる確率**

歯周炎に罹患していた患者に抜歯後インプラントが埋入された場合、別の理由で抜歯された場合と比べてインプラント周囲炎になりやすいのだろうか？　Hardtら(2002)の後ろ向き研究によると、歯周炎に感受性が高い患者は、そうでない患者と比べて、インプラント埋入後の失敗率や骨吸収が多くなる傾向があった。またSchouら(2008)の発表したシステマティックレビューによると、5年以上フォローアップした2本の論文から、歯周病が原因で歯を喪失した患者は、他の理由で喪失した患者よりも骨吸収の量およびインプラント周囲炎に罹患する確率が高かった。さらに近年、Levinら(2011)は歯周病の既往と喫煙がインプラントの後期の失敗のリスクファクターとなることを報告している。

では、インプラント周囲炎にいざ罹患した場合は、どのように治療すればよいのだろうか？　これに関しては『CISTの分類』(**図10-1-1**)という一応の基準があるが、実はまったく科学的根拠がない。ある程度の長期的な治療結果として、唯一Leonhardtら(2003)が5年間の治療結果を報告している。そこでは、フラップ手術、過酸化水素水による洗浄、アバットメントの滅菌、抗菌薬の全身投与と術後のクロルヘキシジンによる洗口が行われたが、結果的に26本中7本のインプラントが観察期間中に脱落し、成功率は58%であった。残念ながらあらゆる手を施して治療を行っても、いい成績は得られなかったのである。

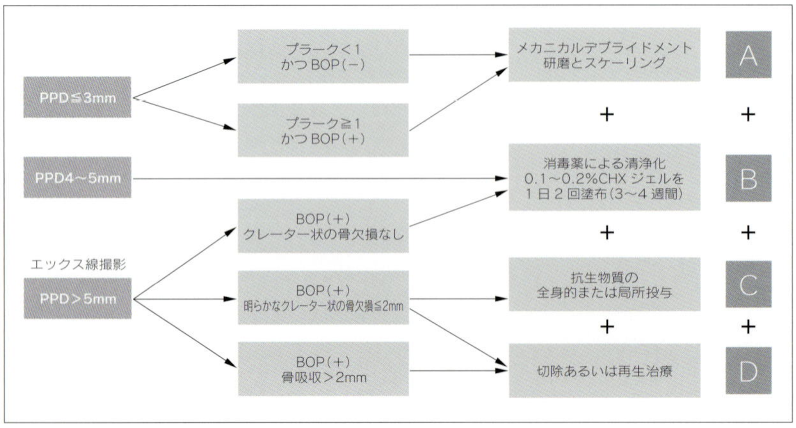


**図10-1-1**　CISTの分類に基づいたインプラント周囲炎の治療方針。一応の基準となってはいるが、実はこれらに十分な科学的根拠はなく、確立された治療法ではない。

**●歯周炎患者はインプラント周囲炎になりやすい。ならば……**

歯周病に対して感受性が高いかどうかは、おそらく遺伝が関与している。すなわち個人個人が生まれ持った特徴なのである。したがって歯周病が進行して歯を抜いても、その個人の感受性が変わらないので、そのような人にインプラントを入れても、そこからまた問題が生じる可能性がある。つまり『インプラント周囲炎が発症する危険性が高い』のである。

さらに、歯周炎は重度であってもその治療法は確立しており、長期的な保存が可能であることが証明されているが、インプラント周囲炎についてはその治療法は確立されていない(現在のところ外科的に“ポケット除去”を行うことが推奨されているが、それでも確実な方法ではない)。

なぜ天然歯を早期に抜く必要があるのだろうか？　インプラントは機能しうる歯の代わりなのではなく、歯が保存不可能な場面に、はじめて適用を考えるべきであろう。

## 天然歯の歯槽骨の吸収を経験した患者のインプラント治療結果：5年間の後ろ向き研究

Hardt CR, Gröndahl K, Lekholm U, Wennström JL. Outcome of implant therapy in relation to experienced loss of periodontal bone support: a retrospective 5- year study. Clin Oral Implants Res 2002;13(5):488-494.

**【研究の目的】**

インプラント埋入以前の歯槽骨の吸収程度が、インプラント埋入後の骨レベルおよびインプラントの失敗に及ぼす影響を分析する。

**【研究デザイン】**

後ろ向きコホート研究

**【研究対象】**

ブローネマルクインプラントが上顎に埋入され、固定性ブリッジが装着された部分欠損患者97名(インプラント374本)。

**【観察方法】**

インプラント埋入前に治療計画立案用に撮影されたパノラマエックス線写真上で、骨レベルを測定した後、年齢を考慮した骨吸収量(ArB スコア)を算出し、以前に歯周炎を経験した患者(歯周炎群)とそうでない患者(非歯周炎群)とに分けた。

それぞれの患者の骨吸収量が、アバットメント連結1年後、5年後に撮影されたデンタルエックス線写真上で測定された。

**【おもな結果】**

アバットメント連結後5年間の骨吸収量は、歯周炎群で平均2.2mm、非歯周炎群で1.7mm であった。また、歯周炎群のインプラント喪失率は8%、非歯周炎群では3.3%であった。2mm 以上の骨吸収が起こった患者の割合は、歯周炎群で62%、非歯周炎群で44%であった(**図10-1-2**)。

重回帰分析の結果、ArB スコアとアバットメント連結後5年後のインプラント周囲骨レベルに有意な相関がみられた。

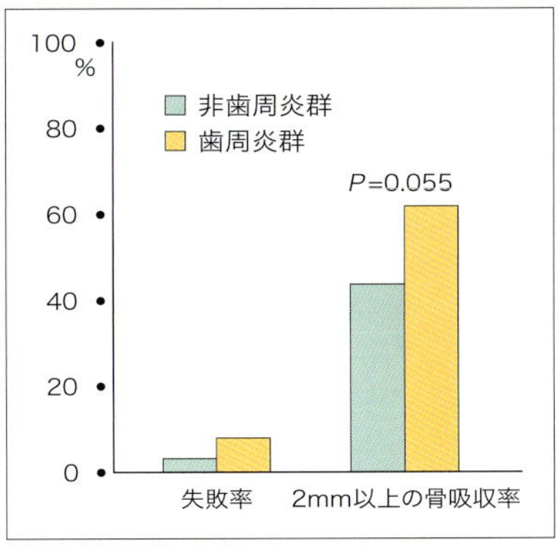


**図10-1-2**　歯周炎を過去に経験した患者とそうでない患者でのインプラントの失敗率および骨吸収率。

## 歯周病はインプラントの長期的失敗の危険因子か？

Levin L, Ofec R, Grossmann Y, Anner R. Periodontal disease as a risk for dental implant failure over time: a long-term historical cohort study. J Clin Periodontol 2011;38(8):732-737.

**【研究の目的】**

患者の歯周病の状態とインプラントの生存率との関係を評価することと、歯周病の状態が長期的にみて一貫してインプラントの失敗と関係するかを検討する。

**【研究デザイン】**

前向きコホート研究

**【研究対象】**

1996年から2006年のあいだにインプラントが埋入された患者736名(インプラント2,336本)。埋入当時の平均年齢は51.5±12.4歳。すべての患者はインプラント埋入前に動的歯周治療を受けた。

**【観察方法】**

インプラント埋入時、上部構造装着時、最後のフォローアップ時またはインプラントが除去された日付が記録された。おもな目的変数は『インプラントの失敗(インプラント除去)』で、インプラント埋入から失敗あるいは最後のフォローアップまでの時間として『生存時間』が計算され、カプランマイヤー法による分析が行われた。おもな説明変数は『歯周組織の状態』で、患者は健康、中等度歯周炎、重度歯周炎に分類された。その他、糖尿病の有無、喫煙状況、サポーティブペリオドンタルセラピーを過去2年間受けてきたかどうかが説明変数とされ、Cox 比例ハザードモデルによる分析が行われた。

**【おもな結果】**

平均54.4±35.6か月、最長で144か月フォローアップが行われた。インプラントの生存率は全体で95.9%であった。カプランマイヤー分析の結果、108か月までの累積生存率は歯周組織が健康な患者で0.96、中等度慢性歯周炎患者で0.95、重度歯周病患者では0.88であった。Cox 比例ハザードモデルによる分析では、重度慢性歯周炎患者における、50か月経過時点でのインプラント失敗のリスクが有意に高かった(ハザード比：8.06. $p$<0.01)。

### 2つの論文から言えること・わかること

歯周炎、特に重度の歯周炎の既往のある患者は、インプラント埋入後にインプラント周囲の骨吸収が多く、インプラントの失敗、特に後期の失敗が多くなる傾向がみられた。これらのことから、インプラントの失敗には患者個人の『歯周病に対する感受性』が関係すると考えられ、歯周病に罹患した歯を早期に抜去してインプラントを埋入しても、そこから新たな問題が生ずる可能性がある。

# 迷 インプラントにはプロービングしてはいけない

エビデンスで検討すると…

# 真 インプラント周囲炎の診断にはプロービングは不可欠である

### ●歯周組織の検査方法は確立している。ではインプラントは？

歯周炎の定義は『付着の喪失を伴う歯肉の炎症』である。臨床においては、付着の喪失は一般的にエックス線写真上での骨吸収により判断する。より専門的になると、臨床的アタッチメントレベルを測定する場合もあるだろう。そして歯肉の炎症はプロービング時の出血（BOP）の有無により判断する。BOP があるということは、歯肉に炎症が生じているためにプロービング圧に対する機械的な抵抗性が減じていることを意味し、その場合プロービングデプスも正常な場合よりも深く計測される。

それではインプラント周囲組織の検査はどのように行えばよいのだろうか。インプラントにはプロービングをしてはいけないという説が長く信じられていたようだが……。

### ●動物実験にみるインプラント周囲へのプロービングの是非

『インプラントにはプロービングは禁忌』なる学説は、Ericsson ら（1993）による動物実験に端を発する。この研究では、0.5N（約50g）という、やや強めではあるが歯周組織に対するプロービングでは許容範囲のプロービング圧が用いられていた。このプロービング圧を用いた場合、プローブ先端は歯周組織の場合は上皮の最根尖部よりも歯冠側で止まるが、インプラント周囲組織の場合には結合組織の走行がインプラントと平行に走っている関係上、プロービング圧に対する抵抗が弱く、プローブ尖端は結合組織に達するので、健康な場合でも出血が生じる。すなわち、インプラント周囲組織は健康な場合であっても BOP が生じるので、プロービングは診断に不適切と考えられたわけである。

しかしその後、Lang ら（1994）、Schou ら（2002）の動物実験により、0.2～0.4N（約20～40g）のプロービング圧を用いると、インプラント周囲組織の場合でもプローブの先端は上皮の最根尖部とほぼ一致するので、プロービングは診断に適切であると報告された。

では、プロービングをして組織破壊が起こらないのだろうか？　問題なのは一過性に生じる傷などでなく、『非可逆的な組織破壊』が生じるかどうかである。

Etter ら（2002）は動物実験においてプロービングによる組織への影響を観察し、プロービング直後には上皮に傷ができるが、5日以内に完全に治癒すると報告した（**図10-2-1**）。つまり、臨床ではせいぜい数週間～数か月に1回しかプロービングは行わないので、プロービングにより非可逆的な組織破壊が生じる危険性は少ないといえる。

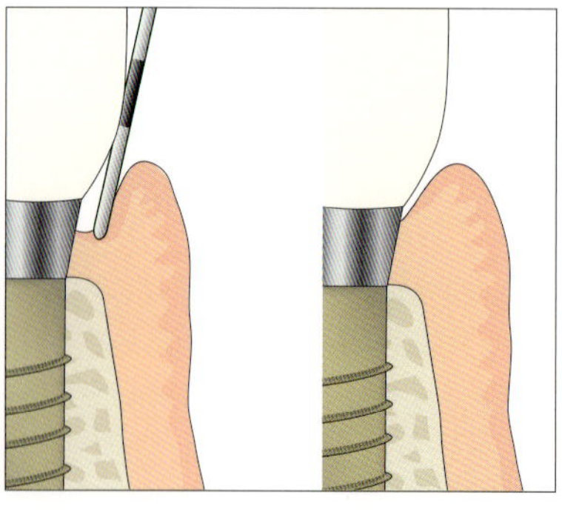

**図10-2-1**　プロービングにより一時的に生じた上皮の傷は、5日で回復する（Etter ら，2002）。

### ●プロービングの影響を直接的に調査した臨床研究はないが……

プロービングの組織への影響を観察する目的で行われた臨床研究は存在しないようである。しかし、インプラントの長期的なフォローアップ研究において、プロービングがくり返し行われた研究は複数存在する。たとえばアストラインプラントの12年の予後を追跡した研究（Vroom ら，2009）では毎年プロービングが行われているが、骨吸収はほとんど生じなかったことが報告されている。つまり実際の臨床でも、インプラント周囲組織へのプロービングが実践され、有効性が証明されているわけである。

### ●プロービングはインプラント周囲炎の診断には必要不可欠

歯周組織とインプラント周囲組織の結合組織の違いの1つは線維の走行である。歯周組織の場合には歯根と垂直方向に走行する線維が存在するが、インプラント周囲組織の場合にはこれが存在せず、おもにインプラントと平行に走行している。これがプロービングに対する抵抗性の違いを生むおもな理由である。したがって臨床的にはインプラント周囲組織へのプロービングは『弱い力』で行うべきある。

また現在のインプラント周囲炎の定義のなかにも BOP の存在が明記されている。したがって、インプラント周囲炎を診断するためにはプロービングが不可欠であることは、国際的なコンセンサスとなっている（Lindhe ら，2008）。

## インプラントと天然歯のプロービングデプス：イヌによる実験的研究

Ericsson I, Lindhe J. Probing depth at implants and teeth. An experimental study in the dog. J Clin Periodontol 1993;20(9):623-627.

**【研究の目的】**

歯肉とインプラント周囲粘膜のプロービングに対する抵抗性を評価する。

**【研究デザイン】**

動物実験

**【研究対象】**

ビーグル犬5頭

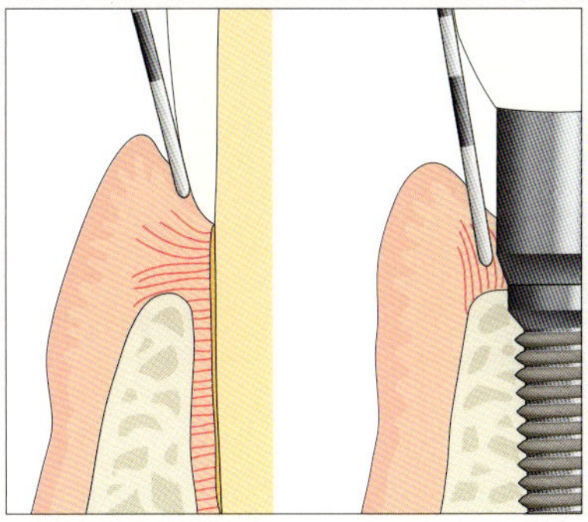

**図10-2-2**　0.5N(約50g)の力でプロービングすると、その先端は天然歯(左)では上皮の範囲で止まるが、インプラント(右)では上皮の最根尖部を超えるので、健康な場合でも出血が生じうる。

**【実験方法】**

下顎両側第二、第三小臼歯抜去後にインプラントを埋入。右側第四小臼歯部には結紮糸による実験的歯周炎を発症させた後、フラップ手術により治療を行い、その後天然歯とインプラントに360日間プラークコントロールを行った。歯肉およびインプラト周囲粘膜周囲に直径0.5mm のプローブを0.5N(約50g)の力で挿入し、その状態でレジンによる固定を行いバイオプシーが行われた。

**【おもな結果】**

天然歯ではプローブの先端は接合上皮の最根尖部より約0.1～0.2mm 歯冠側で止まっていた。他方インプラントでは、結合組織が側方に押しのけられ、その結果プローブ先端は接合上皮最根尖部よりも約1.3mm 根尖側部まで達した(**図10-2-2**)。

## 健康な場合と炎症が生じた場合のインプラント組織のプローブの到達性の組織学的観察

Lang NP, Wetzel AC, Stich H, Caffesse RG. Histologic probe penetration in healthy and inflamed peri-implant tissues. Clin Oral Implants Res 1994;5(4):191-201.

**【研究の目的】**

健康な場合と炎症を起こした場合におけるインプラント周囲組織のプローブの到達性を組織学的に評価する。

**【研究デザイン】**

動物実験

**【研究対象】**

ビーグル犬5頭

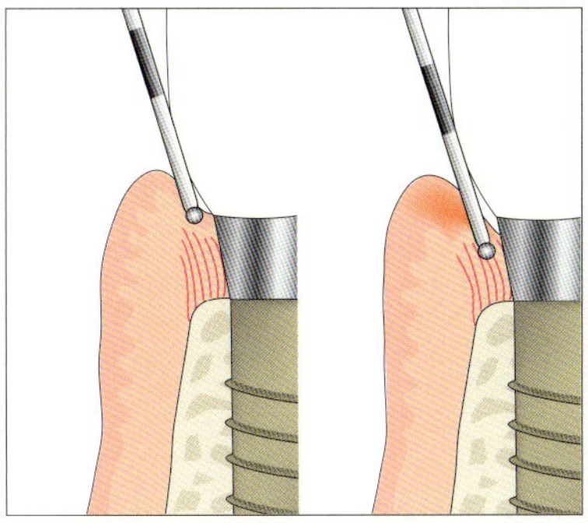

**図10-2-3**　0.2N(約20g)でプロービングすると、健康なインプラント周囲組織では上皮の最端部にほぼ一致したところでプローブが止まり(左)、インプラント周囲に炎症があると上皮を超える(右)。

**【実験方法】**

ビーグル犬の下顎両側小臼歯を抜去後、ITI インプラント(中空型)が埋入された。5頭のうち3頭の片側のみプラークコントロールが行われ、反対側には行わずインプラント周囲粘膜炎を発症させた。残り2頭には結紮糸による実験的インプラント周囲炎を発症させた。また天然歯である第一大臼歯を、プラークコントロールを行う群、行わず歯肉炎を発症させる群、実験的歯周炎を発症させる群に分けた。4～6か月後、先端が球形で直径0.4mm または断面が長方形の0.2×0.83mm のプローブを約0.2N(約20g)の力で挿入し固定された。バイオプシーが行われ組織学的に観察された。

**【おもな結果】**

プローブの先端はインプラント周囲粘膜が健康な場合、接合上皮最根尖部より約0.06mm、インプラント周囲粘膜炎の場合0.02mm、インプラント周囲炎の場合は約0.5mm 根尖側部に到達していた(**図10-2-3**)。

### 2つの論文から言えること・わかること

インプラント周囲粘膜は、歯肉と比較してプロービング圧に対する抵抗性が低い。ゆえに50g の力でのプロービングは(健康な場合でもプローブが深く埋入されるので)検査に適さないが、20g のプロービング圧であれば健康な場合の接合上皮の最根尖部とほぼ一致するので、この『弱い力』によるプロービングが適している。

# 迷　インプラント周囲炎は進行しにくい

エビデンスで検討すると…

# 真　インプラント周囲炎は歯周炎と同等か、それ以上に進行しやすい

### ●「インプラント周囲炎は進行しにくい」という臨床的印象

**130ページ**の解説にもあったように、「歯周病が進行して骨がなくならないうちに抜歯してインプラントを」と考える歯科医師がいたとしたら、おそらく『インプラント周囲炎は進行しにくい』と考えているのではないだろうか。

臨床的にインプラント周囲炎が起こりにくい印象がある理由の1つとして、骨吸収が進んでも動揺が起こらないことが考えられる。このことは、臨床的な印象でインプラントの健康状態を判断してしまう行為が危険であることを意味する。この件に関しても、やはり科学的見地から考えていく必要があろう。

### ●動物実験での実験的歯周炎モデルにみるインプラント周囲炎

動物実験においては、プラークを堆積させて炎症を生じさせる『実験的歯肉炎』や、リガチャーなどを用いて骨吸収を起こさせる『実験的歯周炎』モデルを用いて、天然歯とインプラント周囲組織の炎症の波及程度や骨吸収程度が比較されている(Lindhe ら, 1992、Lang ら, 1993)。イエテボリ大学における一連の研究では、プラークによる初期の炎症の波及程度は天然歯とインプラントで差異がないが、インプラント周囲炎は歯周炎と比較すると骨吸収の量が大きく、炎症はしばしば直接骨に波及していたことが観察された。しかし Lang ら(1993)の研究では、天然歯とインプラントで骨吸収の程度に差がみられなかった。

これらの違いが生じた理由は不明であるが、リガチャーを用いた実験的歯周炎モデルの場合、リガチャーを押し込んだ分疾患が進行する傾向があり、自然な疾患の進行と比較するには適切なモデルではないのかもしれない。しかしいずれにせよ、インプラント周囲炎が、歯周炎と同様かそれ以上の早さで進行する可能性があることが、動物実験モデルで再現されたのである。

### ●臨床研究にみるインプラント周囲炎の有病率

天然歯とインプラントが口腔内に存在している患者を用いた実験的歯肉炎モデルを用いた研究(Pontriero ら, 1994、Zitzmann ら, 2001)では、臨床的には歯肉とインプラント周囲粘膜の炎症の程度に差はみられなかった。しかし Zitzman らの研究で行われたバイオプシーによる観察結果では、歯肉において波及した炎症の面積は、インプラント周囲粘膜におけるそれよりも大きいことが示された。

なおこの炎症がその後、組織破壊に向かうのか防御的な機能を意味するのかは不明なので、この続きを判断するには、より長期的な観察研究が行われた論文をひも解いていかなければならない。しかし、インプラント周囲炎と歯周炎の治療をせず放置して長期的に観察することは倫理的に許されない。したがって動物実験、あるいはメインテナンス患者に関するフォローアップデータから考察するのが現実的であろう(動物実験の結果は上述のとおりである)。

Fransson ら(2005)は、インプラント周囲炎の有病率を、プロービング時の出血(BOP)およびエックス線写真上での骨吸収に基づいて分析した結果、患者単位では28%、インプラント単位で12.4%であったことを報告した。また Roos-Jansaker ら(2006)の研究では、患者単位で56%以上、インプラント単位で24.8%以上であったことが報告された。

また Tomasi ら(2008)によるシステマティックレビューでは天然歯とインプラントの寿命について比較しているが、

①臨床的に良好にメインテナンスされている患者においては、天然歯のほうがインプラントよりも生存率が高い。

②良好にメインテナンスされている患者では、骨レベルの変化は天然歯もインプラントも同様に少ない。

③天然歯とインプラントの寿命の比較は、研究内容の違いが大きいため困難である。

④天然歯に関する研究においては、サンプル数がインプラントの研究よりもかなり多い。

と結論づけている。

なお日本における『将来、歯の喪失に至る重度歯周炎』の発症率は、歯を有する成人の約7%との報告がある(Okamoto ら, 1988)。

### ●インプラントであっても、天然歯と同様な術後のケアを

『インプラント周囲炎は歯周炎と比べて発症しにくい』という臨床的印象は視診や動揺度に基づいたものと考えられるが、それらがインプラント周囲炎の確定診断には不十分なのは明らかである。適切な診断方法(すなわちプロービング！)を用いた疫学的研究では、その発症は従来考えられていたものよりも高いことが示されている。

したがってインプラントに対してもプラークコントロールは重要であり、歯周炎の場合と同様に、インプラント埋入後も定期的なチェックアップとくり返しの動機づけ、そして口腔衛生指導が必須である。

## インプラント周囲の進行的な骨吸収の罹患率

Fransson C, Lekholm U, Jemt T, Berglundh T. Prevalence of subjects with progressive bone loss at implants. Clin Oral Implants Res 2005;16(4):440-446.

**【研究の目的】**

5年以上機能しているインプラントにおける進行的な骨吸収の罹患率を評価する。

**【研究デザイン】**

後ろ向き観察研究

**【研究対象】**

ブローネマルクインプラントが埋入され、部分的または全顎性の固定性ブリッジまたは単独植立インプラントの状態で5年以上経過した662名（インプラント3,413本）。可撤式の上部構造や骨移植などの骨造成が施されたインプラントは除外された。

**【観察方法】**

5〜20年機能したインプラントをエックス線写真上で分析し、そのあいだにスレッド3つ分以上（アバットメントとフィクスチャーの境目から3mm以上）の骨吸収がみられたインプラントを検出し、この状態が1か所でもみられる患者の数を記録した。インプラント埋入後1年後のエックス線写真と比較して、骨吸収が進行していないものは進行が起こらなかったと判断した。

**【おもな結果】**

患者単位では27.8%に骨吸収の進行がみられた。これらの被験者（グループA）では、骨吸収がみられない被験者（グループB）と比較して、インプラントの埋入本数が有意に多いことが判明した（平均6.4本対4.8本）。骨吸収の進行がみられた患者のうち30%以上に3本以上インプラントが埋入されており、このうちの33%は広範囲の骨吸収が認められた。インプラント単位で、12.4%に進行性の骨吸収がみられた（**表10-3-1**）。

**表10-3-1**　インプラントレベルでの骨吸収の発生率

| | 全被験者 | グループA | グループB |
|---|---|---|---|
| インプラント本数 | 3,413 | 1,098 | 2,315 |
| 骨吸収を起こしたインプラント数 | 423 | 423 | 0 |
| 骨吸収を起こしたインプラントの割合（%） | 12.4 | 38.5 | 0 |

## インプラント治療後9〜14年におけるインプラント周囲疾患の罹患

Roos-Jansåker AM, Lindahl C, Renvert H, Renvert S. Nine- to fourteen-year follow-up of implant treatment. Part II: presence of peri-implant lesions. J Clin Periodontol 2006;33(4):290-295.

**【研究の目的】**

9〜14年間機能したインプラントにおいて、インプラント周囲疾患が発症する割合を分析する。

**【研究デザイン】**

フォローアップ研究

**【研究対象】**

1988〜1992年のあいだにスウェーデンのクリスチャンスタッド州の公立歯科病院においてインプラント治療（ブローネマルクシステム）を受けた218名（インプラント999本）。

**【観察方法】**

一次手術前日に抗菌薬が処方され、手術から抜糸までの7日間はクロルヘキシジンによる洗口が行われた。3か月以後に二次手術、上部構造の装着がなされ、口腔衛生指導が行われた後に、紹介元の歯科医院に返された。1、5、9〜14年後に、インプラントの本数、位置、プロービングデプス、BOP、排膿の検査およびエックス線写真検査が行われた。

**【おもな結果】**

BOPを伴う4mm以上のポケットを有する患者は76.6%、インプラントは48.1%であった。BOPを伴う6mm以上のポケットは18.3%の患者、7.0%のインプラントにみられた。骨吸収がなくBOPまたは排膿がみられた患者（インプラント周囲粘膜炎）は79.2%、インプラントは42.2%、BOPまたは排膿に加えスレッド1〜2個分の骨吸収がみられた患者は55.6%、インプラントは18.2%、スレッド3〜4個分の骨吸収は14.4%の患者、4.6%のインプラント、そしてスレッド5個分以上の骨吸収は7.6%の患者および2.0%のインプラントにみられた。

### 2つの論文から言えること・わかること

ヒトにおけるインプラント周囲炎と歯周炎の発生率や進行程度を比較するのは難しい。なぜなら天然歯の場合はランダムサンプリングにより集められた一般市民が対象となった研究が多いが、インプラントに関してはもともと歯周炎その他の問題があり歯を失った患者が対象になっているからである。しかし、この論文のデータは専門機関における結果であり、それでもこれだけの問題が生じうるのだということを気に留める必要があろう。一般的にはさらに発症が多いかもしれないのである。

# 迷 インプラント周囲組織は角化粘膜が狭いと健康を維持できない

エビデンスで検討すると…

# 真 インプラント周囲組織の健康を維持する要素として角化粘膜の幅は重要ではない

### ●客観的な根拠に基づきインプラント周囲組織の角化粘膜の必要性を考える

かつて天然歯において角化歯肉の重要性が議論されていたように、インプラント周囲組織に関しても、角化粘膜がその健康の維持に重要なのかどうか議論されてきた。ただしこれも天然歯同様に、ドグマティックに角化粘膜の重要性が信じられている場合がある。

たとえば「あの有名な先生は角化粘膜が重要だと言っています。別の優秀な先生もそう言ってます。だから、やっぱり角化粘膜は重要なんです！」という具合である。この理屈は正しいのであろうか？　残念ながらこれは『自分が支持している学説に都合よく考えてしまう』典型である。なぜなら反対の意見を言う先生も優秀で、有名な人が多いからである。

結局のところ『誰が言ったか』は重要ではない。『何を言ったか』が重要である。つまり、『どんな客観的な根拠に基づいている学説を唱えているか』というところを臨床家はみていかなければならない。

### ●動物実験でわかったこと

動物実験結果は相対するものである。Strub ら（1991）はイヌを使った動物実験で、下顎両側の臼歯部に埋入したインプラント周囲の角化粘膜を除去した後、片側には角化粘膜の移植を行い、反対側には移植を行わず、その後実験的歯周炎モデルによりインプラント周囲炎の進行程度を比較した。その結果、移植したグループと移植しなかったグループで差がなかったことが示された。

他方、Warrer ら（1993）のサルを用いた同様の実験では、角化粘膜があるほうが骨吸収が少なかった。

### ●臨床研究でわかったこと

臨床研究においても相対する報告が存在する。いくつかの研究では、インプラント周囲に角化粘膜が少ない場合は骨吸収や炎症の程度が大きいとしている。しかしそれらの多くは断面研究（Bouri ら，2008、Adibrad ら，2009）であり、角化粘膜がない、あるいは少ないから疾患が進行したのか、疾患が進行した結果として角化粘膜が少なくなったのか判断はできない。また断面研究であっても、角化粘膜が狭くてもインプラントの健康が維持されているとの報告もある（Esper ら，2012）。結局は、角化粘膜の幅が広い部位と狭い、あるいはない部位とで、その進行程度を経時的に追跡して評価しなければならない。

Wennström ら（1994）は、10年間の後ろ向き研究により、角化粘膜の幅はインプラント周囲組織の健康状態に影響しない可能性を示した。また Chung ら（2006、2007）の3～24年間の後ろ向き研究では、角化粘膜の幅は骨吸収量に影響しなかった。さらに Roos-Jansker ら（2006）は、角化粘膜があった場合に、むしろインプラント周囲粘膜炎や3スレッド以上の骨吸収が多いことを、9～14年の長期研究において報告している。

他方、Schrott ら（2009）の報告では、定期的なメインテナンス患者を5年間フォローアップし、角化粘膜が2mm より狭い場合、舌側においてのみプラークの蓄積と粘膜の炎症が多くみられたとしたが、骨吸収量については記載がなかった。

また Kim ら（2009）の平均13か月間の研究では、インプラント周囲に角化粘膜がある場合とない場合で歯肉炎指数（GI）、プラーク指数（PlI）、プロービングデプス（PPD）に差異がないことを報告している。しかし角化粘膜があったほうが、なかった場合よりも粘膜の退縮は0.4mm、骨吸収量は0.24mm 少なかったことも報告した。ただしこのような短期研究においては、インプラント装着後1年以内に生じる骨吸収も含まれ、これは粘膜の厚さに左右される可能性があることから（Berglundh と Lindhe ら，1996）、臨床的な意義に関しては不明である。

### ●相反する結果をどう解釈するか

これらの結果から考えなければならないのは、どのような場合に『角化粘膜の移植を行うべきか』ということである。

純粋にインプラント周囲組織の健康を維持する、すなわちインプラント周囲炎を起こさせないという意味では、かならず移植を行う必要はないだろう。しかしわずかな退縮でも問題になるような審美的要求が強い部位では、臨床医の判断で移植の適用が選択される場合もあると考えられる。

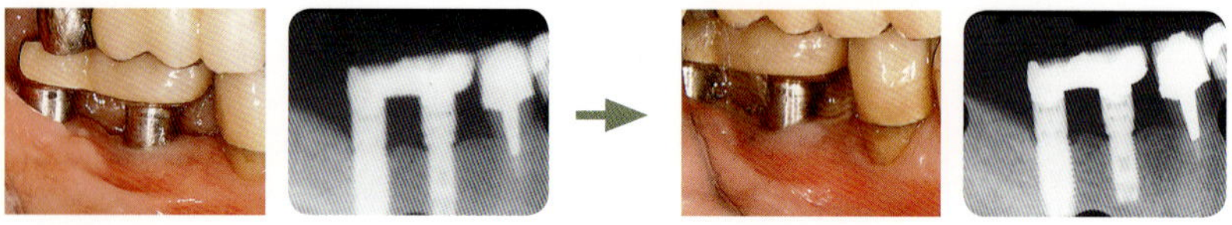

**図10-4-1**　左は上部装着直後、右は6年後の口腔内写真とエックス線写真。遠心部のインプラント周囲には角化粘膜がなく可動性であるが、角化粘膜が存在する近心部のインプラントと骨吸収程度は変わらない。

## 咀嚼粘膜がインプラント周囲軟組織の状態に及ぼす影響

Wennström JL, Bengazi F, Lekholm U. The influence of the masticatory mucosa on the peri-implant soft tissue condition. Clin Oral Implants Res 1994;5(1):1-8.

**【研究の目的】**
咀嚼粘膜の幅とインプラント周囲軟組織の状態との関係を評価する。

**【研究デザイン】**
後ろ向き観察研究

**【研究対象】**
ブローネマルクインプラント支台のフルアーチブリッジが10年以上、または部分欠損ブリッジが5年以上装着されている患者39名(インプラント171本)。

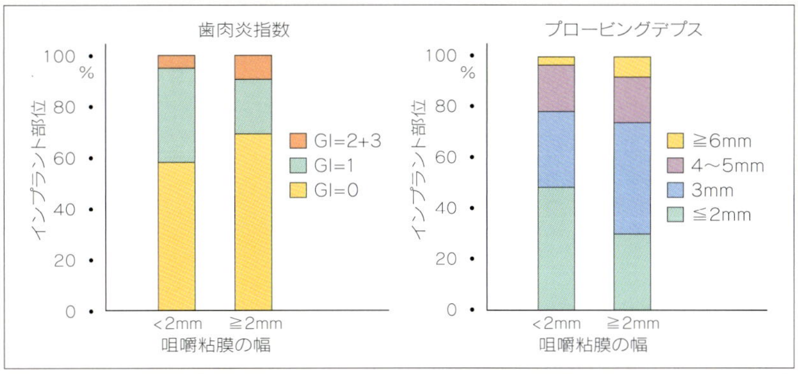


**図10-4-2** 咀嚼粘膜が2mm 以上ならびに2mm 未満の臨床的パラメータの比較。

**【観察方法】**
PlI、GI、プロービング時の出血(BOP)、PPD、咀嚼粘膜の幅、辺縁組織の可動性が計測され、これらの臨床的パラメータが、咀嚼粘膜が2mm 以上の場合と2mm 未満の場合とで比較された。また PlI、GI、BOP を従属変数として重回帰分析が行われた。

**【おもな結果】**
観察されたインプラントのうち24%で咀嚼粘膜が存在せず、13%で2mm 以下の幅であった。粘膜の可動性は61%にみられた。

咀嚼粘膜の幅が2mm 以上の場合と2mm 未満の場合で、臨床的パラメータに差はみられなかった(**図10-4-2**)。重回帰分析の結果、咀嚼粘膜の幅や粘膜の可動性は PlI、GI、BOP に相関しなかった。

## 下顎フルアーチブリッジを支持するインプラント周囲の軟組織における角化粘膜の影響について：5年間の研究

Schrott AR, Jimenez M, Hwang JW, Fiorellini J, Weber HP. Five-year evaluation of the influence of keratinized mucosa on peri-implant soft-tissue health and stability around implants supporting full-arch mandibular fixed prostheses. Clin Oral Implants Res 2009;20(10):1170-1177.

**【研究の目的】**
インプラント周囲組織における角化粘膜が、インプラント周囲疾患の予防に重要か否かを長期的に評価する。

**【研究デザイン】**
前向き観察研究

**【研究対象】**
フルアーチのブリッジが下顎に装着されている患者58名(インプラント307本)。

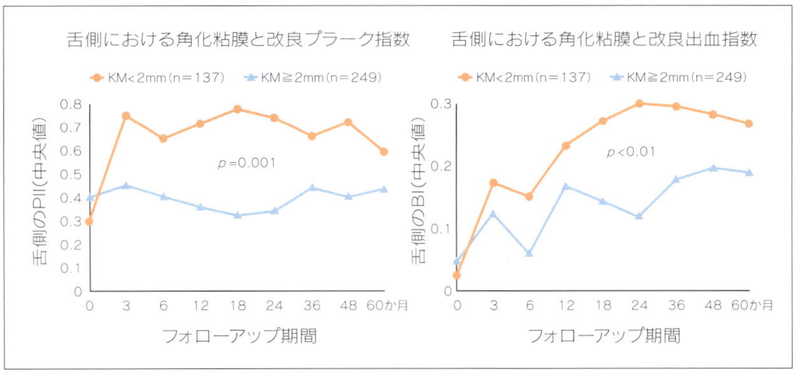


**図10-4-3** 角化粘膜が2mm 以上ならびに2mm 未満の改良プラーク指数と改良歯肉出血指数。

**【観察方法】**
インプラント装着の、3、6、12、18、24、36、48、60か月後に改良プラーク指数、改良歯肉出血指数(BI)、インプラントショルダーと粘膜辺縁との距離(DIM)、角化粘膜の幅(KM)を記録する。

**【おもな結果】**
角化粘膜の幅が2mm 未満の場合、舌側において改良プラーク指数が約0.2、BI が約0.1大きく(**図10-4-3**)、退縮が約0.5mm 大きかった。

### 2つの論文から言えること・わかること

臨床的に重要なことは、軟組織の移植を行うべきかどうかということである。Schrott(2009)の研究で、舌側のみ角化粘膜の幅が狭いほうで出血指数が高かったという結果は、角化粘膜そのものよりもプラークコントロールの影響と考えられ、これに対する対応は移植よりも口腔衛生指導の強化あるいは補綴物の設計の改善であろう。現在では、角化歯肉幅はインプラントの長期予後に影響するとは考えられてない。

# 迷 インプラント周囲の骨吸収はオーバーロードにより生じる

エビデンスで検討すると…

# 真 オーバーロードにより生じる病的な状態はオッセオインテグレーションの喪失であり、辺縁からの骨吸収はほとんどないか、生じたとしてもごくわずかである

### ●インプラントの成功基準?

チタンを材料としたインプラント治療が歯科に応用されて数十年が経過している。その成功の基準の1つに、埋入1年以内の骨吸収量が1mm以下で、その後の年間の骨吸収量は0.2mm以下という項目がある。1つの疑問は、なぜ最初の1年以内に1mmの骨吸収が生じるのか、ということである。

また長期的予後が各地で報告されているが、骨吸収の進行によりインプラントが脱落、あるいは撤去せざるを得ない状況になっている場合がある。このおもな原因は細菌性プラークを主因とするインプラント周囲炎であろう。しかし、たとえばインプラントが3本埋入されそれらが連結された状態で機能し、そのうち1本に著しい辺縁からの骨吸収が生じたとすると、その原因として咬合によるオーバーロードを考える臨床家も少なくないと思われる。

### ●動物実験でわかったこと

骨吸収が生じる過程を、ヒトで組織的に観察するのは現実的ではない。このような場合、動物実験モデルが有効な手段となる。

ビーグル犬を使ったモデルでも、やはり初期の骨吸収は生じる。この1つの理由として、インプラントとアバットメントとのあいだに生じる微細な隙間から感染が起こる『アバットメントICT』が考えられる。しかしAbrahamssonら(1996)は、アバットメントとインプラントが一体型となっているタイプのインプラントシステムでも、初期の骨吸収が生じることを報告した。したがって、アバットメントICTだけでなく、外科的侵襲なども関与していると考えられる。さらに、軟組織が薄い場合には初期の骨吸収が多くみられるので、生物学的幅径を維持するために生じる可能性もある(BerglundhとLindhe, 1996)。

なお、これら一連の動物実験では上部構造は装着されておらず、オーバーロードはなかったはずである。近年、Berglundhら(2005)はインプラント埋入後に荷重を加えたものと加えなかったものを10か月観察した結果、骨吸収量に差がなかったことを報告した。したがって、少なくとも初期骨吸収に咬合がかかわっているわけではないと考えられる。

Isidorら(1996)は、インプラントにオーバーロードを加えることによりオッセオインテグレーションの喪失が起こったことを観察した。これはオーバーロードによる病的変化は辺縁からの骨吸収でなく、インプラント体全体が骨から離断されてしまう状態であることを示している(**図10-5-1**)。他方、オーバーロードにより辺縁の骨吸収が大きくなるとの実験結果も報告されているが(Kozlovskyら, 2007)、オーバーロードがない場合と比較してスレッド1個分の違いなど、ごくわずかの差しか報告されていない。

### ●埋入1年以内に生じる骨吸収の原因

以上の報告から、インプラント埋入後1年以内に生じる骨吸収は、アバットメントICT、外科的侵襲あるいは生体が生物学的幅径を維持しようとすることにより生じる可能性が高いと考えられる。また、インプラントの成功基準を上回る病的な辺縁からの骨吸収(臨床でよくみられるもの)のおもな原因は細菌性プラークで、オーバーロードが関与したとしても、ごくわずかであろう。したがってこのような場合は、プロービング時の出血(BOP)を確認のうえ、歯周治療に準じたプラークコントロールや外科的処置を主体とした治療を適用すべきである。

なおオーバーロードが主因となる病的変化はオッセオインテグレーションの喪失である。インプラントは天然歯のように歯根膜が存在しないので、過重負担に対して機能的に適応することができないのである。

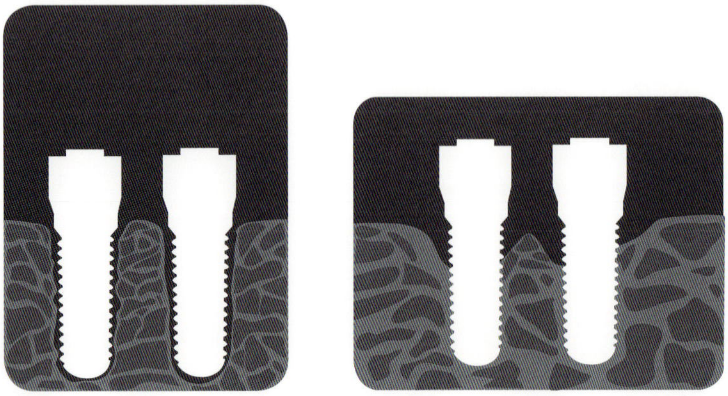

**図10-5-1** オーバーロードによる病的所見とプラークによる病変との違い。**左**:オーバーロードによるオッセオインテグレーションの喪失、**右**:プラークによる辺縁からの骨吸収。

## 咬合のオーバーロードによるオッセオインテグレーションの喪失 サルにおける臨床的およびエックス線的観察

Isidor F. Loss of osseointegration caused by occlusal load of oral implants. A clinical and radiographic study in monkeys. Clin Oral Implants Res 1996;7(2):143-152.

**【研究の目的】**

過度の咬合によるオーバーロードまたはプラークによるインプラント周囲の骨の破壊を比較する。

**【研究デザイン】**

動物実験

**【研究対象】**

サル4頭

**【介入方法】**

下顎第一大臼歯、小臼歯、切歯を抜去し、8か月後にアストラインプラントが5本（小臼歯部の片側に2本ずつ、中切歯部に1本）埋入された。6か月後、アバットメントが連結された。その後、片側の臼歯部の対合に固定式スプリントが装着され、下顎のインプラントに早期に接触するようにデザインされた。このスプリントは、その後側方圧が加わるものに交換された。

1か月間、週に1回ブラッシングがなされた。反対側のインプラントにはブラッシングがなされず、絹糸が巻かれ、周囲粘膜に炎症が惹起された。

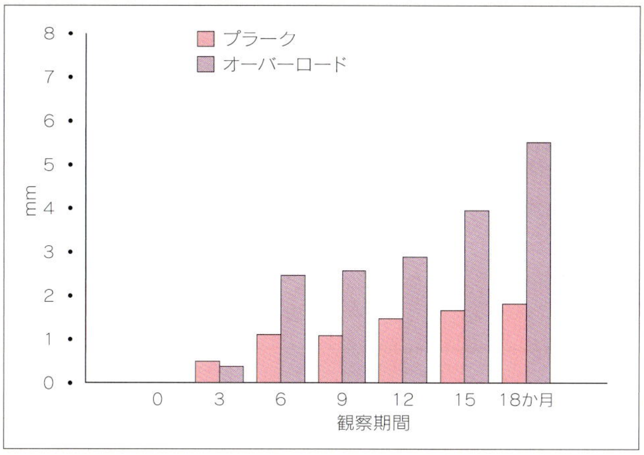


**図 10-5-2** プラークに起因するインプラント周囲炎による骨喪失量とオーバーロードによる骨喪失量との比較。

**【評価方法】**

BOP およびアタッチメントレベルが測定された。またエックス線写真上で骨吸収量が評価された。

**【おもな結果】**

オーバーロードが加えられた4.5～15.5か月後、インプラント8本中5本で動揺およびエックス線写真上でのオッセオインテグレーションの喪失が生じた。オーバーロードが加えられずプラークが蓄積されたインプラントではオッセオインテグレーションの喪失はみられなかったが、平均1.8mmのエックス線写真上での骨吸収が18か月後の評価時にみられた（**図10-5-2**）。

## オーバーロードは、炎症の有無でインプラント周囲組織にどう影響を及ぼすか

Kozlovsky A, Tal H, Laufer BZ, Leshem R, Rohrer MD, Weinreb M, Artzi Z. Impact of implant overloading on the peri-implant bone in inflamed and non-inflamed peri-implant mucosa. Clin Oral Implants Res 2007;18(5):601-610.

**【研究の目的】**

インプラント周囲組織が健康な場合と炎症を起こしている場合における、オーバーロードが骨レベルと骨とインプラントとの結合率に及ぼす影響を調査する。

**【研究デザイン】**

動物実験

**【研究対象】**

ビーグル犬4頭

**【介入方法】**

下顎両側の臼歯部に片顎あたり4本ずつインプラントを埋入し、3か月後にアバットメントを連結した。4本中2本の上部構造には対合歯との咬合接触が過度になるようにしてオーバーロードを付与し、他の2本は咬合接触がないようにした。片側はインプラント周囲にリガチャーを入れて実験的インプラント周囲炎を発症させ、反対側は週3回のブラッシングが行われた。結果的に以下の4群が設定された。

LU：オーバーロード＋非炎症
LI：オーバーロード＋炎症
UU：非オーバーロード＋炎症
UI：非オーバーロード＋非炎症

**【評価方法】**

3か月ごとに臨床的パラメータ、エックス線写真撮影、12か月後に屠殺して組織学的観察が行われた。

**【おもな結果】**

LU と UU では臨床的パラメータの変化がみられなかったが、オーバーロードは骨とインプラントとの結合率を有意に増加させ、若干の辺縁からの骨吸収を引き起こしたが、統計学的有意差はみられなかった。LI は UI と比較して辺縁からの骨吸収が多く、統計学的有意差がみられたが、その差は0.6～0.8mm であった。

### 2つの論文から言えること・わかること

プラークに起因するインプラント周囲炎によって生じる骨吸収は辺縁からのクレーター状のものであるが、オーバーロードによるものはインプラント全体にわたるオッセオインテグレーションの喪失なので、臨床においてはこれらを混同し、診断を誤ってはならない。

# 迷　抜歯即時埋入により骨吸収が抑制される

エビデンスで検討すると…

# 真　抜歯即時埋入を行っても骨吸収は抑制されない

**●近年増えてきた抜歯即時埋入**

抜歯が行われると顎堤が吸収することはよく知られている。それを防ぐために、近年、抜歯即時インプラント埋入がよく行われるようになってきた。この方法は抜歯後の治癒を待つ必要もないので時間的にも早く、便利な方法として語られることが多い。たしかに、抜歯後に機能圧をすぐにかけることで骨吸収を抑制するという理屈は、もっともらしく思えるのだが……。

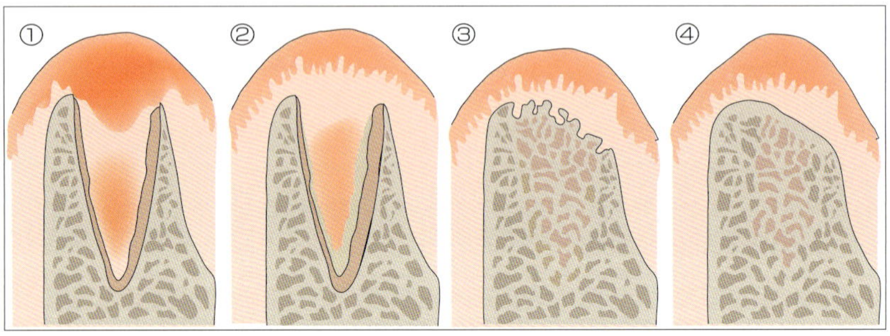


**図10-6-1**　抜歯窩の治癒過程。束状骨が多い頬側で特に吸収量が多い(Cardaropoli ら，2003)。①移植後1週、②2週、③4週、④8週。

**●動物実験から検証する抜歯即時埋入**

抜歯窩の治癒過程について、まず整理してみよう。

Cardaropoli ら(2003)は、イヌを用いたモデルで抜歯窩の治癒過程を組織学的に観察した。抜歯1週目には抜歯窩は粘膜により覆われ、その粘膜の内部には血管と炎症性細胞浸潤が認められた。抜歯窩内面は束状骨で覆われ、破骨細胞も多くみられた。頬側の骨頂には束状骨のみで構成されている部分が1mm 以上あったが、舌側ではその部分は0.5mm に満たないもので、さらに緻密骨に被覆され、頬側と比べ厚い骨幅となっていた。2週目には、被覆粘膜の炎症細胞は消失し線維芽細胞が豊富な結合組織が認められた。抜歯窩内部には網状骨が多くみられた。辺縁骨頂で破骨細胞がみられ、頬側のほうが舌側よりも著しい骨吸収が起こっていた。4～8週目には歯槽骨頂付近の束状骨は消失し、骨外壁で歯槽骨の吸収が著しく、骨吸収とリモデリングが同時に起こっていた。この過程は8週目まで継続し、結果として頬側で舌側よりも著しい骨吸収を生じた。頬側の骨の高さは、舌側と比較して約2mm 低かった(**図10-6-1**)。

次に Araújo ら(2005)は、イヌを用いてインプラントの抜歯即時埋入を行った場合の治癒を観察した。両側の下顎第三および第四小臼歯の遠心根を抜去し、片側に ITI インプラントを埋入した。反対側にはインプラントは埋入しなかった。その後、週3回のプラークコントロールが行われ、3か月後に組織観察を行った。その結果、インプラント周囲組織および歯周組織は健康な外観を呈していたが、インプラント部の支持骨は舌側よりも頬側で骨吸収が著明に起こった。また無歯顎部でも同様に頬側で骨吸収が多かった。

つまり動物実験では、抜歯即時埋入では骨の吸収を抑えられないことが観察されたのである。

**●臨床研究ではどうか**

Botticelli ら(2004)は、中間歯欠損部にインプラント抜歯即時埋入を行い、4か月後にリエントリーした結果、Araújo らによる動物実験と同様に、インプラントと骨壁間のギャップは新生骨で満たされるが、頬側と舌側に骨吸収が生じ、骨吸収量は頬側で多かったことを報告した。

**●抜歯即時埋入では、骨吸収の抑制はできない**

以上の結果から、インプラントの抜歯即時埋入を行っても、以前に考えられていたように骨吸収を抑制することができないことがわかった。

その理由は、抜歯後の骨吸収は、天然歯を直接支えていた束状骨の喪失にかかわっているためと考えられる。束状骨は本来は歯根膜を通じて歯根を結合し歯に加わる荷重を受け止めるなどの機能的な役割を持っているが、歯が喪失することでその役割を失い消失するものと思われる。

抜歯即時埋入は治療期間の短縮という意義はあるが、これにより骨吸収は抑制できないので、とくに審美にかかわる部分に行う場合には、術後に起こりうる骨吸収を想定する必要がある。

## 抜歯即時埋入後の歯槽突起の変化について　ビーグル犬による実験的研究

Araújo MG, Sukekava F, Wennström JL, Lindhe J. Ridge alterations following implant placement in fresh extraction sockets: an experimental study in the dog. J Clin Periodontol 2005;32(6):645-652.

**【研究の目的】**

インプラントの抜歯即時埋入後の歯槽突起の変化を観察する。

**【研究デザイン】**

動物実験

**【研究対象】**

ビーグル犬5頭

**【介入方法】**

下顎両側のフラップ剥離後、第三小臼歯および第四小臼歯の遠心根を抜去し、片側にSLAコーティングのITIインプラントを即時埋入した。反対側にはインプラントは埋入しなかった。また第二小臼歯部のフラップは剥離せず、対照とされた。その後、週3回プラークコントロールが継続された。

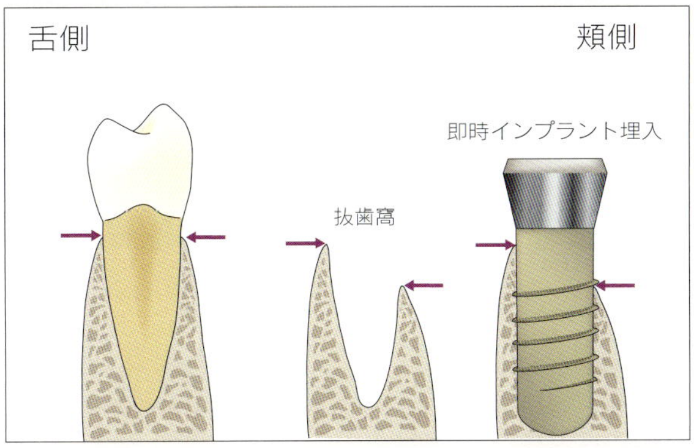


**図10-6-2**　抜歯後とインプラント即時埋入後の骨頂を比較すると、骨頂の位置はインプラントを埋入しても抜歯窩と同じ位置であった。

**【評価方法】**

インプラント埋入3か月後に臨床および組織学的観察を行った。

**【おもな結果】**

SLAコーティング表面とインプラント頸部との境界部から骨頂までの距離は、頬側で2.6mm、舌側で0.2mmであった。無歯顎部位では、頬側の骨と舌側の骨の差は2.2mmであった（**図10-6-2**）。またフラップが剥離された天然歯においては、頬側のアタッチメントロスは0.5mm、舌側では0.2mmであった。

## インプラント即時埋入後の硬組織の変化について

Botticelli D, Berglundh T, Lindhe J. Hard-tissue alterations following immediate implant placement in extraction sites. J Clin Periodontol 2004;31(10):820-828.

**【研究の目的】**

インプラントの抜歯即時埋入後に起こる硬組織の大きさの変化を観察する。

**【研究デザイン】**

フォローアップ研究

**【研究対象】**

平均49.1歳の18人の患者の抜歯予定の21歯。

**【介入方法】**

フラップ剥離を伴う抜歯後にITIインプラントを即時埋入し、4か月後にリエントリーした。

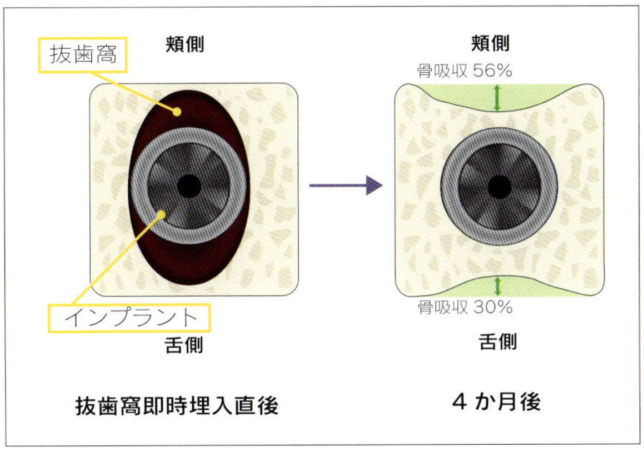


**図10-6-3**　インプラントの抜歯即時埋入後、頬側で56%、舌側で30%の水平方向の骨吸収が起こる。

**【評価方法】**

フラップを剥離し、抜歯窩の近遠心および頬舌径、骨頂上から1mm根尖部の位置での頬側および舌側骨壁の厚さが、インプラント埋入前に測定された。またインプラント埋入直後に、インプラントショルダー部と骨頂部の距離、インプラント表面と抜歯窩骨壁とのギャップ、インプラント表面と骨頂との水平的距離が測定された。

4か月後のリエントリー時にも、同様の測定が行われた。

**【おもな結果】**

3mmを超える欠損部は術前には52か所あったが、術後には8か所に減少した。水平方向の骨吸収は頬側で56%、舌側で30%であった（**図10-6-3**）。垂直方向の骨吸収は頬側で0.3mm、舌側で0.6mm、近心で0.2mm、遠心で0.5mmであった。

### 2つの論文から言えること・わかること

インプラントの抜歯即時埋入を行っても、骨吸収を防止することはできない。特に頬側の骨が、舌側よりも水平的および垂直的に大きく吸収する傾向がある。

# REFERENCE


Abrahamsson I, Berglundh T, Wennström J, Lindhe J. The peri-implant hard and soft tissues at different implant systems. A comparative study in the dog. Clin Oral Implants Res 1996;7(3):212-219.

Adibrad M, Shahabuei M, Sahabi M. Significance of the width of keratinized mucosa on the health status of the supporting tissue around implants supporting overdentures. J Oral Implantol 2009;35(5):232-237.

Ainamo A, Bergenholtz A, Hugoson A, Ainamo J. Location of the mucogingival junction 18 years after apically repositioned flap surgery. J Clin Periodontol 1992;19(1):49-52.

Ainamo J. Relationship between malalignment of the teeth and periodontal disease. Scand J Dent Res 1972;80(2):104-110.

Aleo JJ, De Renzis FA, Farber PA, Varboncoeur AP. The presence and biologic activity of cementum-bound endotoxin. J Periodontol 1974;45(9):672-675.

Alkan A, Aykaç Y, Bostanci H. Does temporary splinting before non-surgical therapy eliminate scaling and root planing-induced trauma to the mobile teeth? J Oral Sci 2001;43(4):249-254.

Araújo MG, Lindhe J. Dimensional ridge alterations following tooth extraction. An experimental study in the dog. J Clin Periodontol 2005;32(2):212-218.

Ashley FP, Usiskin LA, Wilson RF, Wagaiyu E. The relationship between irregularity of the incisor teeth, plaque, and gingivitis: a study in a group of schoolchildren aged 11-14 years. Eur J Orthod 1998;20(1):65-72.

Atieh MA. Photodynamic therapy as an adjunctive treatment for chronic periodontitis: a meta-analysis. Lasers Med Sci 2010;25(4):605-613.

Axelsson P, Lindhe J. Effect of controlled oral hygiene procedures on caries and periodontal disease in adults. J Clin Periodontol 1978;5(2):133-151.

Axelsson P, Lindhe J. Effect of controlled oral hygiene procedures on caries and periodontal disease in adults. Results after 6 years. J Clin Periodontol 1981;8(3):239-248.

Axelsson P, Nyström B, Lindhe J. The long-term effect of a plaque control program on tooth mortality, caries and periodontal disease in adults. Results after 30 years of maintenance. J Clin Periodontol 2004;31(9):749-757.

Azarpazhooh A, Shah PS, Tenenbaum HC, Goldberg MB. The effect of photodynamic therapy for periodontitis: a systematic review and meta-analysis. J Periodontol 2010;81(1):4-14.

Badersten A, Nilvéus R, Egelberg J. Effect of non-surgical periodontal therapy (IV). Operator variability. J Clin Periodontol 1985;12(3):190-200.

Badersten A, Nilveus R, Egelberg J. Effect of nonsurgical periodontal therapy (VIII). Probing attachment changes related to clinical characteristics. J Clin Periodontol 1987;14(7):425-432.

Badersten A, Nilvéus R, Egelberg J. Effect of nonsurgical periodontal therapy. I. Moderately advanced periodontitis. J Clin Periodontol 1981;8(1):57-72.

Badersten A, Nilveus R, Egelberg J. Effect of nonsurgical periodontal therapy. II. Severely advanced periodontitis. J Clin Periodontol 1984;11(1):63-76.

Badersten A, Nilvéus R, Egelberg J. Effect of nonsurgical periodontal therapy. V. Patterns of probing attachment loss in non-responding sites. J Clin Periodontol 1985;12(4):270-282.

Badersten A, Nilvéus R, Egelberg J. Scores of plaque, bleeding, suppuration and probing depth to predict probing attachment loss. 5 years of observation following nonsurgical periodontal therapy. J Clin Periodontol 1990;17(2):102-107.

Baysan A, Lynch E, Ellwood R, Davies R, Petersson L, Borsboom P. Reversal of primary root caries using dentifrices containing 5,000 and 1,100 ppm fluoride. Caries Res 2001;35(1):41-46.

Becker W, Becker BE, Caffesse R, Kerry G, Ochsenbein C, Morrison E, Prichard J. A longitudinal study comparing scaling, osseous surgery, and modified Widman procedures: results after 5 years. J Periodontol 2001;72(12):1675-1684.

Becker W, Becker BE, Ochsenbein C, Kerry G, Caffesse R, Morrison EC, Prichard J. A longitudinal study comparing scaling, osseous surgery and modified Widman procedures. Results after one year. J Periodontol 1988;59(6):351-365.

Berglundh T, Abrahamsson I, Lindhe J. Bone reactions to longstanding functional load at implants: an experimental study in dogs. J Clin Periodontol 2005;32(9):925-932.

Berglundh T, Lindhe J. Dimension of the periimplant mucosa. Biological width revisited. J Clin Periodontol 1996;23(10):971-973.

Bernhardt O, Gesch D, Look JO, Hodges JS, Schwahn C, Mack F, Kocher T. The influence of dynamic occlusal interferences on probing depth and attachment level: results of the Study of Health in Pomerania (SHIP). J Periodontol 2006;77(3):506-516.

Blomlöf L, Hammarström L, Lindskog S. Occurrence and appearance of cementum hypoplasias in localized and generalized juvenile periodontitis. Acta

Odontol Scand 1986;44(5):313-320.

Blomlöf L, Jansson L, Appelgren R, Ehnevid H, Lindskog S. Prognosis and mortality of root-resected molars. Int J Periodontics Restorative Dent 1997;17(2):190-201.

Bo Krasse. Caries Risk: A Practical Guide for Assessment and Control. Chicago: Quintessence Publishing Co., 1985.

Bogren A, Teles RP, Torresyap G, Haffajee AD, Socransky SS, Wennström JL. Locally delivered doxycycline during supportive periodontal therapy: a 3-year study. J Periodontol 2008;79(5):827-835.

Bolin A, Eklund G, Frithiof L, Lavstedt S. The effect of changed smoking habits on marginal alveolar bone loss. A longitudinal study. Swed Dent J 1993;17(5):211-216.

Botticelli D, Berglundh T, Lindhe J. Hard-tissue alterations following immediate implant placement in extraction sites. J Clin Periodontol 2004;31(10):820-828.

Bouri A Jr, Bissada N, Al-Zahrani MS, Faddoul F, Nouneh I. Width of keratinized gingiva and the health status of the supporting tissues around dental implants. Int J Oral Maxillofac Implants 2008;23(2):323-326.

Buckley LA. The relationships between irregular teeth, plaque, calculus and gingival disease. A study of 300 subjects. Br Dent J 1980;148(3):67-69.

Buckley LA. The relationships between malocclusion, gingival inflammation, plaque and calculus. J Periodontol 1981;52(1):35-40.

Budtz-Jøgensen E. Bruxism and trauma from occlusion. An experimental model in Macaca monkeys. J Clin Periodontol 1980;7(2):149-162.

Bühler H. Survival rates of hemisected teeth: an attempt to compare them with survival rates of alloplastic implants. Int J Periodontics Restorative Dent 1994;14(6):536-543.

Burgett FG, Ramfjord SP, Nissle RR, Morrison EC, Charbeneau TD, Caffesse RG. A randomized trial of occlusal adjustment in the treatment of periodontitis patients. J Clin Periodontol 1992;19(6):381-387.

Byrne SJ, Dashper SG, Darby IB, Adams GG, Hoffmann B, Reynolds EC. Progression of chronic periodontitis can be predicted by the levels of Porphyromonas gingivalis and Treponema denticola in subgingival plaque. Oral Microbiol Immunol 2009;24(6):469-477.

Cardaropoli G, Araújo M, Lindhe J. Dynamics of bone tissue formation in tooth extraction sites. An experimental study in dogs. J Clin Periodontol 2003;30(9):809-818.

Carlson BR, Yontchev E. Long-term observations of extensive fixed partial dentures on mandibular canine teeth. J Oral Rehabil 1996;23(3):163-169.

Caton J, Nyman S, Zander H. Histometric evaluation of periodontal surgery. II. Connective tissue attachment levels after four regenerative procedures. J Clin Periodontol 1980;7(3):224-231.

Chapple IL, Socransky SS, Dibart S, Glenwright HD, Matthews JB. Chemiluminescent assay of alkaline phosphatase in human gingival crevicular fluid: investigations with an experimental gingivitis model and studies on the source of the enzyme within crevicular fluid. J Clin Periodontol 1996;23(6):587-594.

Chondros P, Nikolidakis D, Christodoulides N, Rössler R, Gutknecht N, Sculean A. Photodynamic therapy as adjunct to non-surgical periodontal treatment in patients on periodontal maintenance: a randomized controlled clinical trial. Lasers Med Sci 2009;24(5):681-688.

Christersson LA, Slots J, Zambon JJ, Genco RJ. Transmission and colonization of Actinobacillus actinomycetemcomitans in localized juvenile periodontitis patients. J Periodontol 1985;56(3):127-131.

Chung DM, Oh TJ, Lee J, Misch CE, Wang HL. Factors affecting late implant bone loss: a retrospective analysis. Int J Oral Maxillofac Implants 2007;22(1):117-126.

Chung DM, Oh TJ, Shotwell JL, Misch CE, Wang HL. Significance of keratinized mucosa in maintenance of dental implants with different surfaces. J Periodontol 2006;77(8):1410-1420.

Claffey N, Nylund K, Kiger R, Garrett S, Egelberg J. Diagnostic predictability of scores of plaque, bleeding, suppuration and probing depth for probing attachment loss. 3 1/2 years of observation following initial periodontal therapy. J Clin Periodontol 1990;17(2):108-114.

Claydon N, Addy M. Comparative single-use plaque removal by toothbrushes of different designs. J Clin Periodontol 1996;23(12):1112-1116.

Cortellini P, Paolo G, Prato P, Tonetti MS. Long-term stability of clinical attachment following guided tissue regeneration and conventional therapy. J Clin Periodontol 1996;23(2):106-111.

Dahlén G, Lindhe J, Sato K, Hanamura H, Okamoto H. The effect of supragingival plaque control on the subgingival microbiota in subjects with periodontal disease. J Clin Periodontol 1992;19(10):802-809.

Darany DG, Beck FM, Walters JD. The relationship of

gingival fluid leukocyte elastase activity to gingival fluid flow rate. J Periodontol 1992;63(9):743-747.

Darany DG, Beck FM, Walters JD. The relationship of gingival fluid leukocyte elastase activity to gingival fluid flow rate. J Periodontol 1992;63(9):743-747.

de Trey E, Bernimoulin JP. Influence of free gingival grafts on the health of the marginal gingiva. J Clin Periodontol 1980;7(5):381-393.

Demmer RT, Papapanou PN, Jacobs DR Jr, Desvarieux M. Bleeding on probing differentially relates to bacterial profiles: the Oral Infections and Vascular Disease Epidemiology Study. J Clin Periodontol 2008;35(6):479-486.

DeVore CH, Beck FM, Horton JE. Retained "hopeless" teeth. Effects on the proximal periodontium of adjacent teeth. J Periodontol 198;59(10):647-651.

Ehnevid H, Jansson L, Lindskog S, Blomlöf L. Periodontal healing in teeth with periapical lesions. A clinical retrospective study. J Clin Periodontol 1993;20(4):254-258.

Ehnevid H, Jansson LE, Lindskog SF, Blomlöf LB. Periodontal healing in relation to radiographic attachment and endodontic infection. J Periodontol 1993;64(12):1199-1204.

Emler BF, Windchy AM, Zaino SW, Feldman SM, Scheetz JP. The value of repetition and reinforcement in improving oral hygiene performance. J Periodontol 1980;51(4):228-234.

Ericsson I, Giargia M, Lindhe J, Neiderud AM. Progression of periodontal tissue destruction at splinted/non-splinted teeth. An experimental study in the dog. J Clin Periodontol 1993;20(10):693-698.

Ericsson I, Lindhe J. Probing depth at implants and teeth. An experimental study in the dog. J Clin Periodontol 1993;20(9):623-627.

Esper LA, Ferreira SB Jr, de Oliveira Fortes Kaizer R, de Almeida AL. The role of keratinized mucosa in peri-implant health. Cleft Palate Craniofac J 2012;49(2):167-170.

Etter TH, Håkanson I, Lang NP, Trejo PM, Caffesse RG. Healing after standardized clinical probing of the perlimplant soft tissue seal: a histomorphometric study in dogs. Clin Oral Implants Res 2002;13(6):571-580.

Fejerskov O, Luan WM, Nyvad B, Budtz-Jørgensen E, Holm-Pedersen P. Active and inactive root surface caries lesions in a selected group of 60- to 80-year-old Danes. Caries Res 1991;25(5):385-391.

Fleszar TJ, Knowles JW, Morrison EC, Burgett FG, Nissle RR, Ramfjord SP. Tooth mobility and periodontal therapy. J Clin Periodontol 1980;7(6):495-505.

Fransson C, Lekholm U, Jemt T, Berglundh T. Prevalence of subjects with progressive bone loss at implants. Clin Oral Implants Res 2005;16(4):440-446.

Galler C, Selipsky H, Phillips C, Ammons WF Jr. The effect of splinting on tooth mobility. (2) After osseous surgery. J Clin Periodontol 1979;6(5):317-333.

Glickman I, Smulow JB. Effect of excessive occlusal forces upon the pathway of gingival inflammation in humans. J Periodontol 1965;36:141-147.

Glickman I, Smulow JB. Further observations on the effects of trauma from occlusion in humans. J Periodontol 1967;38(4):280-293.

Goodson JM. Gingival crevice fluid flow. Periodontol 2000 2003;31:43-54.

Gottlow J, Nyman S, Lindhe J, Karring T, Wennström J. New attachment formation in the human periodontium by guided tissue regeneration. Case reports. J Clin Periodontol 1986;13(6):604-616.

Graetz C, Dörfer CE, Kahl M, Kocher T, Fawzy El-Sayed K, Wiebe JF, Gomer K, Rühling A. Retention of questionable and hopeless teeth in compliant patients treated for aggressive periodontitis. J Clin Periodontol 2011;38(8):707-714.

Greenstein G, Caton J, Polson AM. Histologic characteristics associated with bleeding after probing and visual signs of inflammation. J Periodontol 1981;52(8):420-425.

Greenstein G, Polson A, Iker H, Meitner S. Associations between crestal lamina dura and periodontal status. J Periodontol 1981;52(7):362-366.

Gürgan CA, Oruç AM, Akkaya M. Alterations in location of the mucogingival junction 5 years after coronally repositioned flap surgery. J Periodontol 2004;75(6):893-901.

Haffajee AD, Socransky SS, Goodson JM. Comparison of different data analyses for detecting changes in attachment level. J Clin Periodontol 1983;10(3):298-310.

Haffajee AD, Socransky SS, Gunsolley JC. Systemic anti-infective periodontal therapy. A systematic review. Ann Periodontol 2003;8(1):115-181.

Haffajee AD, Socransky SS, Smith C, Dibart S. Relation of baseline microbial parameters to future periodontal attachment loss. J Clin Periodontol 1991;18(10):744-750.

Hallmon WW, Rees TD. Local anti-infective therapy: mechanical and physical approaches. A systematic review. Ann Periodontol 2003;8(1):99-114.

Hamp SE, Nyman S, Lindhe J. Periodontal treatment of multirooted teeth. Results after 5 years. J Clin

Periodontol 1975;2(3):126-135.

Hanes PJ, Purvis JP. Local anti-infective therapy: pharmacological agents. A systematic review. Ann Periodontol 2003;8(1):79-98.

Hangorsky U, Bissada NF. Clinical assessment of free gingival graft effectiveness on the maintenance of periodontal health. J Periodontol 1980;51(5):274-278.

Hardt CR, Gröndahl K, Lekholm U, Wennström JL. Outcome of implant therapy in relation to experienced loss of periodontal bone support: a retrospective 5- year study. Clin Oral Implants Res 2002;13(5):488-494.

Harrel SK, Nunn ME. The effect of occlusal discrepancies on periodontitis. II. Relationship of occlusal treatment to the progression of periodontal disease. J Periodontol 2001;72(4):495-505.

Heft MW, Perelmuter SH, Cooper BY, Magnusson I, Clark WB. Relationship between gingival inflammation and painfulness of periodontal probing. J Clin Periodontol 1991;18(3):213-215.

Heijl L, Heden G, Svärdström G, Ostgren A. Enamel matrix derivative (EMDOGAIN) in the treatment of intrabony periodontal defects. J Clin Periodontol 1997;24(9 Pt 2):705-714.

Heller D, Varela VM, Silva-Senem MX, Torres MC, Feres-Filho EJ, Colombo AP. Impact of systemic antimicrobials combined with anti-infective mechanical debridement on the microbiota of generalized aggressive periodontitis: a 6-month RCT. J Clin Periodontol 2011;38(4):355-364.

Herrera D. Photodynamic therapy for chronic periodontitis. Evid Based Dent 2011;12(3):78-79.

Hirschfeld L, Wasserman B. A long-term survey of tooth loss in 600 treated periodontal patients. J Periodontol 1978;49(5):225-237.

Holt LA, Williams KB, Cobb CM, Keselyak NT, Jamison CL, Brand VS. Comparison of probes for microbial contamination following use in periodontal pockets of various depths. J Periodontol 2004;75(3):353-359.

Houston F, Hanamura H, Carlsson GE, Haraldson T, Rylander H. Mandibular dysfunction and periodontitis. A comparative study of patients with periodontal disease and occlusal parafunctions. Acta Odontol Scand 1987;45(4):239-246.

Ishikawa A, Kimura T, Tomozane T, Watanabe T, Watanabe Y, Hashimoto M. Effect of repeated toothbrushing instructions on periodontal health in a community. Nihon Koshu Eisei Zasshi 1995;42(9):777-782.

Isidor F, Karring T. Long-term effect of surgical and non-surgical periodontal treatment. A 5-year clinical study. J Periodontal Res 1986;21(5):462-472.

Isidor F. Loss of osseointegration caused by occlusal load of oral implants. A clinical and radiographic study in monkeys. Clin Oral Implants Res 1996;7(2):143-152.

Jansson L, Ehnevid H, Lindskog S, Blomlöf L. The influence of endodontic infection on progression of marginal bone loss in periodontitis. J Clin Periodontol 1995;22(10):729-734.

Jansson LE, Ehnevid H, Lindskog SF, Blomlöf LB. Radiographic attachment in periodontitis-prone teeth with endodontic infection. J Periodontol 1993;64(10):947-953.

Jin LJ, Cao CF. Clinical diagnosis of trauma from occlusion and its relation with severity of periodontitis. J Clin Periodontol 1992;19(2):92-97.

Joss A, Adler R, Lang NP. Bleeding on probing. A parameter for monitoring periodontal conditions in clinical practice. J Clin Periodontol 1994;21(6):402-408.

Kaldahl WB, Johnson GK, Patil KD, Kalkwarf KL. Levels of cigarette consumption and response to periodontal therapy. J Periodontol 1996;67(7):675-681.

Kaldahl WB, Kalkwarf KL, Patil KD, Molvar MP, Dyer JK. Long-term evaluation of periodontal therapy: I. Response to 4 therapeutic modalities. J Periodontol 1996;67(2):93-102.

Kegel W, Selipsky H, Phillips C. The effect of splinting on tooth mobility. I. During initial therapy. J Clin Periodontol 1979;6(1):45-58.

Kennedy JE, Bird WC, Palcanis KG, Dorfman HS. A longitudinal evaluation of varying widths of attached gingiva. J Clin Periodontol 1985;12(8):667-675.

Kerschbaum T, Meier F. Periodontal findings in various positions of the sublingual bar. ZWR 1977;86(5):230-237.

Kiger RD, Nylund K, Feller RP. A comparison of proximal plaque removal using floss and interdental brushes. J Clin Periodontol 1991;18(9):681-684.

Kim BS, Kim YK, Yun PY, Yi YJ, Lee HJ, Kim SG, Son JS. Evaluation of peri-implant tissue response according to the presence of keratinized mucosa. Oral Surg Oral Med Oral Pathol Oral Radiol Endod 2009;107(3):e24-28.

Kisch J, Badersten A, Egelberg J. Longitudinal observation of "unattached," mobile gingival areas. J Clin Periodontol 1986;13(2):131-134.

Knowles J, Burgett F, Morrison E, Nissle R, Ramfjord S. Comparison of results following three modalities of periodontal therapy related to tooth type and initial pocket depth. J Clin Periodontol 1980;7(1):32-47.

Kocher T, Rosin M, Langenbeck N, Bernhardt O. Subgingival polishing with a teflon-coated sonic scaler insert in comparison to conventional instruments as assessed on extracted teeth (II). Subgingival roughness. J Clin Periodontol 2001;28(8):723-729.

Koral SM, Howell TH, Jeffcoat MK. Alveolar bone loss due to open interproximal contacts in periodontal disease. J Periodontol 1981;52(8):447-450.

Kornman KS, Crane A, Wang HY, di Giovine FS, Newman MG, Pirk FW, Wilson TG Jr, Higginbottom FL, Duff GW. The interleukin-1 genotype as a severity factor in adult periodontal disease. J Clin Periodontol 1997;24(1):72-77.

Kozlovsky A, Tal H, Laufer BZ, Leshem R, Rohrer MD, Weinreb M, Artzi Z. Impact of implant overloading on the peri-implant bone in inflamed and non-inflamed peri-implant mucosa. Clin Oral Implants Res 2007;18(5):601-610.

Labriola A, Needleman I, Moles DR. Systematic review of the effect of smoking on nonsurgical periodontal therapy. Periodontol 2000 2005;37:124-137.

Lang NP, Adler R, Joss A, Nyman S. Absence of bleeding on probing. An indicator of periodontal stability. J Clin Periodontol 1990;17(10):714-721.

Lang NP, Brägger U, Walther D, Beamer B, Kornman KS. Ligature-induced peri-implant infection in cynomolgus monkeys. I. Clinical and radiographic findings. Clin Oral Implants Res 1993;4(1):2-11.

Lang NP, Cumming BR, Löe H. Toothbrushing frequency as it relates to plaque development and gingival health. J Periodontol 1973;44(7):396-405.

Lang NP, Joss A, Orsanic T, Gusberti FA, Siegrist BE. Bleeding on probing. A predictor for the progression of periodontal disease? J Clin Periodontol 1986;13(6):590-596.

Lang NP, Löe H. The relationship between the width of keratinized gingiva and gingival health. J Periodontol 1972;43(10):623-627.

Lang NP, Wetzel AC, Stich H, Caffesse RG. Histologic probe penetration in healthy and inflamed peri-implant tissues. Clin Oral Implants Res 1994;5(4):191-201.

Lang NP. Focus on intrabony defects--conservative therapy. Periodontol 2000 2000;22:51-58.

Lang NP. Periodontal considerations in prosthetic dentistry. Periodontol 2000 1995;9:118-131.

Langer B, Stein SD, Wagenberg B. An evaluation of root resections. A ten-year study. J Periodontol 1981;52(12):719-722.

Larato DC. Relationship of food impaction to interproximal intrabony lesions. J Periodontol 1971;42(4):237-238.

Leonhardt A, Bergström C, Krok L, Cardaropoli G. Microbiological effect of the use of an ultrasonic device and iodine irrigation in patients with severe chronic periodontal disease: arandomized controlled clinical study. Acta Odontol Scand 2007;65(1):52-59.

Leonhardt A, Dahlén G, Renvert S. Five-year clinical, microbiological, and radiological outcome following treatment of peri-implantitis in man. J Periodontol 2003;74(10):1415-1422.

Levin L, Ofec R, Grossmann Y, Anner R. Periodontal disease as a risk for dental implant failure over time: a long-term historical cohort study. J Clin Periodontol 2011;38(8):732-737.

Lim LP, Davies WI, Yuen KW, Ma MH. Comparison of modes of oral hygiene instruction in improving gingival health. J Clin Periodontol 1996;23(7):693-697.

Lindhe J, Berglundh T, Ericsson I, Liljenberg B, Marinello C. Experimental breakdown of peri-implant and periodontal tissues. A study in the beagle dog. Clin Oral Implants Res 1992;3(1):9-16.

Lindhe J, Ericsson I. The effect of elimination of jiggling forces on periodontally exposed teeth in the dog. J Periodontol 1982;53(9):562-567.

Lindhe J, Haffajee AD, Socransky SS. Progression of periodontal disease in adult subjects in the absence of periodontal therapy. J Clin Periodontol 1983;10(4):433-442.

Lindhe J, Meyle J; Group D of European Workshop on Periodontology. Peri-implant diseases: Consensus Report of the Sixth European Workshop on Periodontology. J Clin Periodontol 2008;35(8 Suppl):282-285.

Lindhe J, Nyman S. Alterations of the position of the marginal soft tissue following periodontal surgery. J Clin Periodontol 1980;7(6):525-530.

Lindhe J, Nyman S. Long-term maintenance of patients treated for advanced periodontal disease. J Clin Periodontol 1984;11(8):504-514.

Lindhe J, Nyman S. Scaling and granulation tissue removal in periodontal therapy. J Clin Periodontol 1985;12(5):374-388.

Lindhe J, Okamoto H, Yoneyama T, Haffajee A, Socransky SS. Longitudinal changes in periodontal disease in untreated subjects. J Clin Periodontol 1989;16(10):662-670.

Lindhe J, Okamoto H, Yoneyama T, Haffajee A, Socransky SS. Periodontal loser sites in untreated adult subjects. J Clin Periodontol 1989;16(10):671-678.

Lindhe J, Pontoriero R, Berglundh T, Araujo M. The effect of flap management and bioresorbable occlusive devices in GTR treatment of degree III furcation defects. An experimental study in dogs. J Clin Periodontol 1995;22(4):276-283.

Lindhe J, Westfelt E, Nyman S, Socransky SS, Heijl L, Bratthall G. Healing following surgical/non-surgical treatment of periodontal disease. A clinical study. J Clin Periodontol 1982;9(2):115-128.

Listgarten MA, Grossberg D, Schwimer C, Vito A, Gaffar A. Effect of subgingival irrigation with tetrapotassium peroxydiphosphate on scaled and untreated periodontal pockets. J Periodontol 1989;60(1):4-11.

Löe H, Schiott CR. The effect of mouthrinses and topical application of chlorhexidine on the development of dental plaque and gingivitis in man. J Periodontal Res 1970;5(2):79-83.

Löe H, Theilade E, Jensen SB. Experimental gingivitis in man. J Periodontol 1965;36:177-187.

López NJ, Gamonal JA, Martinez B. Repeated metronidazole and amoxicillin treatment of periodontitis. A follow-up study. J Periodontol 2000;71(1):79-89.

Lulic M, Leiggener Görög I, Salvi GE, Ramseier CA, Mattheos N, Lang NP. One-year outcomes of repeated adjunctive photodynamic therapy during periodontal maintenance: a proof-of-principle randomized-controlled clinical trial. J Clin Periodontol 2009;36(8):661-666.

Machtei EE, Hirsch I. Retention of hopeless teeth: the effect on the adjacent proximal bone following periodontal surgery. J Periodontol 2007;78(12):2246-2252.

Machtei EE, Zubrey Y, Ben Yehuda A, Soskolne WA. Proximal bone loss adjacent to periodontally "hopeless" teeth with and without extraction. J Periodontol 1989;60(9):512-515.

Mack F, Mojon P, Budtz-Jørgensen E, Kocher T, Splieth C, Schwahn C, Bernhardt O, Gesch D, Kordass B, John U, Biffar R. Caries and periodontal disease of the elderly in Pomerania, Germany: results of the Study of Health in Pomerania. Gerodontology 2004;21(1):27-36.

Magnusson I, Lindhe J, Yoneyama T, Liljenberg B. Recolonization of a subgingival microbiota following scaling in deep pockets. J Clin Periodontol 1984;11(3):193-207.

Magnusson I, Runstad L, Nyman S, Lindhe J. A long junctional epithelium--a locus minoris resistentiae in plaque infection? J Clin Periodontol 1983;10(3):333-340.

Matia JI, Bissada NF, Maybury JE, Ricchetti P. Efficiency of scaling of the molar furcation area with and without surgical access. Int J Periodontics Restorative Dent 1986;6(6):24-35.

Matuliene G, Pjetursson BE, Salvi GE, Schmidlin K, Brägger U, Zwahlen M, Lang NP. Influence of residual pockets on progression of periodontitis and tooth loss: results after 11 years of maintenance. J Clin Periodontol 2008;35(8):685-695.

McGuire MK, Nunn ME. Prognosis versus actual outcome. III. The effectiveness of clinical parameters in accurately predicting tooth survival. J Periodontol 1996;67(7):666-674.

Miyasato M, Crigger M, Egelberg J. Gingival condition in areas of minimal and appreciable width of keratinized gingiva. J Clin Periodontol 1977;4(3):200-209.

Miyashita H, Bergenholtz G, Gröndahl K, Wennström JL. Impact of endodontic conditions on marginal bone loss. J Periodontol 1998;69(2):158-164.

Moder D, Taubenhansl F, Hiller KA, Schmalz G, Christgau M. Influence of autogenous platelet concentrate on combined GTR/graft therapy in intrabony defects: a 7-year follow-up of a randomized prospective clinical split-mouth study. J Clin Periodontol 2012;39(5):457-465.

Mombelli A, Casagni F, Madianos PN. Can presence or absence of periodontal pathogens distinguish between subjects with chronic and aggressive periodontitis? A systematic review. J Clin Periodontol 2002;29 Suppl 3:10-21.

Mombelli A, Nyman S, Brägger U, Wennström J, Lang NP. Clinical and microbiological changes associated with an altered subgingival environment induced by periodontal pocket reduction. J Clin Periodontol 1995;22(10):780-787.

Moore J, Wilson M, Kieser JB. The distribution of bacterial lipopolysaccharide (endotoxin) in relation to periodontally involved root surfaces. J Clin Periodontol 1986;13(8):748-751.

Nakib NM, Bissada NF, Simmelink JW, Goldstine SN. Endotoxin penetration into root cementum of periodontally healthy and diseased human teeth. J Periodontol 1982;53(6):368-378.

Neiderud AM, Ericsson I, Lindhe J. Probing pocket depth at mobile/nonmobile teeth. J Clin Periodontol 1992;19(10):754-759.

Nielsen IM, Glavind L, Karring T. Interproximal periodontal intrabony defects. Prevalence, localization and etiological factors. J Clin Periodontol 1980;7(3):187-198.

Nordland P, Garrett S, Kiger R, Vanooteghem R, Hutchens LH, Egelberg J. The effect of plaque control and root debridement in molar teeth. J Clin Periodontol 1987;14(4):231-236.

Nygaard-Ostby P, Tellefsen G, Sigurdsson TJ, Zimmerman GJ, Wikesjö UM. Periodontal healing following reconstructive surgery: effect of guided tissue regeneration. J Clin Periodontol 1996;23(12):1073-1079.

Nyman S, Lindhe J, Karring T, Rylander H. New attachment following surgical treatment of human periodontal disease. J Clin Periodontol 1982;9(4):290-296.

Nyman S, Lindhe J. A longitudinal study of combined periodontal and prosthetic treatment of patients with advanced periodontal disease. J Periodontol 1979;50(4):163-169.

Nyman S, Lindhe J. Persistent tooth hypermobility following completion of periodontal treatment. J Clin Periodontol 1976;3(2):81-93.

Nyman S, Westfelt E, Sarhed G, Karring T. Role of "diseased" root cementum in healing following treatment of periodontal disease. A clinical study. J Clin Periodontol 1988;15(7):464-468.

Okamoto H, Yoneyama T, Lindhe J, Haffajee A, Socransky S. Methods of evaluating periodontal disease data in epidemiological research. J Clin Periodontol 1988;15(7):430-439.

O'Leary TJ, Badell MC, Bloomer RS. Occlusal characteristics and tooth mobility in periodontally healthy young males classified orthodontically. J Periodontol 1975;46(9):553-558.

Owall BE, Almfeldt I, Helbo M. Twenty-year experience with 12-unit fixed partial dentures supported by two abutments. Int J Prosthodont 1991;4(1):24-29.

Papaioannou W, Bollen CM, Van Eldere J, Quirynen M. The adherence of periodontopathogens to periodontal probes. A possible factor in intra-oral transmission? J Periodontol 1996;67(11):1164-1169.

Papapanou PN, Wennström JL. The angular bony defect as indicator of further alveolar bone loss. J Clin Periodontol 1991;18(5):317-322.

Persson R. Assessment of tooth mobility using small loads. III. Effect of periodontal treatment including a gingivectomy procedure. J Clin Periodontol 1981;8(1):4-11.

Persson R. Assessment of tooth mobility using small loads. IV. The effect of periodontal treatment including gingivectomy and flap procedures. J Clin Periodontol 1981;8(2):88-97.

Picolos DK, Lerche-Sehm J, Abron A, Fine JB, Papapanou PN. Infection patterns in chronic and aggressive periodontitis. J Clin Periodontol 2005;32(10):1055-1061.

Pihlstrom BL, Anderson KA, Aeppli D, Schaffer EM. Association between signs of trauma from occlusion and periodontitis. J Periodontol 1986;57(1):1-6.

Polson AM, Meitner SW, Zander HA. Trauma and progression of marginal periodontitis in squirrel monkeys. III Adaption of interproximal alveolar bone to repetitive injury. J Periodontal Res 1976;11(5):279-289.

Pontoriero R, Lindhe J, Nyman S, Karring T, Rosenberg E, Sanavi F. Guided tissue regeneration in degree II furcation-involved mandibular molars. A clinical study. J Clin Periodontol 1988;15(4):247-254.

Pontoriero R, Lindhe J, Nyman S, Karring T, Rosenberg E, Sanavi F. Guided tissue regeneration in the treatment of furcation defects in mandibular molars. A clinical study of degree III involvements. J Clin Periodontol 1989;16(3):170-174.

Pontoriero R, Lindhe J. Guided tissue regeneration in the treatment of degree II furcations in maxillary molars. J Clin Periodontol 1995;22(10):756-763.

Pontoriero R, Lindhe J. Guided tissue regeneration in the treatment of degree III furcation defects in maxillary molars. J Clin Periodontol 1995;22(10):810-812.

Pontoriero R, Nyman S, Lindhe J. The angular bony defect in the maintenance of the periodontal patient. J Clin Periodontol 1988;15(3):200-204.

Pontoriero R, Tonelli MP, Carnevale G, Mombelli A, Nyman SR, Lang NP. Experimentally induced peri-implant mucositis. A clinical study in humans. Clin Oral Implants Res 1994;5(4):254-259.

Preshaw PM, Heasman L, Stacey F, Steen N, McCracken GI, Heasman PA. The effect of quitting smoking on chronic periodontitis. J Clin Periodontol 2005;32(8):869-879.

Quirynen M, Bollen CM. The influence of surface roughness and surface-free energy on supra- and subgingival plaque formation in man. A review of the literature. J Clin Periodontol 1995;22(1):1-14.

Ramfjord SP, Morrison EC, Burgett FG, Nissle RR, Shick RA, Zann GJ, Knowles JW. Oral hygiene and maintenance of periodontal support. J Periodontol 1982;53(1):26-30.

Rams TE, Listgarten MA, Slots J. Utility of 5 major putative periodontal pathogens and selected clinical parameters to predict periodontal breakdown in patients on maintenance care. J Clin Periodontol 1996;23(4):346-354.

Rams TE, Listgarten MA, Slots J. Utility of radiographic crestal lamina dura for predicting periodontitis disease-activity. J Clin Periodontol 1994;21(9):571-576.

Ramseier CA, Kinney JS, Herr AE, Braun T, Sugai JV, Shelburne CA, Rayburn LA, Tran HM, Singh AK, Giannobile WV. Identification of pathogen and host-response markers correlated with periodontal disease. J Periodontol 2009;80(3):436-446.

Randow K, Glantz PO, Zöger B. Technical failures and some related clinical complications in extensive fixed prosthodontics. An epidemiological study of long-term clinical quality. Acta Odontol Scand 1986;44(4):241-255.

Ravald N, Birkhed D, Hamp SE. Root caries susceptibility in periodontally treated patients. Results after 12 years. J Clin Periodontol 1993;20(2):124-129.

Ravald N, Birkhed D. Factors associated with active and inactive root caries in patients with periodontal disease. Caries Res 1991;25(5):377-384.

Ravald N, Hamp SE, Birkhed D. Long-term evaluation of root surface caries in periodontally treated patients. J Clin Periodontol 1986;13(8):758-767.

Ravald N, Hamp SE. Prediction of root surface caries in patients treated for advanced periodontal disease. J Clin Periodontol 1981;8(5):400-414.

Rees JS, Addy M, Hughes J. An *in vitro* assessment of the dentine lost during instrumentation using the Periosonic system. J Clin Periodontol 1999;26(2):106-109.

Reichen-Graden S, Lang NP. Periodontal and pulpal conditions of abutment teeth. Status after four to eight years following the incorporation of fixed reconstructions. Schweiz Monatsschr Zahnmed 1989;99(12):1381-1385.

Ritz L, Hefti AF, Rateitschak KH. An *in vitro* investigation on the loss of root substance in scaling with various instruments. J Clin Periodontol 1991;18(9):643-647.

Robinson P, Deacon SA, Deery C, Heanue M, Walmsley AD, Worthington HV, Glenny AM, Shaw BC. Manual versus powered toothbrushing for oral health. The Cochrane Library 2009, Issue 1.

Roos-Jansåker AM, Lindahl C, Renvert H, Renvert S. Nine- to fourteen-year follow-up of implant treatment. Part I: implant loss and associations to various factors. J Clin Periodontol 2006;33(4):283-289.

Roos-Jansåker AM, Lindahl C, Renvert H, Renvert S. Nine- to fourteen-year follow-up of implant treatment. Part II: presence of peri-implant lesions. J Clin Periodontol 2006;33(4):290-295.

Rosling B, Hellström MK, Ramberg P, Socransky SS, Lindhe J. The use of PVP-iodine as an adjunct to non-surgical treatment of chronic periodontitis. J Clin Periodontol 2001;28(11):1023-1031.

Rosling B, Nyman S, Lindhe J, Jern B. The healing potential of the periodontal tissues following different techniques of periodontal surgery in plaque-free dentitions. A 2-year clinical study. J Clin Periodontol 1976;3(4):233-250.

Rosling B, Nyman S, Lindhe J. The effect of systematic plaque control on bone regeneration in infrabony pockets. J Clin Periodontol 1976;3(1):38-53.

Rosling BG, Slots J, Christersson LA, Gröndahl HG, Genco RJ. Topical antimicrobial therapy and diagnosis of subgingival bacteria in the management of inflammatory periodontal disease. J Clin Periodontol 1986;13(10):975-981.

Ross IF, Thompson RH Jr. A long term study of root retention in the treatment of maxillary molars with furcation involvement. J Periodontol 1978;49(5):238-244.

Rugg-Gunn AJ, Macgregor ID, Edgar WM, Ferguson MW. Toothbrushing behaviour in relation to plaque and gingivitis in adolescent schoolchildren. J Periodontal Res 1979;14(3):231-238.

Schaeken MJ, Keltjens HM, Van Der Hoeven JS. Effects of fluoride and chlorhexidine on the microflora of dental root surfaces and progression of root-surface caries. J Dent Res 1991;70(2):150-153.

Schou S, Holmstrup P, Stoltze K, Hjørting-Hansen E, Fiehn NE, Skovgaard LT. Probing around implants and teeth with healthy or inflamed peri-implant mucosa/gingiva. A histologic comparison in cynomolgus monkeys (Macaca fascicularis). Clin Oral Implants Res 2002;13(2):113-126.

Schou S. Implant treatment in periodontitis-susceptible patients: a systematic review. J Oral Rehabil 2008;35 Suppl 1:9-22.

Schrott AR, Jimenez M, Hwang JW, Fiorellini J, Weber HP. Five-year evaluation of the influence of keratinized mucosa on peri-implant soft-tissue health and stability around implants supporting full-arch mandibular fixed prostheses. Clin Oral Implants Res 2009;20(10):1170-1177.

Sculean A, Donos N, Brecx M, Reich E, Karring T. Treatment of intrabony defects with guided tissue regeneration and enamel-matrix-proteins. An experimental study in monkeys. J Clin Periodontol 2000;27(7):466-472.

Sculean A, Donos N, Schwarz F, Becker J, Brecx M, Arweiler NB. Five-year results following treatment of intrabony defects with enamel matrix proteins and guided tissue regeneration. J Clin Periodontol 2004;31(7):545-549.

Sculean A, Windisch P, Chiantella GC, Donos N, Brecx M, Reich E. Treatment of intrabony defects with enamel matrix proteins and guided tissue regeneration. A prospective controlled clinical study. J Clin Periodontol 2001;28(5):397-403.

Shefter GJ, McFall WT Jr. Occlusal relations and periodontal status in human adults. J Periodontol 1984;55(6):368-374.

Shiloah J, Hovious LA. The role of subgingival irrigations in the treatment of periodontitis. J Periodontol 1993;64(9):835-843.

Smulow JB, Turesky SS, Hill RG. The effect of supragingival plaque removal on anaerobic bacteria deep periodontal pockets. J Am Dent Assoc 1983;107(5):737-742.

Socransky SS, Haffajee AD, Smith C, Dibart S. Relation of counts of microbial species to clinical status at the sampled site. J Clin Periodontol 1991;18(10):766-775.

Stoner JE, Mazdyasna S. Gingival recession in the lower incisor region of 15-year-old subjects. J Periodontol 1980;51(2):74-76.

Strub JR, Gaberthüel TW, Grunder U. The role of attached gingiva in the health of peri-implant tissue in dogs 1. Clinical findings. Int J Periodontics Restorative Dent 1991;11(4):317-333.

Svanberg G, Lindhe J. Experimental tooth hypermobility in the dog. A methodological study. Odontol Revy 1973;24(3):269-282.

Svanberg G. Influence of trauma from occlusion on the periodontium of dogs with normal or inflamed gingivae. Odontol Revy 1974;25(2):165-178.

Svärdström G, Wennström JL. Periodontal treatment decisions for molars: an analysis of influencing factors and long-term outcome. J Periodontol 2000;71(4):579-585.

Tedesco LA, Keffer MA, Davis EL, Christersson LA. Effect of a social cognitive intervention on oral health status, behavior reports, and cognitions. J Periodontol 1992;63(7):567-575.

ten Cate JM, Buijs MJ, Damen JJ. pH-cycling of enamel and dentin lesions in the presence of low concentrations of fluoride. Eur J Oral Sci 1995;103(6):362-367.

Tervonen T, Karjalainen K. Periodontal disease related to diabetic status. A pilot study of the response to periodontal therapy in type 1 diabetes. J Clin Periodontol 1997;24(7):505-510.

Theilade E, Wright WH, Jensen SB, Löe H. Experimental gingivitis in man. II. A longitudinal clinical and bacteriological investigation. J Periodontal Res 1966;1:1-13.

Theodoro LH, Silva SP, Pires JR, Soares GH, Pontes AE, Zuza EP, Spolidório DM, de Toledo BE, Garcia VG. Clinical and microbiological effects of photodynamic therapy associated with nonsurgical periodontal treatment. A 6-month follow-up. Lasers Med Sci 2012;27(4):687-693.

Tomar SL, Asma S. Smoking-attributable periodontitis in the United States: findings from NHANES III. National Health and Nutrition Examination Survey. J Periodontol 2000;71(5):743-751.

Tomasi C, Wennström JL, Berglundh T. Longevity of teeth and implants - a systematic review. J Oral Rehabil 2008;35 Suppl 1:23-32.

Tran SD, Rudney JD, Sparks BS, Hodges JS. Persistent presence of Bacteroides forsythus as a risk factor for attachment loss in a population with low prevalence and severity of adult periodontitis. J Periodontol 2001;72(1):1-10.

Tunkel J, Heinecke A, Flemmig TF. A systematic review of efficacy of machine-driven and manual subgingival debridement in the treatment of chronic periodontitis. J Clin Periodontol 2002;29 Suppl 3:72-81; discussion 90-91.

US Department of Health and Human Services (DHHS), National Center for Health Statistics. NHANES III reference manuals and reports. (CD-ROM). 1996. Hyattsville, MD: Centers for Disease Control and Prevention.

Valderhaug J, Ellingsen JE, Jokstad A. Oral hygiene, periodontal conditions and carious lesions in patients treated with dental bridges. A 15-year clinical and radiographic follow-up study. J Clin Periodontol 1993;20(7):482-489.

Valderhaug J, Heloe LA. Oral hygiene in a group of supervised patients with fixed prostheses. J Periodontol 1977;48(4):221-224.

Valderhaug J. Periodontal conditions and carious lesions following the insertion of fixed prostheses: a 10-year follow-up study. Int Dent J 1980;30(4):296-304.

Van der Weijden GA, Timmerman MF. A systematic review on the clinical efficacy of subgingival debridement in the treatment of chronic periodontitis. J Clin Periodontol 2002;29 Suppl 3:55-71; discussion 90-91.

Varela VM, Heller D, Silva-Senem MX, Torres MC, Colombo AP, Feres-Filho EJ. Systemic antimicrobials adjunctive to a repeated mechanical and antiseptic therapy for aggressive periodontitis: a

6-month randomized controlled trial. J Periodontol 2011;82(8):1121-1130.

Vroom MG, Sipos P, de Lange GL, Gründemann LJ, Timmerman MF, Loos BG, van der Velden U. Effect of surface topography of screw-shaped titanium implants in humans on clinical and radiographic parameters: a 12-year prospective study. Clin Oral Implants Res 2009;20(11):1231-1239.

Waerhaug J. The angular bone defect and its relationship to trauma from occlusion and downgrowth of subgingival plaque. J Clin Periodontol 1979;6(2):61-82.

Waerhaug J. The infrabony pocket and its relationship to trauma from occlusion and subgingival plaque. J Periodontol 1979;50(7):355-365.

Wallace MC, Retief DH, Bradley EL. The 48-month increment of root caries in an urban population of older adults participating in a preventive dental program. J Public Health Dent 1993;53(3):133-137.

Warrer K, Buser D, Lang NP, Karring T. Plaque-induced peri-implantitis in the presence or absence of keratinized mucosa. An experimental study in monkeys. Clin Oral Implants Res 1995;6(3):131-138.

Wennström J, Lindhe J. Plaque-induced gingival inflammation in the absence of attached gingiva in dogs. J Clin Periodontol 1983;10(3):266-276.

Wennström J, Lindhe J. Role of attached gingiva for maintenance of periodontal health. Healing following excisional and grafting procedures in dogs. J Clin Periodontol 1983;10(2):206-221.

Wennström JL, Bengazi F, Lekholm U. The influence of the masticatory mucosa on the peri-implant soft tissue condition. Clin Oral Implants Res 1994;5(1):1-8.

Wennström JL, Dahlén G, Gröndahl K, Heijl L. Periodic subgingival antimicrobial irrigation of periodontal pockets. II. Microbiological and radiographical observations. J Clin Periodontol 1987;14(10):573-580.

Wennström JL, Dahlén G, Gröndahl K, Heijl L. Periodic subgingival antimicrobial irrigation of periodontal pockets. II. Microbiological and radiographical observations. J Clin Periodontol 1987;14(10):573-580.

Wennström JL, Dahlén G, Svensson J, Nyman S. Actinobacillus actinomycetemcomitans, Bacteroides gingivalis and Bacteroides intermedius: predictors of attachment loss? Oral Microbiol Immunol 1987;2(4):158-162.

Wennström JL, Heijl L, Dahlén G, Gröndahl K. Periodic subgingival antimicrobial irrigation of periodontal pockets (I). Clinical observations. J Clin Periodontol 1987;14(9):541-550.

Wennström JL, Lindhe J. Some effects of enamel matrix proteins on wound healing in the dento-gingival region. J Clin Periodontol 2002;29(1):9-14.

Wennström JL, Tomasi C, Bertelle A, Dellasega E. Full-mouth ultrasonic debridement versus quadrant scaling and root planing as an initial approach in the treatment of chronic periodontitis. J Clin Periodontol 2005;32(8):851-859.

Westfelt E, Bragd L, Socransky SS, Haffajee AD, Nyman S, Lindhe J. Improved periodontal conditions following therapy. J Clin Periodontol 1985;12(4):283-293.

Westfelt E, Rylander H, Blohmé G, Jonasson P, Lindhe J. The effect of periodontal therapy in diabetics. Results after 5 years. J Clin Periodontol 1996;23(2):92-100.

Westling M, Tynelius-Bratthall G. Microbiological and clinical short-term effects of repeated intracrevicular chlorhexidine rinsings. J Periodontal Res 1984;19(2):202-209.

Wojcik MS, DeVore CH, Beck FM, Horton JE. Retained "hopeless" teeth: lack of effect periodontally-treated teeth have on the proximal periodontium of adjacent teeth 8-years later. J Periodontol 1992;63(8):663-666.

Ximénez-Fyvie LA, Haffajee AD, Som S, Thompson M, Torresyap G, Socransky SS. The effect of repeated professional supragingival plaque removal on the composition of the supra- and subgingival microbiota. J Clin Periodontol 2000;27(9):637-647.

Yukna RA, Mellonig JT. Histologic evaluation of periodontal healing in humans following regenerative therapy with enamel matrix derivative. A 10-case series. J Periodontol 2000;71(5):752-759.

Zanatta GM, Bittencourt S, Nociti FH Jr, Sallum EA, Sallum AW, Casati MZ. Periodontal debridement with povidone-iodine in periodontal treatment: short-term clinical and biochemical observations. J Periodontol 2006;77(3):498-505.

Zitzmann NU, Berglundh T, Marinello CP, Lindhe J. Experimental peri-implant mucositis in man. J Clin Periodontol 2001;28(6):517-523.

クインテッセンス出版の書籍・雑誌は、歯学書専用
通販サイト『**歯学書.COM**』にてご購入いただけます。

**PCからのアクセスは…**

歯学書　検索

**携帯電話からのアクセスは…**

QRコードからモバイルサイトへ

QUINTESSENCE PUBLISHING
日本

歯周病学の迷信と真実　その論文の解釈は正しいか？

2012年11月10日　第1版第1刷発行
2017年4月10日　第1版第4刷発行

著　　者　関野《せきの》　愉《さとし》／小牧令二《こまきれいじ》

発 行 人　北峯康充

発 行 所　クインテッセンス出版株式会社
東京都文京区本郷3丁目2番6号　〒113-0033
クイントハウスビル　電話(03)5842-2270(代表)
(03)5842-2272(営業部)
(03)5842-2275(編集部)
web page address　http://www.quint-j.co.jp/

印刷・製本　サン美術印刷株式会社

©2012　クインテッセンス出版株式会社　　禁無断転載・複写
Printed in Japan
落丁本・乱丁本はお取り替えします
ISBN978-4-7812-0285-3　C3047
定価は表紙に表示してあります